의역문답 3

생리편

生理篇

한의학박사 김홍기 · 신민규 지음

집문당

머리말

한의학은 자연과학입니다. 자연과학이 과학적이라고 말하려면 실험적 검증 단계가 필요하고 그 시작은 가설로부터 출발합니다. 자연과학적 관점에서 한의학은 아직도 가설의 학문이라고 주장하는 학자가 많습니다. 긍정적인 면이 있으나 가설적 이론 체계에 따라 처방이 구성되고 환자에게 투약의 단계를 거친 임상적 치료효과를 반복 유지하였다면, 검증 단계는 이미 어느 정도 거쳤다고 말할 수 있습니다. 이를 바탕으로 수 천 년 동안 한의학이 도태되지 않고 지금까지 실존하는 이유입니다.

한의학적 가설의 바탕은 陰陽論입니다. 그러므로 음양론적 이론 체계를 올바르게 이해하여야 비로소 한의학을 말할 수 있습니다. 돌이켜보건대 이제껏 한의과대학 교육에서 음양론을 언급하나 제대로 교육받은 바가 없어서 '溫古而知新'이 안 되므로 미래 한의학으로 전진하지 못한다고 생각합니다. 교육의 본의는 지식을 양식으로 주체성과 창조성을 무한히 발휘할 인간을 만드는 작업입니다. 그러나 한의학의 지금까지의 자화상은 자신이 알고 있는 한의학적 내용의 眞僞에 의문을 항상 지니고 출발하였습니다. 그러니 스스로 창조성을 상실하고 있습니다.

이 책의 목표는 음양론적 관점을 통해 한의학적 가설을 명확히 하는 데 있습니다. 이미 언급한 바와 같이 한의학자들은 음양론의 중요성을 강조만 하였지 실제로 깊은 음양론적 관점에는 접근조차 못 하였으니 교육자가 진정한 음양론적 관점을 알지 못하고 있다고 감히 말할 수 있습니다. 많은 학자가 陰陽 이전의 太極 無極, 이후의 三才 四象 五行 六氣 등의 개념은 잘 해설하고 이해합니다. 그러나 五行이 다시 각각 陰陽으로 세분된 生克 관계나, 運氣論의 기초가 되는 1년 12월의 陰陽 盛衰 변화의 지식은 철저하게 인식하도록 교육되지 못하였습니다.

그들은 陰陽의 변화가 자연과 인체에서 時空間的 편차에 따라 달라진다는 원칙은 잘 알고 있으나 구체적인 응용과 활용법은 교육받은 바 없습니다. 이제 시공간적 배열을 同時的 同位的으로 다루려는 방법이 大成卦의 內外卦 조합인 六爻에 대한 이해이며, 天干과 地支의 五行 배속과 納甲이 무엇인지를 알아야 합니다. 그러므로 기초가 되는 先天과 後天 八卦의 변하는 方位, 해당 節侯, 六氣, 數理의 정확한 지식을 통해 12經脈, 五臟, 六腑, 神志 및 관련 器官에 나타나는 病情을 판단하여야 한의학을 안다고 할 것입니다.

우주의 구성 요소인 五行이거나, 八卦이거나, 天地人 三才로 축약하더라도 생명체로서 활동이 시작되면 변화합니다. 구성 요소의 本性과 변화하는 생명체의 性質은 같지 않기 때문에 先天에서 後天으로 자리바꿈하여 나타나는 본성과 성질을 알아야 복잡한 생명 현상의 발현을 올바르게 이해할 수 있습니다. 생명체에서 五行은 '化氣五行'으로 변화하여 발현합니다. 五行은 우주와 인체의 구성요소로서 공간과 시간의 흐름에 따라 前進 변화는 天干과 地支 안에서 이루어집니다.

중국 宋代까지 논란이 지속되며 완성된 陰陽 이론의 발전된 내용을 한의학에 확신을 갖고 원용하는 것이 전통의학의 발전이라고 생각합니다. 이러한 작업의 선행을 통하여 한의학의 기초학문인 생리학에서 '構造力學的 생리학'이나 '類機能 생리체계'의 구체적인 실험적 보완이 필요할 것입니다. 따라서 현재 실험적 논문들이 한의학적 이론에 맞게 진화된 내용으로 얼마나 시도되고 있는가를 검토하고 올바른 방향 설정을 해야 '현대 한의학'이라고 말할 수 있습니다.

삶의 모든 분야가 과학적 이론과 근거를 바탕으로 존속하는 세상에 우리는 살고 있습니다. 한의학이 시대에 맞게 변하는 것도 중요하지만 어떻게 변해야 할지를 고심하는데 이 책이 길잡이가 되길 희망합니다. 박사 후 시간을 부끄럽지 않으려고 같이 공부하고 토론한 공저자는 삼가 스승께 감사드리며 후배들에게 이 책을 전합니다. 이 책의 출판을 결정해주신 집문당의 임동규 사장님과 유난히도 더운 삼복중에 정성으로 편집과 교정에 애쓰신 남시중 부장님 및 관계 직원 모두에게 고맙다는 인사를 드립니다.

2013년 立秋之節에
共著者 謹識

일러두기

一. 이 책은 『의역문답』의 연속 저서이기에 첫 권의 기본적 내용이 가끔 중복하여 제시됩니다. 구체적이고 기초적인 내용은 『의역문답』[2006]을 참조하길 바랍니다.

一. 이 책의 독자층은 기본적으로 한의과대학 예과 2학년 이상인 점을 고려하여 한의학 용어는 한글과 병용을 피하여 한자로 표기하였는데 눈에 익숙해지면 한문원서 공부에 도움이 될 것입니다.

一. 先天과 後天卦의 자리 변화와 관련된 기질과 성질을 부각하였는데 이는 자연과 人身이 合一한다는 원칙에 따라 복잡한 五臟과 六腑 생리기능의 발현을 설명하기 위함입니다.

一. 天干과 地支의 五行이 시간과 공간에서 '化氣五行'으로 변화와 '三合五行'으로 氣의 생성, 왕성, 소멸을 논하였는데 이는 계절에 따른 생체 리듬을 설명하기 위함입니다.

一. 이 책을 통해서 의학에서 응용되는 易學의 내용이 무엇인지를 쉽게 이해할 수 있을 것이며, 꼭 습득해야 할 내용이 무엇인지를 알 수 있을 것입니다.

차 례

第1篇

精氣神血

第1章 精

第1節 精의 理解

精

精의 含意는 무엇이며 精을 이해하는데 도움이 되는 易理는 무엇입니까?

1) 精의 字意

'精'자는 쌀 '米'에 푸를 '青'을 합한 것으로 精의 근원은 곡식과 채소에서 얻는다는 것을 글자에서 표명하고 있습니다.

'米'의 뜻은 八方으로 이루어져 四方[四季] 八方[八節]의 기운이 모두 담긴 八卦와 상응하여 一年의 寒熱 기운을 모두 가진 것이 五穀[米]임을 나타낸 것입니다.

2) 精의 淸濁

肉食에서 얻어지는 精은 重濁하고, 菜食에서 얻어지는 精은 輕淸하므로 채식을 많이 하여 血을 맑게 하는 것이 정신과 육체의 건강에 좋습니다.

3) 精의 易理

精은 腎이 주관하고, 腎은 坎卦[☵]에 속하므로 精은 坎卦의 성질과 같이 外部[上爻와 下爻]는 寒하고 內部[中爻]는 熱합니다.

精은 외부의 寒氣를 이용하여 冷凍 창고와 같이 내부의 眞陽을 보호하므로 精

은 陽氣를 내포합니다.

第2節 精과 人身

精과 몸의 理解

父母의 精氣가 相合하여 만들어지는 三魂七魄을 이해하는데 도움이 되는 易理는 무엇입니까?

1) 父母의 精과 魂魄

天地의 精氣가 相合하여 만물을 생성하고, 父母의 精氣가 상합하여 몸의 氣血을 만듭니다.

父의 精氣는 陽氣로 肺가 저장하는 魄이 되고, 母의 精血은 陰血로 肝이 저장하는 魂이 되어 사람의 三魂七魄이 됩니다.

2) 三魂七魄의 易理

三魂은 九宮數에서 동방의 震卦[☳] 三을 상징하여 봄의 성질을 간직한 肝이 주관하고, 七魄은 九宮數에서 서방의 兌卦[☱] 七을 상징하여 가을의 성질을 간직한 肺가 주관한 것입니다.

3) 精의 相合

父의 陽精과 母의 陰精이 相合[受精]하여 몸의 形體를 만들고, 형체보다 먼저 생기는 것을 精[受精卵]이라고 합니다.

4) 腦와 精

사람이 음식을 섭취하고 음식물에서 생성된 津液이 精으로 변하여 骨髓에 저장되어 骨이 몸을 지탱하고, 精의 바다인 '腦髓'는 頭骨에 저장되어 腦의 정신 활동과 耳目口鼻의 기능을 영위합니다.

5) 先後天의 精

受胎할 때 부모로부터 받은 精은 先天의 精이고, 출생 후에 음식물에서부터 얻은 精은 後天의 精입니다.

第3節 精과 氣·神

精과 氣·神의 關係

> 精과 氣와 神의 관계를 설명하여 주시겠습니까?

1) 精生氣, 氣生神

精이 氣를 生하고, 氣가 神을 生하므로 몸에서 精이 가장 중요합니다.

精이 충실하면 氣가 왕성하고, 氣가 왕성하면 神이 건실하고, 神이 건실하면 身體가 건강하고, 신체가 건강하면 精神이 맑아집니다.

2) 精과 健康

신체가 건강하면 정신이 맑아지고 五臟六腑가 건전하여 병이 생기지 않아 皮膚가 潤澤하고, 顔色이 광채를 띠며, 耳目이 총명하여 長壽할 수 있으므로 精을 보전하는 것이 가장 중요합니다.

第4節 五臟의 精

精의 不足

> 五臟의 精 不足으로 나타나는 病症들은 어떠합니까?

1) 肝精의 不足

肝의 精이 부족하면 眼昏과 目眩이 나타나고, 顔色과 眼光도 좋지 못합니다.

2) 心精의 不足

心의 精이 부족하면 心血이 부족되어 虛怯하여 잘 놀라며 怔忡과 不安, 不眠이 나타납니다.

3) 脾精의 不足

脾의 精이 부족하면 입맛[口味]이 없어져서 먹지 못하여 四肢가 무력하고, 肌肉이 약하여 齒根과 毛根이 약하여 齒牙와 毛髮이 탈락합니다.

4) 肺精의 不足

肺의 精이 부족하면 陽氣가 허약하여 外邪에 감촉되기 쉬워 鼻病과 傷寒이 나타납니다.

5) 腎精의 不足

腎의 精이 부족하면 腦髓가 부족하여 聽力이 약해지고 骨髓가 부족하여 骨多孔症이 생기기 쉽습니다.

第5節 射精 · 遺精

1. 射精

射精이 되는 과정을 설명하여 주시겠습니까?

1) 欲情과 君火

欲情의 마음이 먼저 일어나면 君火가 動하고, 君火가 動하면 命門의 相火는 君火를 보호하기 위하여 動합니다.

2) 射精과 膽

命門의 相火가 動하면 膽의 相火가 動합니다. 膽의 相火가 허락하면 射精이 되므로 膽은 精을 보호하는 마지막 단계가 됩니다. 精은 骨을 지탱하므로 膽이 骨을 주관합니다.

3) 射精과 君火

射精은 少陰君火의 명령으로 少陽相火가 그 명령을 집행하므로 射精이 됩니다.

2. 遺精과 夢精

遺精과 夢精의 현상을 설명하여 주시겠습니까?

1) 遺精

遺精은 君火가 약하고 相火는 강하여 君火가 動하지 않고 相火가 動하면 교접하지 않아도 泄精이 됩니다.

2) 夢精

精은 몸의 주인이므로 腎이 항상 지키고 있어서 배설되지 못하고, 心君의 명령이 있어야 射精이 됩니다.

腎이 虛하면 脾胃가 약해지고, 脾胃가 약해지면 心君이 동요하여 夢中에서 교합하면 夢泄이 됩니다.

第2章 氣

第1節 氣의 理解

氣의 理解

氣를 이해하는데 도움이 되는 易理는 무엇입니까?

1) 氣의 字意

'氣'자의 내부에 쌀 '米'가 있는데 이는 穀食에서 氣가 나옴을 의미합니다. 사람은 땅에서 생산되는 水穀을 통하여 地氣를 정기적으로 섭취하고, 天氣를 호흡하여야 생명을 유지할 수 있습니다.

2) 氣의 易理

氣는 肺가 주관하고, 肺는 兌卦[☱]에 속하며, 兌卦는 上爻에서 陰氣가 하강하고 中爻와 下爻에 陽氣가 남아 있는 西方의 기운입니다.

3) 陽氣의 易理

肺가 주관하는 氣는 天에서 하강하는 天氣와 地에서 생성된 地氣를 가집니다. 肺와 相應하는 兌卦의 西方은 九宮數에서 七數[火]이므로 兌卦는 陽氣를 간직하고, 肺가 주관하는 氣는 陽氣를 내포합니다.

4) 天地의 氣

만물은 乾坤의 조화로 만들어진 水氣와 火氣의 작용으로 생성됩니다. 天地의 氣가 動하면 精이 생기고, 氣와 精의 조화로 神과 血이 생깁니다. 그러므로 氣는 神의 祖가 되고, 精은 氣의 子가 됩니다.

5) 呼吸과 氣

氣에는 天에서 생긴 天氣와 地에서 생긴 地氣가 있습니다. 사람은 출생하여 죽을 때까지 잠시도 쉬지 않고 呼吸을 통하여 天氣를 흡입하고, 음식물을 통하여 地氣를 섭취합니다.

6) 水穀의 氣

음식물을 섭취하면 水穀의 津液에서 精이 생기고, 精에서 氣가 생기며, 氣에서 神이 생기므로 精이 몸에서 가장 소중한 營衛가 됩니다.

第2節 氣와 飮食物

消化物과 氣

음식물에서 消化器官은 어떻게 氣를 생성하며 기능은 어떠합니까?

1) 火氣와 消化

음식물이 胃에 들어오면 足陽明胃가 闔門[1])이므로 胃는 幽門을 닫고 陽明의 燥熱한 기운과 中焦의 火氣를 이용하여 消化를 시킵니다.

2) 衛氣의 生成

음식물이 胃에서 消化되면 水穀의 가장 輕淸한 기운이 薰蒸되어 肺로 전달되어

1) 陽明의 闔門 : 의역문답 2, 집문당, p. 101.

肺가 흡입한 天氣와 만나 가벼운 기운은 衛氣가 되어 脈管의 外部로 순환합니다.

3) 衛氣의 機能

衛氣는 肺가 주관하는 피부로 전달되어 陽氣의 기운으로 風寒의 침입을 막아 몸을 보호합니다.

4) 榮氣의 生成

胃에서 생성된 기운이 肺로 전달되어 肺가 흡입한 天氣와 만나 가벼운 기운은 衛氣가 되고, 무거운 기운은 榮氣가 되어 脈管의 內部로 들어가 순환합니다.

5) 宗氣의 生成

胃에서 消化物의 輕淸한 기운에서 생성된 衛氣와 榮氣 다음으로 輕淸한 기운은 宗氣가 되어 膻中으로 모여 心臟의 박동을 지속시키는 원동력이 됩니다.

6) 食後의 氣

음식물을 못 먹어 虛飢가 생기면 氣盡脈盡해지는 것도 음식물에서 나오는 氣를 섭취하지 못한 것이므로 음식을 먹고 나면 즉시 氣가 생동하여 힘이 생기는 것도 음식물에서 輕淸한 기운을 섭취한 때문입니다.

7) 小腸과 消化物의 氣

胃에서 음식물의 輕淸한 기운이 일차로 흡수되고, 重濁한 물질은 手太陽小腸으로 내려갑니다.

小腸은 手太陽 寒水의 巨陽을 이용하여 수분을 흡수하고, 小腸의 16曲에서 八卦의 寒熱 분포에 따라 음식물의 重濁한 물질을 흡수합니다.

흡수된 물질은 血의 滋養分이 되어 新血을 생성하고, 心臟이 주관하는 血脈으로 주입시켜 氣血의 순행을 도모합니다.

8) 大腸과 消化物의 氣

小腸을 거쳐 大腸으로 내려온 음식물의 찌꺼기는 大腸의 闌門 기능으로 가두어 두었다가 肺氣를 받아 體外로 배출하고, 大便을 보고 나면 虛飢가 집니다.

大腸은 手陽明의 燥熱한 기운으로 찌꺼기에서 水分을 흡수하여 피부로 보내어 腠理의 기운을 보강하고 피부를 윤택하게 합니다.

第3節 衛氣

1. 衛氣와 陽氣

> 衛氣가 왜 陽氣로 표현되며 관련되는 易理로 그 성질을 이해할 수 있습니까?

1) 衛氣와 陽氣

肺는 衛氣를 주관하고, 衛氣는 天氣에서 나온 陽氣를 뜻하며, 衛는 保衛의 의미로 外敵의 침입으로부터 몸을 防衛하는 것입니다.

陽氣는 天氣를 상징한 것으로 衛氣를 말하는 것이고, 衛氣는 피부에서 몸을 保衛하며, 邪氣가 침범하면 즉시 腠理를 닫아 正氣를 보호하는 陽氣인 것입니다.

2) 衛氣의 性質

衛氣는 陽에 속하는 天氣에 근원을 두어 陽氣라 하고, 衛氣는 天의 乾卦[☰]가 가진 剛健한 성질을 받아 冷嚴한 성질을 갖습니다.

衛氣는 天에서 나온 空氣에서 생산되므로 '天一生水'의 이치로 衛氣는 陽氣지만 生水의 찬[寒] 기운을 내포합니다.

3) 天氣와 陽氣

天氣는 地表로 하강하고 天의 陽을 표방하여 天氣를 陽氣라 합니다. 사람이 天氣[空氣]를 흡입하여 생성되는 陽氣[天氣]는 肺에서 衛氣가 되어 經絡을 통하여 전신으로 운행하므로 肺가 衛氣를 관장합니다.

4) 衛氣의 虛實

衛氣는 天氣를 상징하여 몸의 表部로 운행하여 피부가 臟腑와 肌肉을 보호합니다. 衛氣[陽氣]가 건실하면 外感에 잘 걸리지 않고 聲音에 변화가 없습니다.

衛氣가 허약하면 聲音에 변화가 나타나므로 聲音의 변화로 衛氣[陽氣]의 虛實을 진단할 수 있습니다.

2. 衛氣의 走行

衛氣의 走行을 어떻게 이해할 수 있습니까?

1) '肺朝百脈'

肺가 주관하는 陽氣를 衛氣라 하고, 衛氣는 陽氣가 생기는 寅時에 肺에서 百脈[全身의 經脈]과 만납니다.

衛氣는 陽經脈을 晝間에 25회 순환하고, 陰經脈을 夜間에 25회 순환하여 하루에 몸을 50회 운행합니다.

2) 衛氣와 三陽經의 六道

衛氣는 寅時에서 未時까지 陽經脈의 六道를 25회 순행합니다. 陽經脈의 六道는 좌우의 太陽經 2道, 좌우의 陽明經 2道, 좌우의 少陽經 2道를 말합니다.

3) 衛氣와 三陰經의 六道

衛氣는 陰氣가 생기는 申時에서 丑時까지 陰經脈의 六道를 25회 순행합니다. 陰經脈의 六道는 좌우의 太陰經 2道, 좌우의 少陰經 2道, 좌우의 厥陰經 2道를 말합니다.

3. 衛氣와 睡眠

衛氣와 榮氣의 활동이 睡眠과의 관련됨을 어떻게 이해할 수 있습니까?

1) 睡眠과 衛氣 · 榮氣

肺가 주관하는 衛氣는 晝間에 皮膚 표면에서 작용하여 피부가 서늘해지므로 잠이 없고, 夜間에 衛氣는 피부 아래로 들어가고 榮氣는 피부 표면에서 작용하여 피부가 따뜻해지므로 잠이 옵니다.

2) 衛氣와 睡眠

衛氣는 陽氣에 속하여 陽의 성질에 따라 내부에서 피부로 발산되고, 外氣의 차가운 기운과 만나면 衛氣는 陽氣이지만 차게 되어 衛氣가 활동하면 잠이 없어집니다. 잠은 血에서 나오므로 血氣가 안정하여 고요하면 잠이 오고, 血氣가 활동하여 움직이면 잠이 오지 않습니다.

3) 衛氣의 活動

주간에는(아침에 잠에서 깨어 활동을 시작 할 때) 陽氣가 왕성하고, 몸도 이에 상응하여 陽氣인 衛氣가 활동을 하기 시작합니다. 衛氣가 활동을 시작하면 血도 활동을 시작하여 잠에서 깨어납니다.

4) 榮氣의 活動

야간에는(저녁에 잠을 자려고 활동을 멈출 때) 陰氣가 왕성하고, 몸도 이에 상응하여 陰氣인 榮氣가 활동을 하기 시작합니다. 衛氣가 물러가고 榮氣가 활동하면 血氣가 懶怠하여져서 잠이 옵니다.

第4節 榮氣

1. 榮氣와 陰氣

榮氣가 왜 陰氣로 표현되며 관련되는 易理로 그 성질을 이해할 수 있습니까?

1) 榮氣와 陰氣

心臟은 榮氣를 주관하고, 榮氣는 地氣에서 나온 陰氣를 뜻하며, 榮은 榮養의 의미로 몸을 榮養하는 것입니다.

陰氣는 地氣를 상징한 것으로 榮氣를 말하는 것이고, 榮氣는 내부에서 몸을 榮養하여 肌肉을 마르지 않게 하고 체내를 流行하여 溫氣를 조절합니다.

2) 榮氣의 性質

榮氣는 陰에 속하는 地氣에 근원을 두어 陰氣라 하고, 榮氣는 地의 坤卦[☷]가 가진 溫和하고 부드러운 성질을 받아 따뜻한 기운을 갖습니다.

地氣는 상승하고 地의 陰을 표방하여 地氣를 陰氣라 합니다. 사람이 음식물에서 地氣[水穀]를 흡수하여 생성되는 陰氣[地味]는 榮氣가 되고, 榮氣는 血과 함께 血脈을 통하여 전신으로 공급되므로 血脈을 주관하는 心臟이 榮氣를 관장합니다.

榮氣[陰氣]는 血에서 나오고, 血은 땅에서 나온 음식물[地味]에서 생산되므로 '地二生火'의 이치로 榮氣는 陰氣이지만 더운[熱] 기운입니다.

3) 榮氣의 虛實

榮氣는 地氣와 상응하여 몸의 내부에 熱을 공급하여 臟腑와 肌肉의 활동을 도와줍니다.

榮氣[陰氣]가 건실하면 內傷에 잘 걸리지 않고, 臭에 변화가 없습니다. 榮氣[心氣]가 허약하면 냄새에 변화가 나타나므로 臭의 변화로 榮氣의 虛實을 진단할 수 있습니다.

2. 榮氣의 走行과 睡眠

榮氣의 走行과 睡眠과의 관련을 어떻게 이해해야 합니까?

1) 榮氣와 肺

胃에서 생성된 榮氣는 肺로 상승하여 肺에서 心血과 血液과 함께 혈관의 내부에서 전신으로 운행합니다.

2) 榮氣의 循環

榮氣는 寅時에 手太陰肺의 經脈 → 卯時에 手陽明大腸의 經脈 → 辰時에 足陽明胃의 經脈 → 巳時에 足太陰脾의 經脈 → 午時에 手少陰心의 經脈 → 未時에 手太陽小腸의 經脈 → 申時에 足太陽膀胱의 經脈 → 酉時에 足少陰腎의 經脈 → 戌時에 手厥陰心包의 經脈 → 亥時에 手少陽三焦의 經脈 → 子時에 足少陽膽의 經脈 → 丑時에 足厥陰肝의 經脈으로 순환합니다.

3) 榮氣와 睡眠

心臟이 주관하는 榮氣는 夜間에 衛氣와 교대하여 피부의 표면에서 작용하여 피부가 따뜻해지므로 잠이 옵니다.

榮氣는 地氣로 陰氣에 속하여 陰의 성질에 따라 내부에서 따뜻한 기운으로 작용합니다. 그러므로 心身이 안정되면 榮氣가 작용하여 몸이 따뜻해지고 잠이 옵니다.

第5節 氣와 呼吸

脈氣

呼吸과 脈氣의 관련됨을 어떻게 이해해야 합니까?

1) 呼吸

사람의 1呼와 1吸을 1息이라 하고, 1呼에 陽脈이 3寸 진행하고, 1吸에 陰脈이 3寸 진행합니다.

1息에 脈氣가 6寸 진행하며 하루에 13,500息을 하여 脈氣는 오전 25번, 오후 25번 전신을 50번 순회합니다.

2) 寅時와 衛氣

子時에 一陽이 생기고, 寅時에는 三陽이 생기므로 陽氣가 활동을 시작하는 것에 상응하여 몸의 衛氣도 활동하기 시작합니다.

3) 衛氣의 活動

衛氣가 활동하여 잠이 깨면 肺가 호흡하는 것을 자기 자신이 認知하고, 전신의 혈액순환이 왕성해지기 시작합니다.

전신의 血氣가 활동하는 것은 肺가 주관하는 衛氣[陽氣]가 활동하기 때문이고, 잠에서 깨어나는 것도 衛氣가 활동하기 때문입니다.

4) 肺의 脈氣

활동을 시작하면 전신의 血脈에서 脈氣가 활동하므로 모든 脈[百脈 ; 全身의 血管]은 肺氣를 받기 위하여 肺로 모여 朝會를 합니다. 사람이 활동하기 시작하는 시기는 대개 陽氣[衛氣]가 활동하는 寅時이므로 '肺朝百脈'이라고 합니다.

第6節 氣의 虛實

1. 虛實의 意味

氣의 虛와 實의 의미를 어떻게 이해해야 합니까?

1) 虛의 意味

虛는 空과 같은 의미로 그릇에 물건이 없이 텅 빈 것처럼 臟器가 텅 비어 있어 힘을 사용할 수 없는 것입니다.

2) 五臟의 虛

五臟은 무형의 氣가 가득 차 있고 유형의 물질은 없어서 속[內]이 비어 虛하면서도 힘을 쓰는 것이 있습니다.

3) 實의 意味

實은 盈과 같은 의미로 그릇에 물건이 담겨 있어 속이 메워져 있는 것처럼 臟器가 속이 가득 차 있어 능히 힘을 사용할 수 있는 것입니다.

4) 六腑의 實

六腑는 속이 유형의 물질[飮食物]로 차 있다가 시간이 지나면 다음 腑로 전하여 實하면서도 힘을 쓰지 못하는 것이 있습니다.

5) 虛實과 强弱

氣와 血을 설명할 때 虛實 혹은 强弱으로도 표현하는데, 虛와 弱이 동일하고 强과 實이 동일하지만 실제는 弱한 것이 虛한 것이 아니고 實한 것이 强한 것이 아닙니다. 그러므로 氣血을 설명할 때 혼돈하지 않아야 됩니다.

2. 臟腑의 虛實

臟腑의 虛實을 어떻게 판단해야 합니까?

1) 主客과 臟腑

五臟六腑의 관계를 主客에 비유하면 五臟은 陰으로 靜하여 主人이 되고, 六腑는 陽으로 動하여 客이 됩니다.

손님이 주인집에 留宿하면 음식과 모든 편의를 주인이 공급하는데 가령 손님이 춥거나 배가 고프면 책임이 주인에게 있으므로 손님의 一擧一動이 모두 주인의 능력에 매여 있습니다.

2) 五臟과 疾病

六腑의 病은 책임이 五臟에 있고 六腑 자신에게 있는 것이 아닙니다. 六腑는 五臟의 명령에 의하여 활동하므로 外感과 內傷은 모두 五臟에게 책임이 있습니다.

일반적으로 表病은 六腑의 病이고 裏病은 五臟의 병이라는 것은 이론상으로 가능하나 실제는 그렇지 않습니다.

3) 五臟의 虛實

五臟은 각자 神을 藏하고 있어 五臟이 건실하면 六腑도 건실해집니다. 臟器의 성질이 實하면 밖으로 드러내지 않고, 虛하면 밖으로 드러냅니다.

氣는 비록 형체와 흔적이 없지만 外感과 內傷은 모두 聲·色·臭·味·液으로 흔적이 나타나므로 五臟과 六腑의 虛實을 聲·色·臭·味·液으로 진단합니다.

3. 氣虛의 意味

> 氣虛를 어떻게 이해하여야 합니까?

1) 氣虛

氣가 虛하다는 것은 氣가 생기는 근원이 虛한 것이고, 氣에는 陽氣와 陰氣가 있으며, 陽氣는 肺에서 생기고, 陰氣는 血에서 생기므로 氣가 虛하다는 것은 陽氣와 陰氣가 모두 虛하다는 뜻입니다.

2) 氣와 聲 · 色 · 臭 · 味 · 液

氣는 無形 無跡하여 형태와 흔적을 추적하지 못하고, 氣의 머리와 꼬리를 잡을 수 없으며, 氣의 출입을 알 수가 없으므로 氣의 虛實을 일반적으로 파악하기는 어렵습니다.

氣는 형태와 흔적이 없어 볼 수도 잡을 수도 없지만 외부로 드러나는 聲·色·臭·味·液으로 추정할 수 있습니다.

3) 心肺의 氣

陽氣와 陰氣를 주관하는 肺와 心臟은 모두 臟으로 陰에 속하여 직접 動하는 것을 볼 수 없고, 肺가 주관하는 소리[聲]와 心臟이 주관하는 냄새[臭]의 변화를 관찰하여 氣의 虛實을 추적할 수 있습니다.

4) 心肺의 氣虛

氣虛는 肺와 心臟의 氣가 허약한 것이고, 心肺가 약하여 힘을 발휘하지 못하면 心肺에 소속된 냄새와 소리의 두 가지 氣가 밖으로 나타납니다.

陽氣가 虛하면 肺가 주관하는 소리에 힘이 없고, 陰氣가 虛하면 心이 주관하는 냄새에 변화가 생겨 정상적이지 못합니다.

4. 陽氣의 虛

> 陽氣 虛의 특징과 이때 邪氣 침입으로 야기되는 변화를 알고 싶습니다.

1) 肺와 陽氣

陽氣가 虛하다는 것은 肺의 氣가 虛한 것이므로 肺가 주관하는 音聲에 변화가 나타납니다. 소리가 귀에 전달되면 귀의 고막을 두드려 들리는데 이는 소리[聲]를 주관하는 肺氣가 귀를 주관하는 腎에 전달된 것입니다.

肺氣가 虛하면 먼저 腎을 補합니다. 이런 이치로 肺病에 六味地黃湯으로 腎水를 補합니다.

2) 肺氣와 邪氣

陽氣인 肺氣가 虛하여 邪氣가 침입하면 소리에 변화가 나타납니다. 肺에 寒邪가 침입하면 聲嘶[성시 ; 목쉼]가 되고, 濕邪가 침입하면 聲重이 되며, 熱邪가 침입하면 聲裂이 되고, 風邪가 침입하면 聲濁이 됩니다.

5. 陰氣의 虛

> 陰氣 虛의 특징과 이때 邪氣 침입으로 야기되는 변화를 알고 싶습니다.

1) 心과 陰氣

陰氣가 虛하다는 것은 心臟의 氣가 虛한 것이므로 냄새[臭]에 변화가 나타납니다. 냄새가 코[鼻]에 닿아 코를 자극하면 냄새를 맡는데 이는 냄새를 주관하는 心氣가 코를 주관하는 肺에 전달된 것입니다. 陰氣가 虛하면 肺를 補합니다.

2) 氣虛와 補腎

心과 肺는 一家가 되어 心氣[陰氣]가 虛하면 肺를 補하는데, 肺를 補하려면 腎을 補하여야 하므로 氣[陽氣와 陰氣]가 虛할 때 腎을 補하면 됩니다. 이런 이치로

上焦의 병에 下焦를 치료합니다.

3) 心氣와 邪氣

陰氣인 心氣가 虛하여 邪氣가 침입하면 냄새에 변화가 나타납니다. 心臟의 氣는 陰氣이므로 邪氣가 침입하면 相克으로 전달합니다.

心臟에 風邪가 침입하면 '木克土'로 腥臭가 변하여 香臭가 나고, 寒邪가 침입하면 '水克火'로 腐臭가 변하여 焦臭가 나며, 濕邪가 침입하면 '土克水'로 香臭가 변하여 腐臭가 나고, 熱邪가 침입하면 '火克金'으로 焦臭가 변하여 臊臭가 납니다.

第3章 神

第1節 神과 人身

1. 神의 이해

神을 어떻게 이해하여야 합니까?

1) 神의 字意

'神'자를 申을 본다[示]는 뜻으로 해석하면 '申'은 땅을 상징하는 '田'자에 땅의 기운이 上下로 퍼진 모양으로 땅이 만물을 생산하여 기르는 德을 나타낸 것으로 볼 수 있습니다. 이렇게 보면 神은 만물의 德을 보는 것이므로, 生命의 本質을 말한다고 할 수 있습니다.

2) 神과 君火

地支에서 申은 申子辰 水局에 해당하고, 申月은 少陰[六經 — 亥月]이 생기는 곳으로 君火를 상징하므로 神은 君火의 德으로 볼 수 있습니다.

3) 神과 空間

집[空間]이 준공되면 사람이 거주하여 활동하는데 사람이 활동하면 造化가 생기고, 조화가 생기면 變化가 생기며, 변화에서 조화는 敵으로부터 자신을 보호하는데 이 조화를 생기게 하는 것이 神이므로 神은 곧 사람[人]인 것입니다.

4) 五臟의 動搖

神이 動하여 생긴 조화가 輕하면 사람이 微動하고, 重하면 사람이 大動하고, 極하면 사람이 極動하여 五臟이 搖動합니다. 이를 사람이 "至極 精誠이면 天地가 動한다"고 하는 것입니다.

5) 兩精의 相搏

'兩精이 相搏한 것을 神'이라 하는데 이는 天氣를 흡입하여 생긴 '天精'과 地味를 흡수하여 생긴 '地精'이 조화를 이루면 神이 생긴다는 것입니다.

6) 神의 易理

神은 心臟이 주관하고, 心臟은 離卦[☲]에 속하며, 離卦의 외부[上爻와 下爻]는 陽爻로 熱하고 내부[中爻]는 陰爻로 寒하여 外熱이 眞陰을 보호하는 모양이므로 神은 陰氣를 내포합니다.

2. 人身과 神

> 몸의 72萬神을 어떻게 이해하며 氣血과의 관계를 알고 싶습니다.

1) 人身의 神

몸에는 72萬의 神이 있고, 心臟은 몸의 君主가 되어 여러 神을 통솔하며, 五臟六腑에서 五臟은 主人이 되고 六腑는 五臟의 조종을 받습니다.

72萬神의 '七' 數는 地에서 생긴 火가 天에 쌓인 것을 나타내고, '二' 數는 地에서 火가 생기는 것을 나타내어 몸에 火氣가 왕성한 것을 상징한 것입니다.

1년을 五行이 한 번씩 변하는 1候[5日]로 나누면 72候가 되는데, 이는 火氣의 盛衰를 표현하는 것으로 72의 숫자는 火를 주관하는 心臟을 상징한 것입니다.

2) 氣血과 神

氣血의 순환은 天에 속하는 氣가 주체가 되고, 地에 속하는 血이 객체가 되어 血

은 氣를 따라 순환합니다.

氣血은 肌肉에 精氣를 제공하고, 臟腑의 여러 神이 필요로 하는 糧食을 제공합니다. 臟腑의 사이에는 血脈이 분포하여 通信의 역할을 맡고, 血脈으로 氣血이 순환하면서 조화를 이루는데 神이 주체가 됩니다.

3) 腦의 神

寅時에 肺가 '百脈의 神'[72萬神]을 모아서 腦髓의 泥丸宮[腦의 邊緣係]에 있는 玉皇上宰에게 올라가서 조회를 하고, 제자리로 돌아가서 당일의 日課를 마치는 것이 몸에 있는 脈神이 하는 일입니다.

3. 腦 속의 神

腦 속의 神을 어떻게 이해하여야 합니까?

명상을 오래 한 사람 가운데 腦 활동의 비정상적인 변화로 말미암아 자신을 초월하는 종교적 경험, 곧 神秘체험을 현실보다 더 생생하게 느껴 自我에 의해 만들어진 제한적인 감각 세계를 초월해 宇宙와 궁극적인 일체를 느끼는 상태에 도달할 수 있다고 하였습니다.

이런 현상은 희망적인 생각이 환각이나 망상으로 나타난 것이 아니라, 객관적으로 관측할 수 있는 神經學的으로 확인한 것입니다.

神經學者들의 이러한 결론은 神이 진실로 존재한다면 神이 자신의 존재를 드러낼 유일한 장소는 腦밖에 없다는 충격적인 의미를 함축하고 있습니다.

神이 人間의 腦 속에 존재한다고 주장하는 신경학자들이 종교적 경험에 대한 신경학적 토대로 제시하는 또 다른 사례는 종교의식에서 경험하는 敬畏感과 腦邊緣係 사이에 밀접한 관계가 있다는 사실입니다.

변연계는 情緖반응을 관장하는 신경회로의 집합체로 종교의식에서 냄새, 색다른 제스처, 반복적인 소리를 결합하면 변연계를 자극해 종교적 경외감을 증대시키는 것으로 밝혀졌습니다.

腦의 邊緣係를 泥丸宮으로 볼 수 있고, 自我의 神은 泥丸宮에 거주하는 것으로 이해 할 수 있을 것입니다.

4. 神과 人身의 構造

몸의 구조와 神의 활동과는 관련이 있습니까?

1) 氣血과 血管

사람이 활동할 때도 체계가 있고 물건을 사용할 때도 규정이 있는 것과 같이 몸의 통신기관인 血脈에도 긴 것과 짧은 것이 있습니다.

사람이 활동에 원동력이 되는 조화의 본체는 氣血이고, 氣血의 순환도 얕게 흐르는 것과 깊게 흐르는 것이 있으므로 五臟의 방위가 결정되어 五臟이 각자의 책임을 수행합니다.

2) 臟腑의 動靜과 神

六腑는 五臟의 명령에 따라 활동하므로 명령이 동서남북과 중앙에 모두 통하여야 하는데, 먼 곳은 氣力이 많이 소모되므로 氣血이 많이 활동하고, 가까운 곳은 氣力이 적게 소모되므로 氣血이 적게 활동합니다. 육체의 구조가 구비되면 臟腑의 動靜에 모두 神이 작용합니다.

5. 五臟의 神

五臟에 각각 활동하는 神에는 구별이 있습니까?

1) 『黃庭經』

仙道의 中藏經 중 하나인 『黃庭經』에 사람의 神에 대해 언급하였습니다. 五臟神의 명칭과 모양을 설명한 것은 五臟을 方位[空間]적으로 이해하고, 각 臟器마다 각각의 神이 존재함을 나타내었습니다.

『黃庭經』에서 "至大한 道는 진실을 따지지 아니한다" 하고, "泥丸宮의 百마디 전부에 神이 있으며, 神의 이름이 가장 많다"고 하였습니다.

2) 肝의 靑帝神君

"肝은 東方의 기운과 相應하여 동방의 靑色을 상징하는 靑帝神君이 거주하여 肝의 安危를 책임지고, 이름은 龍煉이고 字는 含明이며 靑紫色의 鳳玉방울을 차고 있다"고 하였습니다.

3) 心의 赤帝神君

"心臟은 南方의 기운과 상응하여 남방의 赤色을 상징하는 赤帝神君이 거주하여 心臟의 안위를 책임지고, 이름은 丹元이고 字는 守靈이며 붉은 비단 옷을 입고 모양은 滿開하지 못한 연꽃과 같다"고 하였습니다.

4) 脾의 黃庭老君

"脾는 中央의 기운과 상응하여 중앙의 黃色을 상징하는 黃庭老君이 거주하여 脾의 안위를 책임지고, 이름은 相宰이고 字는 魂正이며 누른 비단 옷을 입고 모양은 盞臺를 엎어 놓은 것과 같다"고 하였습니다.

5) 肺의 白帝神君

"肺는 西方의 기운과 상응하여 서방의 白色을 상징하는 白帝神君이 거주하여 肺의 안위를 책임지고, 이름은 皓華이고 字는 虛性이며 흰 비단옷을 입고 누른 구름 형상의 띠를 두르고 모양은 日傘을 펴놓은 것과 같다"고 하였습니다.

6) 腎의 玄帝神君

"腎은 北方의 기운과 상응하여 북방의 黑色을 상징하는 玄帝神君이 거주하여 腎의 안위를 책임지고, 이름은 玄冥이고 字는 育嬰이며 九色 비단옷에 녹색 치마를 입고 모양은 바가지를 달아 놓은 것과 같다"고 하였습니다.

第2節 神과 心

1. 神과 天地의 氣

腦와 五臟에 활동하는 神에는 구별이 있습니까?

1) 淸氣와 濁氣

사람은 코[鼻]를 통해 天氣를 吸入하여 肺와 心臟에 신선한 淸氣를 항상 공급하고, 肺는 이 淸氣를 다시 臟腑와 全身에 天氣를 주입합니다. 臟腑와 전신에서 생긴 濁氣는 코와 피부[腠理]를 통하여 외부로 배출시킵니다.

2) 腦神과 五臟의 神

泥丸宮에 있는 神은 鼻를 통해 天氣를 계속 받고 五臟의 氣가 상승하면 耳目口鼻가 淸明하게 됩니다.

입을 통해 地味를 섭취하여 脾胃를 거쳐 臟腑에 五味가 풍부한 津液을 공급하면 五臟의 神은 건전하게 됩니다.

2. 神과 心臟

'神明의 舍' 또는 '淸淨의 府'는 무엇을 말합니까?

1) 神明의 舍

心臟에서 神明이 나오므로 心臟은 몸의 君主에 해당하고, 心臟이 神을 藏하여 心臟을 '神明의 집'이라고 합니다.

2) 神과 壽命

神이 편안하면 壽命이 연장되고, 神이 불안하면 五臟이 안정이 되지 않아 병이 생기며, 神이 몸을 떠나면 形體가 소멸하므로 養神하여야 합니다.

3) 精과 神의 易理

'天一生水'하여 물[水氣]이 만물을 탄생시키는 것은 몸의 精에 해당하고, 精氣는 神의 통솔을 받습니다.

'地二生火'하여 불[火氣]이 만물을 양육시키는 것은 몸의 神에 해당하고, 神明은 心臟의 통솔을 받으며 心臟은 君火로 '清淨의 府'가 됩니다.

3. 마음과 神

마음과 疾病과의 관계를 알고 싶습니다.

1) 마음과 瞑想

心臟에서 神明이 나오고, 마음이 神明을 지키며, 마음을 내부로 축소하면 毫釐보다 작고, 마음을 외부로 확대하면 宇宙보다 넓기에 마음이 사물의 경계에 따라 動하고 靜하는 범위는 말로 표현할 수 없습니다. 그러므로 마음을 觀照하여 神을 편안하게 안정시켜 神明을 키우기가 어려운 것입니다.

2) 火病

평소 우리의 마음[心]은 일상생활에서 일어나는 七情의 변화에 능히 적응하기도 하고, 혹은 적응하지 못하여 잠시도 쉬지 않고 잡념이 일어나기도 합니다.

잡념이 일어나고 긴장이 쌓이면 마음의 변화가 급변하는 것이 불꽃[火]이 타오르는 것과 같아 神明이 불안하여 心臟에 병이 생깁니다.

3) 六慾과 七情

六慾[眼·耳·鼻·舌·身·意에서 생기는 욕심]과 七情이 모두 마음으로부터 일어나므로 마음을 고요하게 안정시키는 수련을 하면 神明에 통합니다. 그렇게 되면 일상생활 속에서 일어나는 七情의 변화에 시달리지 않아 마음은 안정을 얻습니다.

4) 靈通과 靈明

마치 물이 출렁이지 않으면 물이 맑아져서 물속을 관찰할 수 있는 것과 같이 우리의 마음도 고요하여 맑아지면 밝아지고 밝아지면 靈通하는데 이를 靈明이라 합니다.

靈通을 이루면 門을 나가지 않아도 天下의 일을 알 수 있고, 밖을 내다보지 않아도 天道를 알 능력이 생깁니다.

5) 마음과 疾病

마음을 안정시켜 神明을 키워 靈明을 이루면 元氣[衛氣와 榮氣]가 굳건하여 萬病을 예방하고 長壽할 수 있습니다.

만약 一念이 무너져서 妄動하면 神이 밖으로 요동치고, 氣가 흩어져서 血이 氣를 따라 순환하지 못하여 榮氣와 衛氣가 혼란해지면 萬病이 생기는 근원이 됩니다.

6) 神의 虛實

마음이 안정되지 못하여 발생하는 병을 '마음의 病'이라 합니다. 마음이 神을 지키므로 神이 有餘하면 마음이 實하여 항상 웃고, 웃으면 기뻐합니다. 神이 부족하면 마음이 虛하여 슬퍼하고, 슬퍼하면 걱정이 많아 마음의 병이 생깁니다.

4. 五味와 神明

우리 몸에서 神明이 어떻게 생깁니까?

1) 天氣와 耳目口鼻

天氣에서 五氣[風·寒·暑-火·濕·燥]를 흡입합니다. 코로 天氣를 흡입하면 五氣가 肺에 들어가서 心臟으로 전달되면 五氣는 上七竅로 상승하여 耳目口鼻를 맑게 하고 神明이 생기게 합니다.

2) 地味와 津液

地氣에서 五味[酸·苦·甘·辛·鹹]를 섭취합니다. 입을 통하여 地氣가 胃에 들어가면 胃는 燥熱한 기운으로 輕淸한 五味를 흡수하여 心肺에 전달하고, 小腸에서 重濁한 五味를 섭취하여 津液[血, 精]을 생성하고 神明을 생기게 합니다.

第3節 五臟과 七神

1. 五臟의 神과 仁·義·禮·智·信

五臟의 神과 人性과는 어떠한 관련이 있습니까?

1) 肝의 神과 仁

肝臟에는 靑帝神君이 靑蓋童子를 거느리고 仁을 관장하여 人德을 베풉니다.

2) 心의 神과 禮

心臟에는 赤帝神君이 赤城童子를 거느리고 禮를 관장하여 禮義를 주관합니다.

3) 脾의 神과 信

脾臟에는 黃庭老君이 黃婆老人을 거느리고 信을 관장하여 信義를 주관합니다.

4) 肺의 神과 義

肺臟에는 白帝神君이 琉璃童子를 거느리고 義를 관장하여 義理를 주관하며 道理에 어긋나는 殺生은 행하지 않습니다.

5) 腎의 神과 智

腎臟에는 玄帝神君이 玄冥童子를 거느리고 智를 관장하여 智謀를 주관합니다.

2. 五臟과 七神

> 五臟과 七神과는 어떠한 관련이 있습니까?

1) 肝의 魂

肝臟은 魂을 간직하고 있는데 魂은 神을 따라 왕래하여 神氣를 보필합니다.

2) 心의 神

心臟은 神을 간직하고 있는데 神은 兩精이 相搏한 것으로 精氣가 변하여 이루어진 것입니다.

3) 脾의 義·智

脾臟은 意와 智를 간직하고 있는데 意는 마음에 두고 생각하는 것으로 기억하여 잊어버리지 않게 하는 것이며, 智는 思慮하여 사물을 처리하는 것입니다.

4) 肺의 魄

肺臟은 魄을 간직하고 있는데 魄은 精氣를 보필합니다.

5) 腎의 精·志

腎臟은 精과 志를 간직하고 있는데 志는 意가 존재함을 뜻하며, 志는 意를 一念으로 만들어서 요동하지 않게 합니다[精은 15쪽 참조].

3. 神과 七情

> 七情이 생기는 근원은 무엇이며 五臟과 七情과는 어떠한 관련이 있습니까?

1) 마음과 七情

마음[心]은 텅 비어 있고, 神靈스러워 매사에 밝으며, 迷惑하지 않아 五臟에 군림하면서 喜·怒·憂·思·悲·驚·恐의 七情을 통솔합니다.

2) 腎精과 七情

七情이 생기는 근원은 精을 주관하는 腎에 있는데, 腎精이 왕성할 때는 七情의 변화가 잘 일어나서 感情이 예민하고, 나이가 들어 腎精이 부족하면 七情의 변화도 잘 일어나지 않아 감정의 변화가 鈍感해집니다.

3) 腎精과 恐

腎精이 腎의 神과 병합하면 恐이 생깁니다.

4) 腎精과 怒

腎精이 肝으로 들어가 肝의 神과 병합하면 怒가 생깁니다.

5) 腎精과 喜

腎精이 心臟으로 들어가서 心臟의 神과 병합하면 喜가 생깁니다.

6) 腎精과 思

腎精이 脾로 들어가 脾의 神과 병합하면 思가 생깁니다.

7) 腎精과 悲

腎精이 肺로 들어가서 肺의 神과 병합하면 悲가 생깁니다.

4. 五臟神의 損傷

五志[五臟之神]가 손상될 때 나타나는 생리적 변화는 각각 어떠합니까?

1) 神의 損傷

지나치게 즐거워하고 과도한 享樂을 누리거나 눈물이 날 정도로 마음이 傷하면, 心臟이 주관하는 神이 손상되어 무서운 기분이 들고, 누가 잡으러 오는 것처럼 느끼며, 살[肌肉]이 빠져 瘦瘠해지고, 神色이 검어집니다.

2) 意의 損傷

근심과 걱정이 끊이지 않아 생각과 고민이 많아지면, 脾가 주관하는 意가 손상되어 脫毛가 생기고, 四肢가 無力해집니다.

3) 魂의 損傷

火(성냄)를 잘 내고 憤怒가 그치지 않으면, 肝이 주관하는 魂이 손상되어 囊縮과 乳縮이 생기고, 모든 기억을 잊어버리고 미치게 됩니다.

4) 魄의 損傷

마음에 항상 슬픈 기분을 씻지 못하고 우울하여 가끔 눈물을 과도히 흘리고 슬퍼하면, 肺가 주관하는 魄이 손상되어 心神이 떠나 밥도 먹을 줄 모르고, 집도 잊어버려 떠돌아다니게 됩니다.

5) 志의 損傷

평소 두려움이 많아 意志가 약해지면, 腎이 주관하는 志가 손상되어 骨이 약하여 허리의 屈伸이 자유롭지 못하고, 과거에 한 말을 기억하지 못합니다.

5. 七情과 氣

七情이 氣 변화와 五臟 손상으로 나타나는 病症의 특징은 어떻습니까?

1) 七情과 氣血

喜는 氣를 흩어지게[散] 하고, 怒는 氣를 위로 오르게[逆上] 하며, 憂는 氣를 아래로 가라앉게[沈] 합니다.

思는 氣를 뭉치게[結] 하고, 悲는 氣를 소모시키게[消] 하며, 驚은 氣를 혼란시키게[亂] 하고, 恐은 氣를 빠져나가게[泄] 합니다.

'血從氣'하므로 七情이 鬱結하면 모두 血을 손상시킵니다.

2) 怒傷肝

怒가 肝을 손상하면 上氣되어 熱이 위로 치밀어 오르는데 熱이 심하면 가슴이 막혀 숨을 잘 쉬지 못하는 短氣가 됩니다.

3) 喜傷心

喜가 心臟을 손상하면 氣가 흩어져서 한 곳에 오랫동안 서 있지 못합니다.

4) 思傷脾

思가 脾를 손상하면 氣가 結하여 中脘部에 積이 생겨 脹滿하여 음식을 먹지 못하고, 四肢가 늘어져 無力합니다.

5) 憂傷肺

憂가 肺를 손상하면 氣가 소모되어 마음은 급하고 上焦는 닫혀서 榮衛가 통하지 않아 熟眠을 취하지 못합니다.

6) 恐傷腎

恐이 腎을 손상하면 氣가 泄하여 下焦의 氣가 허약해지므로 惡心과 嘔吐가 일어납니다.

第4節 七情의 作用

1. 喜의 작용

> 喜의 생리적 발현을 易理로 어떻게 이해할 수 있습니까?

1) 喜의 易理

喜는 心臟에서 나오고, 心臟은 離卦[☲]와 상응하여 南方과 여름의 기운과 통하며, 낮의 길이가 길어 하늘이 火의 따뜻한 德을 만물에 베푸는 시기입니다. 만물이 태양의 德[火]을 받아 즐거워하는 것이 喜입니다.

2) 喜怒와 氣의 損傷

마음이 健實하면 웃고, 웃으면 기뻐하는데 갑자기 웃으면 陽氣를 손상합니다. 기뻐하면 氣가 흩어져서 긴장이 풀어지고, 기쁨과 성냄이 交錯되면 氣가 손상됩니다. 그러므로 기쁨과 성냄이 조절되지 않으면 腎精이 굳어지지 않아 短命하게 됩니다.

2. 怒의 작용

> 怒의 생리적 발현을 易理로 어떻게 이해할 수 있습니까?

1) 怒의 易理

怒는 肝에서 나오고, 肝은 震卦[☳]와 상응하여 東方과 봄의 기운과 통하여 陽氣가 상승하는 시기입니다.

봄에 陽氣가 아래에서 상승하여 위 陰氣를 깨면서 솟구쳐 오르는 것과 같이 마음이 솟구쳐 오르는 것이 怒입니다.

2) 怒氣와 氣血

怒는 肝에서 생기고, 暴怒는 血을 손상시키며, 大怒하면 氣가 끊어져 血은 上焦에서 鬱結하고 氣는 下焦에서 鬱結됩니다.

마음이 메마르면 怒가 잘 생기고, 성을 잘 내면 陽氣가 逆上하고 肝氣가 肺에 便乘[木侮金]하여 심하면 嘔吐와 吐血을 發합니다.

3) 怒氣와 脾傷

火[忿怒]를 내면 불꽃이 올라 편안한 기운을 태워 肝이 손상되는데, 분노가 일어나는 경계에 부딪치면 즉시 분노의 원인을 觀照하여 마음에 여유가 생겨 분노가 사라집니다.

七情이 모두 사람을 傷하게 하는데, 怒하여 肝이 脾를 克하면 脾가 손상되어 다른 臟이 모두 손상되므로 七情에서 怒를 가장 경계하여 일으키지 않아야 합니다.

3. 思의 작용

思의 생리적 발현을 易理로 어떻게 이해할 수 있습니까?

1) 思의 易理

思는 脾에서 나오고, 脾는 坤卦[☷]와 상응하여 西南方과 長夏의 기운과 통하여 土氣가 왕성한 시기입니다.

땅에 濕氣가 왕성하면 만물이 무성하고 변화가 많이 일어나는 것과 같이 마음에 많은 생각이 일어나는 것이 思입니다.

의지를 굳건히 하여 마음을 지키는데 마음이 안정되지 못하고 변하는 것을 思라 하고, 멀리 생각하는 것을 慮라 합니다.

2) 思慮와 氣結

놀란 뒤에 思慮하면 神이 손상되고, 神이 손상되면 무섭고 두려움이 생겨 腎이 손상되고 심하면 白淫[精이 자기도 모르게 流出되는 것]이 나타납니다. 脾에서 생각이 일어나 생각이 많아지면 氣가 鬱結하게 됩니다.

4. 憂·悲의 작용

憂와 悲는 易理로 어떻게 이해할 수 있습니까?

1) 憂·悲의 易理

憂와 悲는 肺에서 나오고, 肺는 兌卦[☱]와 상응하여 西方과 가을의 기운과 통하여 陰氣가 하강하는 시기입니다. 가을에 陰氣가 陽氣를 제거하면서 내려오는 것과 같이 陽氣가 없어지는 것이 걱정되어 슬픈 마음이 나타나는 것이 憂와 悲입니다.

2) 憂와 脾·肺

근심과 걱정을 많이 하면 肺가 傷하고, 걱정하면 기운이 가라앉고, 근심과 걱정이 풀리지 않으면 脾의 神인 意를 손상합니다.

憂는 脾와 肺에 영향을 미칩니다. 근심 걱정을 하면 氣가 閉塞되고 순행하지 못하여 陽氣가 막히고, 氣가 鬱滯되면 大小便의 不利가 생깁니다.

3) 悲哀와 臟氣

肺에서 悲가 일어나는데 心臟이 허약하여 血이 부족하면 肺氣가 움직여 슬퍼합니다. 腎虛하여 精氣가 부족 되면 肺가 腎을 걱정하여 슬퍼합니다.

肝이 허약하여 肺氣가 肝氣를 克하면 슬퍼지고, 슬퍼지면 氣가 소모됩니다. 悲哀가 일어나면 肺가 肝을 克하여 肝의 魂이 손상되고 심하면 사망합니다.

5. 驚·恐의 작용

恐과 驚이 생기는 易理는 어떠합니까?

1) 恐의 易理

恐은 腎에서 나오고, 腎은 坎卦[☵]와 상응하여 北方과 겨울의 기운과 통하여 寒氣가 왕성하고 밤이 길어 어둠이 많은 시기입니다. 춥고 어두우면 사람이 추위와 어두움이 두려워 나타나는 것이 恐입니다.

2) 驚悸

예기치 못한 일이 일어나면 마음을 진정할 수가 없어서 놀라고, 마음이 졸지에 움직여 갑자기 놀라서 편안하지 못한 것을 驚이라 하고, 마음이 조급하게 움직여 두려워하는 것을 悸라 합니다.

血이 陰氣와 병합하고 氣가 陽氣와 병합하면 놀라므로 驚悸는 心肺에 영향을 미칩니다.

3) 恐懼와 心·腎

胃가 熱하면 '土克水'의 원리로 胃熱이 腎으로 침입하면 腎氣가 말라 부족하면 恐이 일어납니다.

精氣가 부족하면 腎의 神[志]이 안정하지 못하여 움직이면 恐이 되고, 心臟이 허약하여 腎의 神이 움직여도 恐이 일어납니다.

6. 七情과 血

七情과 血의 관련성을 어떻게 이해하면 좋겠습니까?

1) 喜와 血

갑자기 기뻐[喜]하면 氣가 느슨[緩]하여 心臟의 박동이 느슨하고 血의 순환이 약하여 肝의 작용이 정상을 잃게 됩니다.

갑자기 기뻐하면 心臟이 拍動하여 血을 생산하지 못하고, 갑자기 분노하면 肝이 손상되어 血을 藏하지 못합니다.

2) 忿怒와 血

火[怒]를 많이 내면 '木克土'하여 胃經의 血이 응결하여 胃가 주관하는 얼굴이 창백하고 貧血이 나타나서 卒倒합니다.

忿怒가 심하면 氣가 逆上하고, 분노가 極甚하면 肝氣가 왕성하여 '木侮金'의 원리로 肝과 肺가 攻搏하면 吐血합니다.

3) 思慮와 血

생각을 지나치게 하면 脾를 손상하여 統血하지 못하고, 슬픈 생각이 쌓이면 肺를 손상하여 血이 정체합니다.

실망이 많아 두려우면 腎을 손상하여 血이 精을 생산하지 못하고 七情이 지나치면 모두 血을 손상시킵니다.

第4章 血

第1節 血의 理解

血의 이해와 生成

血을 易理로 어떻게 이해하면 좋겠습니까?

1) 血의 字意

'血'字는 땅을 상징하는 '口'에 땅의 熱氣가 아래에서 타오르는 모양[ㅛ]이 결합하고, 天氣가 땅으로 내려오는 모양[′]이 첨가된 글자로 볼 수 있습니다.

血은 땅에서 생성되는 음식물[地味]을 섭취하여 만들어지고, 땅의 熱性을 받아 뜨거워집니다. 血은 地氣가 상승하는 기운을 받아 올라가는 본성을 지니고, 최고로 상승하면 다시 天氣의 하강하는 기운을 받아 내려오는 성질을 지닙니다.

2) 血과 震卦

血은 肝이 주관하고, 肝은 震卦[木의 代表卦]에 상응하며, 血은 震卦[☳]의 성질에 따라 아래 下爻에서 地氣가 상승하여 위 中爻와 上爻[天]에 있는 天氣에 상응하므로 血은 땅의 陰氣[地熱]를 갖습니다.

3) 消化物과 氣

입[口腔]에서 저작된 음식물이 胃腸에 들어가면 胃는 陽明의 闔門인 幽門을 닫고, 陽明의 燥熱한 기운으로 消磨와 熏蒸을 합니다.

熏蒸된 음식물에서 일차적으로 輕淸한 기운[衛氣]을 흡수하여 肺로 보내고, 이차적으로 輕淸한 기운[榮氣]을 흡수하여 心臟으로 보내고, 다음으로 濁氣[宗氣]를 膻中穴로 모아 心臟의 박동을 계속하게 합니다.

4) 消化物과 肝氣 · 脾氣

胃에서 음식물의 精微한 기운이 心肺로 흡수되면 幽門이 열리고, 십이지장을 거치면서 膽汁을 통해 肝氣를 받고, 膵臟의 汁을 통해 脾氣를 받아 太陽의 開門인 小腸으로 들어갑니다.

5) 消化物과 血

小腸은 太陽[巨陽]에 속하여 水穀에서 寒水를 섭취하고, 心君의 명령을 받아 수곡의 重濁한 영양물질[地味 ; 火氣 ; 血液性分]을 흡수하여 心臟의 火氣를 생산합니다.

胃腸에서 輕淸한 기운이 제거된 수곡은 小腸의 16曲을 통과하면서 각 曲의 八卦의 寒熱 차등에 따라 重濁한 기운이 津液[血液]으로 흡수됩니다.

6) 血의 火氣

흡수된 血[津液]은 小腸 火의 영향을 받아 火의 색[赤色]으로 붉게 변하여 五氣를 모두 갖춘 血이 생성됩니다.

血은 藏血·散血하는 肝으로 모여 心臟이 주관하는 血脈을 통해 전신에 心君의 德으로 표현되는 熱氣를 전달하여 몸이 溫氣를 유지하여 생명 활동을 영위하게 합니다.

第2節 血과 氣

1. 人身의 氣血 배속

水火의 원리와 臟腑의 위치에 따라 氣血의 배속을 알고 싶습니다.

1) 水火의 원리와 氣血

신체의 구조를 상하 전후 좌우로 구분하여 氣血을 배속할 수 있습니다. 水火의 원리에 따라 氣血을 상하에 배속하면 위는 氣가 주관하고, 아래는 血이 주관합니다.

2) 臟腑 위치와 氣血

臟腑의 위치에 따라 氣血을 전후에 배속하면 앞은 血이 주관하고, 뒤는 氣가 주관합니다. 日月의 출몰에 따라 氣血을 좌우로 배속하면 左는 血이 주관하고, 右는 氣가 주관합니다.

2. 氣血의 寒熱과 造化

氣血의 순환과 造化도 易理로써 이해할 수 있습니까?

1) 氣와 火의 易理

氣는 離卦[☲]와 상응하여 火의 성질로 動하고, 靜하지 못하여 하강할 수 없으므로 氣는 熱합니다.

2) 血과 水의 易理

血은 坎卦[☵]와 상응하여 水의 성질로 靜하고, 動하지 못하여 상승할 수 없으므로 血은 寒합니다.

3) 氣血과 東西의 易理

東西의 震卦와 兌卦로 氣血을 설명하면 氣는 肺가 주관하여 陰이 하강하는 위치에 있는 兌卦[☱]에 속하므로 氣는 寒합니다.

血은 肝이 주관하여 陽이 상승하는 위치에 있는 震卦[☳]에 속하므로 血은 熱합니다.

4) 氣血의 순환과 造化

氣血의 造化는 動해서 생기고, 動하지 못하면 생명이 없으므로 血이 氣를 따라서 動합니다.

血이 氣를 따라서 動하는데, 氣가 離卦[☲]의 易理로 상행하면 寒이 熱이 되고, 氣가 兌卦[☱]의 易理로 하강하면 熱이 寒이 됩니다.

氣血이 상하와 좌우로 전신의 모든 곳을 순환하면서 動하면 生命을 유지하는 造化가 생깁니다.

5) 氣血의 寒熱

氣가 熱하고 血이 寒하다는 것은 氣血이 動하여 조화를 이루어 생명 활동을 유지하는 것을 기준으로 한 것이 아닙니다. 氣는 天氣에서 생기므로 天의 陽을 따라 熱하다는 것이고, 血은 地氣에서 생기므로 地의 陰을 따라 寒하다는 것입니다.

3. 氣血의 순환과 調養

氣血의 순환과 調養에 대하여 알고 싶습니다.

1) 氣血의 순환

血과 氣를 물과 바람에 비유하면 血은 물과 같고, 氣는 바람과 같아서 바람이 물 위에 불면 물이 바람을 따라 움직이는 것과 같이 氣[風]가 움직임에 따라 血[水]이 움직입니다.

氣가 血을 통솔하여 氣가 운행하면 血도 운행하고, 氣가 정지하면 血도 정지합니다.

2) 氣와 血液순환

氣가 溫하면 血도 溫하여 혈액순환이 원활하고, 氣가 冷하면 血도 冷하여 혈액순환이 원활하지 못합니다.

血의 순환이 원활하지 못하면 血이 溢하여 氣는 출생하여 죽을 때까지 잠시도 쉬지 않고 운행해야 합니다.

3) 血의 순환과 氣

血은 水에 속하여 靜하므로 引導하는 氣體가 없으면 움직이지 못하고, 原形에서 변하지 않고 고정된 상태로 머뭅니다.

血이 체내에서 전신으로 순환하여 움직일 수 있는 것은 모두 氣의 작용인 것입니다.

4) 氣의 순환과 血

氣는 火에 속하여 動하므로 제지하는 물체가 없으면 분산되어 정처 없이 움직이는데, 몰리는 곳은 많이 몰리고 없는 곳은 하나도 없어서 체내의 구석구석까지 파급될 수 없습니다.

氣는 血을 만나야 되고 血은 氣를 만나야 됩니다.

5) 氣血의 치료

血이 滯하여 발병한 질환은 氣를 조절하여 치료할 수 있고, 氣가 滯하여 발병한 질환은 血을 조절하여도 치료가 어렵습니다.

6) 氣血의 調養과 섭생

섭생에서도 자연의 이치가 陽이 먼저 動하면 陰이 陽을 따르는 것과 같이 첫째 맑은 공기와 청정한 마음으로 氣를 調養하고, 둘째로 맑은 물과 담백한 음식으로 血을 調養하여야 합니다.

第3節 氣血의 순환

1. 氣血과 腎·命門

氣血 각각의 근원과 상합은 어떻게 이루어집니까?

1) 氣의 근원

우측의 半身은 氣에 속하므로 右腎을 命門이라 합니다. 그러므로 氣의 근원은 右命門에 있어 手少陽三焦가 動하는 亥時에 命門의 氣가 動합니다.

2) 血의 근원

좌측의 半身은 血에 속하므로 左腎을 腎이라 합니다. 그러므로 血의 근원은 左腎에 있어 足少陽膽이 動하는 子時에 腎經의 涌泉穴에서 腎의 氣가 動합니다.

3) 氣의 순환

天道는 左旋하므로 命門의 氣는 亥時부터 地道를 따라 右轉하여 百會穴까지 상승하고, 正午부터 天道를 따라 左旋하여 腎으로 들어가 血과 相合합니다.

4) 血의 순환

地道는 右轉하므로 腎의 血은 子正에 天道를 따라 左旋하여 百會穴까지 상승하고, 正午부터 地道를 따라 右轉하여 命門으로 들어가 氣와 相合합니다.

2. 氣의 순환 경로

氣의 순환 경로를 알고 싶습니다.

1) 命門氣와 元神

右命門(右回轉) ⇨ 胃 ⇨ 肺 ⇨ 喉 ⇨ 百會 ⇨ 泥丸宮

命門의 氣는 子正부터 右轉하여 胃로 상승한 후 肺로 들어가 喉頭를 거쳐 午時에

百會에 도달하여 泥丸宮의 元神에 命門의 氣를 조공합니다.

2) 命門氣와 腦髓

後腦下端(左回轉 ; 津液) ⇨ 心包 ⇨ 脾 ⇨ 左腎의 血과 合

正午부터 命門의 氣는 左旋하여 後腦의 下端에서 腦髓의 津液을 채취하고, 心包로 하강하여 脾를 거쳐 左腎으로 가서 腦髓의 津液을 左腎에 전달하고 左腎의 血과 相合합니다.

3. 血의 순환 경로

血의 순환 경로를 알고 싶습니다.

1) 腎血과 元神

左腎(左回轉) ⇨ 脾 ⇨ 心包 ⇨ 咽 ⇨ 百會 ⇨ 泥丸宮

腎의 血은 子正부터 左旋하여 脾로 상승한 후 心包로 들어가 咽頭를 거쳐 午時에 百會穴에 도달하여 泥丸宮에 있는 元神에 腎의 水를 조공합니다.

2) 腎血과 腦髓

後腦上端(右回轉 ; 精氣) ⇨ 肺 ⇨ 胃 ⇨ 右命門의 氣와 合

正午부터 右轉하여 後腦의 상단에서 腦髓의 精氣를 채취하고, 肺로 하강하여 胃를 거쳐 命門으로 가서 腦髓의 精氣를 命門에 전달하고 右命門의 氣와 相合합니다.

第4節 氣血의 충돌

1. 氣血의 순환

氣血의 相動은 몸에서 어떻게 나타납니까?

1) 氣血의 相動

氣는 陽으로 剛健하고, 血은 陰으로 柔軟하여 陽이 陰보다 먼저 움직이므로 氣가 움직여 血로 들어갑니다.

陽이 움직이면 陰이 따라 움직여서 血이 움직여 氣로 들어갑니다.

2) 氣血의 순환과 脈狀

氣血이 動하면 서로 화합하여 血脈으로 움직여서 혈액이 순환하고, 氣血의 세력이 균등하면 순조롭게 움직이기 위해 서로 투쟁하는 일이 없으므로 건강인의 脈狀 즉 四時脈이 나타납니다.

2. 氣血의 투쟁

運氣의 변화와 氣血의 투쟁을 어떻게 이해할 수 있습니까?

1) 天地의 氣鬱

天地의 기운은 運氣에 따라 天地가 不升降과 不遷正, 不退位가 되어 鬱이 생길 때 天地의 기운은 변합니다.

2) 運氣와 氣血의 투쟁

소우주인 사람은 天地의 변화에 따라 몸에 변화가 생겨 氣血의 투쟁이 나타납니다. 氣血의 투쟁은 相乘, 相搏, 相蝕 등으로 나타나서 질병의 輕重이 다릅니다.

3) 氣血의 相乘

氣血의 相乘은 强한 자가 弱한 자를 덮쳐눌러서 弱者를 못 일어나게 하여 弱者는 완전히 敗합니다.

4) 氣血의 相搏

氣血의 相搏은 서로의 세력이 막상막하하여 싸우다가 끝에는 승자와 패자도 모두 傷하게 됩니다.

5) 氣血의 相蝕

氣血의 相蝕은 맹수가 약한 짐승을 잡아먹는 것과 같이 敗者는 없어집니다.

6) 氣血의 투쟁

氣血의 투쟁은 氣血多少에 따라 승패가 좌우되는 경우가 많고, 六經이 주도하는 시기에 따라 승패가 결정되기도 합니다.

7) 三陽經의 氣血투쟁

太陽은 多血少氣하므로 氣血의 투쟁에서 血이 승리하는 경우가 많고, 陽明은 多血多氣하므로 氣血의 투쟁에서 氣血의 승패가 분명하지 않으며, 少陽은 多氣少血하므로 氣血의 투쟁에서 氣가 승리하는 경우가 많습니다.

8) 三陰經의 氣血투쟁

太陰은 多氣少血하므로 氣血의 투쟁에서 氣가 승리하는 경우가 많고, 少陰은 多氣少血하므로 氣血의 투쟁에서 氣가 승리하는 경우가 많으며, 厥陰은 多血少氣하므로 氣血의 투쟁에서 血이 승리하는 경우가 많습니다.

第5節 出血과 熱

出血과 熱

> 出血과 그 치법의 원칙은 무엇입니까?

1) 出血과 熱

血은 熱을 만나면 순환하고 寒을 만나면 응결됩니다. 그러므로 衄血, 吐血, 喀血, 唾血 등은 모두 陽이 왕성하고 陰이 부족하여 血이 상승하기만 하고 하강하지 못하여 나타납니다.

2) 出血의 치법

衄血, 吐血, 喀血, 唾血 등은 血이 氣를 따라 위쪽으로 넘쳐 나오는 것이므로 治法은 陰을 보강하고 陽을 억제하여야 합니다.

모든 出血은 熱氣가 逆上하여 생기므로 熱을 주관하는 心臟의 熱을 내려 氣가 하강하면 血은 혈맥으로 들어가서 出血이 그칩니다.

第2篇

身形

第1章 外 形

第1節 人身의 外形

1. 外形

> 사람의 몸을 어떻게 이해할 수 있습니까?

사람의 몸을 관찰하면 머리[頭部]와 몸통[五臟六腑]을 목[頸項]이 연결하고 있습니다. 머리에는 上七竅인 耳目口鼻가 있고, 몸통에는 사지(四肢 ; 팔, 다리)가 달려 있으며, 목은 상하 좌우로 돌릴 수 있어 이목구비의 활동을 용이하게 합니다.

몸통의 위쪽에는 두 팔이 자유롭게 움직일 수 있어 음식을 조리하여 쉽게 먹을 수 있고, 아래에는 前陰과 後陰의 下二竅가 있어 섭취한 음식물의 잔해를 버릴 수 있고, 더 아래쪽에는 두 다리가 몸을 자유롭게 이동할 수 있습니다.

사람이 直立하면 머리는 한 개로 둥글며 단단한 뼈로 형성되어 하늘을 향하고, 몸통에 붙은 좌우의 두 팔은 마음대로 움직일 수 있고 열 개의 손가락이 있습니다. 그리고 좌우의 두 발은 長方形으로 땅을 딛고 설 수 있고 열 개의 발가락이 있습니다.

여기서 몸을 易理로 관찰하면 머리[頭]는 天과, 몸통은 地와 상응하고, 머리는 하나로서 '天一生水'를 나타내며, 아래의 前陰·後陰과 발은 모두 둘로서 '地二生火'를 나타냅니다. 그리고 네 개의 팔다리는 四季節을 표방합니다. 한쪽의 다섯 손가락과 발가락은 土의 生數인 五를 표시하고, 좌우 열 개의 손가락과 발가락은 土의 成數인 十을 표시한 것으로 사람이 土의 대표임을 표명한 것입니다.

2. 頭와 足의 易理

머리[頭]와 발[足]과 天圓地方의 易理를 어떻게 이해하면 됩니까?

天圓地方, '天一生水', '地二生火'의 易理

사람은 小天地로 머리[頭]는 몸의 가장 위쪽에 위치하여 둥근 것은 天圓으로 표현하였고, 頭가 하나로서 腦에서 맑은 물[水 ; 眞陰]이 나오는 것은 하늘에서 '天一生水'하는 것으로 나타내었습니다.

다리는 몸의 가장 아래에 위치하여 四角 모양인 것은 地方으로 표현하였고, 足이 둘로서 마음대로 움직이는 것은 땅에서 '地二生火'하는 것으로 나타내었습니다.

寒은 머리에서 하강하여 다리로 모이고, 熱은 다리의 湧泉[腎經]에서 상승하여 머리로 모여 寒熱이 相交합니다. 이것은 땅에서 熱氣가 하늘로 상승하고, 하늘에서 寒氣가 땅으로 하강하여 寒熱이 교류하는 것과 상응합니다.

頭部는 몸에서 가장 단단한 頭蓋骨로 내부를 보호합니다. 따라서 머리의 내부에는 몸에서 가장 중요한 것이 간직되어 있다는 것을 짐작할 수 있습니다.

3. 上七竅와 下二竅의 易理

上七竅와 下二竅는 二七의 火와 어떤 관계가 있습니까?

1) 地二生火와 天七成火

하늘은 위에 있고, 땅은 아래에 있어 天地의 위치를 정확히 알 수 있지만, 땅에서 熱이 상승하여 하늘에 퍼져 있는 것과, 하늘에서 寒이 하강하여 땅에 깔려 있는 것은 무형으로 알기 어렵습니다.

上七竅의 耳·目·口·鼻는 땅에서 상승한 熱氣가 하늘에 퍼져 있는 것을 나타내어 '天七成火'로 表明합니다. 그리고 下二竅의 前陰과 後陰은 땅에서 熱氣가 생기는 것을 나타내어 '地二生火'로 표명합니다. 따라서 몸의 9竅에서 前陰과 後陰은 2火의 生數로 나타내고, 耳·目·口·鼻는 7火의 成數로 표현하여 火의 음양 易理[數理]를 만들었습니다.

2) 頭無冷痛과 腹無熱痛

일반적인 치료법은 頭部에는 상승한 熱氣로 생기는 병이 많으므로 '天一生水'의 易理로 寒性의 약을 사용합니다.

腹部에는 하강한 寒氣 때문에 생기는 병이 많으므로 '地二生火'의 易理로 熱性의 약을 사용합니다. 따라서 '頭無冷痛, 腹無熱痛'이라는 격언이 있습니다.

4. 人身의 外部와 內部

人身의 내부와 외부는 어떻게 구성되어 있습니까?

사람의 몸은 모든 동물과 마찬가지로 외부는 皮膚가 肌肉을 덮고, 肌肉에는 혈관과 筋骨이 있으며, 내부는 骨格이 기둥도 되고 대들보도 되어서 완전히 하나의 공간[房]을 만듭니다.

골격은 힘줄[筋]로 단단히 묶여 흩어지지 않고, 공간 안에는 五臟과 六腑가 들어 있고, 五臟에는 神이 거주하여 五臟의 神은 몸의 주인으로 臟腑의 건강과 수명을 조절합니다.

사람의 皮膚는 地表를 모방하고, 지표에는 많은 구멍이 있어 물이 스며들고 초목의 새싹이 뚫고 나오는 것처럼, 피부에는 많은 腠理가 있어 내부와 외부의 기운이 서로 통하고, 毛孔[腠理]에는 무수한 털이 나와 피부를 보호합니다.

5. 四肢 外形의 易理

上肢와 下肢의 易理를 어떻게 이해하면 됩니까?

上肢와 下肢는 단단한 骨을 筋으로 연결하고, 肉으로 에워싸서 血脈을 분포하여 수족의 氣血을 운행합니다. 팔[上肢]에는 좌우로 6개의 큰 關節[腕, 肘, 肩]이 있고, 다리[下肢]에도 좌우로 6개의 큰 關節[足, 膝, 股]이 있어서 1년 12개월을 모방하여 寒熱 변화에 적응하고, 12經脈의 氣血 순환을 관장하고 있습니다.

수족의 말단에는 각각 10개씩의 손가락과 발가락이 발달하여 生數와 成數의 先天數로 표현하고, 五行 易理를 제정하였습니다. 수족의 말단에는 臟腑의 脈氣가 솟아오르는 井穴이 배정되어 몸의 활동을 원활하게 합니다.

몸통의 위쪽에 있는 上肢는 하늘과 상응하여 다리에 비해 활동이 자유로우면서 동작의 범위가 넓고, 육체를 이동시킬 수 없지만 정교한 일을 합니다. 그리고 몸통의 아래에 있는 下肢는 땅과 상응하여 팔에 비해 활동이 자유롭지 못하고, 동작의 범위가 제한되지만 육체를 자유롭게 이동하는 역할을 합니다.

第2節 頭·面部

1. 頭部와 上七竅

頭部의 七竅는 어떤 관계에 있습니까?

頭는 아무런 도움 없이 혼자서는 일을 할 수 없으므로 자신의 앞에 七竅인 耳·目·口·鼻를 두고 각 七竅에게 각각의 소임을 맡겨 頭를 위하여 일을 하게 하였습니다.

보통 고용인과 주인이 멀리 떨어져 있으면 불편한 것처럼 머리도 일꾼인 七竅를 머리와 가장 가까운 얼굴에 배치하여 머리의 명령으로 눈은 보고, 귀는 듣고, 코는 냄새를 맡고, 입은 말을 하게 맡겼습니다. 그래서 얼굴에는 눈과 입이 가로로 배치되고, 코는 얼굴의 중앙인 눈과 입의 사이에 있습니다. 그리고 귀는 얼굴의 양측에 코와 같이 세로로 배치하여 上七竅를 이룹니다. 七竅인 耳目口鼻는 임무를 완수하는 즉시 머리에 보고 합니다.

2. 上七竅의 역할

耳目口鼻의 위치와 각각의 역할은 무엇입니까?

頭가 하는 일에 緩急이 있고 耳目口鼻의 기능에는 輕重이 있으므로 七竅를 一字形으로 배치할 수가 없습니다. 그래서 가장 急하고 重한 직책은 윗자리에 배치하고, 조금 緩하고 輕한 직책은 아랫자리에 배치하고, 中間 직책은 중간에 배치하였습니다.

1) 眼

모든 일을 할 때 먼저 보아야 하므로 日月같은 광명을 가진 눈[眼]을 가장 높고 머리와 가장 가까운 자리에 배치하였고, 하나로는 부족하므로 둘을 양쪽에 배치하여 한 가지 일을 둘이서 신속하고 정확하게 보게 하여 눈[眼]의 피로를 덜게 하였습니다.

2) 鼻

시작한 일이 순조롭게 진행되어 앞으로의 일을 예측하기 위해서는 보고 듣는 것만으로는 부족하여 반드시 냄새로 판단해야 하므로 모든 냄새를 잘 맡는 鼻孔을 얼굴의 중앙, 즉 눈 바로 밑에 배치하여 눈과 귀가 발견한 사물의 냄새를 맡아서 결과를 예측하게 하였습니다.

3) 耳

일을 시작한 다음에는 보는 것만으로는 부족하므로 모든 소식을 들어야 합니다. 그래서 가장 총명하여 모든 소리를 들을 수 있는 귀[耳]를 머리의 바로 곁에 앉히고 전후좌우의 모든 소식을 탐지해야 하므로 하나로는 부족하여 둘을 양쪽에 배치하였습니다.

4) 口

모든 일은 대화를 통하여 이루어지므로 말을 할 수 있는 입[口]을 얼굴의 제일 아래에 배치하여 필요할 때에는 입을 열게 하고 필요하지 않을 때는 항상 닫아 주어야 합니다. 만약 아무 때나 입을 열어 말을 하면 '二'의 모양이 되어 火를 불러오므로 입을 닫아 '一'자 모양을 유지하면 水가 되어 안정을 이룹니다.

입은 눈[眼]이나 귀[耳]보다 긴급한 일을 하지 않고, 머리[腦]의 지령을 받아 눈이나 귀가 움직인 다음에 입을 열므로 얼굴의 가장 아래에 하나만 배치하였습니다.

5) 舌

七竅 중에서 입[口]을 제외하고는 구조가 단조롭고 구멍이 작으나 입은 특별히 구멍이 크고 구조가 복잡하여 이중 삼중으로 문을 만들어 놓았습니다. 그리고 입 안에는 혀[舌]가 있고 舌根은 胃腸과 肺를 통하는 咽喉와 연결되며, 舌下에는 항상 唾液이 생성하는 것을 보면 입이 다른 竅보다 중요한 역할을 하는 것을 암시합니다.

3. 頭面의 陽氣

頭部를 '諸陽의 會'라고 하는 이유는 무엇입니까?

手의 三陽經은 모두 手에서 頭로 흐르고, 足의 三陽經은 모두 面에서 足으로 흐르므로 手足의 三陽經이 모두 頭面에 모입니다. 그러므로 頭部에는 아래에서 상승한 더운 기운인 熱[地火]로 가득 차고, 三陽의 經絡이 모두 頭部의 百會穴로 모이므로 頭를 '諸陽의 會'라 합니다. 이것은 땅의 熱이 상승하여 하늘에 쌓이는 것과 같이 腎에서 발생하는 熱氣가 三陽經을 따라 상승하여 頭面에 모인 것입니다.

頭의 後部에는 太陽經, 前面에는 陽明經, 側面에는 少陽經이 흐르고, 頭의 앞인 얼굴[面部]에는 天氣와 地氣가 출입하는 耳・目・口・鼻가 있습니다.

얼굴은 天氣를 직접 받고, 상승하는 陽氣가 머리로 올라가는 과정에서 顔面을 통과하므로 아무리 추워도 얼굴을 감싸면 갑갑해집니다.

天氣를 흡입하고 濁氣를 배출하는 것이 중요하여 평생 동안 잠시도 쉬지 못하고 內外의 氣가 출입하는 코[鼻]를 얼굴의 중앙에는 배치하였습니다.

4. 頭部의 外形과 腦髓

頭部의 外形을 어떻게 이해할 수 있습니까?

頭部는 毛髮이 무성하게 자라 頭의 내부에 있는 腦髓를 보호하고 腦髓의 濁氣를 배출합니다. 그리고 중요한 물건을 단단한 금고에 보관하는 것처럼, 몸에서 가장 단단한 頭蓋骨의 안에는 몸에서 가장 중요한 것이 감추어져 있음을 짐작할 수 있습니다. 그러므로 몸에서 가장 귀중한 것은 臟腑의 君인 心臟이 아니고, 頭骨의 보호를 받고 두개골의 공간[泥丸宮 ; 뇌의 변연계]에 거처하는 元神[玉皇上帝]인 眞我입니다.

5. 頭와 髓海

腦髓를 어떻게 이해하면 됩니까?

頭를 몸의 元神을 간직한 形藏의 하나로 '天谷'이라 하고, 頭蓋骨에는 腦가 거처합니다. 腦는 腦髓로 이루어져 있고, 髓는 '骨의 精髓'로 腎이 주관하는 精이 充溢하여 생성된 것입니다.

髓가 督脈의 기운으로 脊椎를 따라 腦에 상승하여 腦髓를 이루므로 頭의 腦를 '髓海'라 합니다. 따라서 腦는 髓의 바다가 되고, 脊椎는 髓가 있어 위로 頭腦에 이르고 아래로 尾骶에 이르러 腎의 精髓가 상하로 승강하는 도로가 됩니다. 그래서 五臟의 기능이 허약하여 腎精이 부족하면 腦髓가 충실하지 못하여 머리가 기울고, 耳目口鼻의 활동이 많아지면 精神이 흐려집니다. 그러므로 髓海가 부족하면 眩暈, 耳鳴, 眼昏, 頸酸痛 등이 나타납니다.

6. 頭와 '神明의 府'

頭를 '神明의 본부'라고 하는 까닭은 무엇입니까?

頭를 '神明의 본부'라고 한 것은, 사람이 동물 중에서 가장 고귀한 것으로 肉身을 말한 것이 아니고 精神의 작용을 말한 것입니다.

神明은 神秘하고 聰明하다는 뜻으로 인간의 정신 작용인 智慧를 말합니다. 인간의 지혜는 頭의 泥丸宮에 거주하는 元神에서 나오므로 頭를 '神明의 본부'라고 합니다.

頭部를 九宮의 궁전에 비유하여 腦의 중앙에 있는 中宮을 중심으로 八宮을 나열하고, 가운데의 텅 빈 공간을 '泥丸宮'이라 표현하였습니다.

頭腦의 역할을 궁궐에서 上帝가 통치하는 것에 비유하여, 中宮에는 玉皇上帝[元神]가 군림하여 上七竅인 耳目口鼻와 관직을 가진 臟腑를 조종[統治]한다고 하였습니다.

7. 頭의 泥丸宮과 元神

머리를 玉皇上帝의 궁전이라 함은 무엇을 의미합니까?

頭를 궁궐에 비유하여 後天의 九宮을 만들어 중앙의 中宮을 泥丸宮이라 하고, 中宮의 위로 九天[九數]에 應한다고 하였습니다.

泥丸宮은 天上 玉皇上帝의 궁전을 뜻하고, 腦의 神明인 元神을 玉皇에 비유하여 黃庭, 崑崙, 天谷 등 여러 별명이 있습니다.

泥丸宮은 몸에서 가장 중요한 元神이 거주하는 곳으로 腦의 邊緣係에 해당합니다.

泥丸宮[天谷]은 공허하여 골짜기와 같아 魂魄이 통하여 元神이 거주하므로 '谷神'이라 하고, 元神이 존재하면 살아 있고, 元神이 떠나면 魂飛 魄散하여 사망합니다.

腦의 神이 낮에는 일상생활에서 七情에 傷하고, 밤에는 잠을 잘 때 꿈에 시달리어 神이 편안하게 거주하지 못하면 머리가 무겁고 頭痛이 생기는 것은 일반인의 생활이며, 道를 닦아 神이 항상 편안한 것이 道人의 생활입니다.

肝 [巽木]	心·小腸 [離火]	脾 [坤土]
膽 [震木]	元神 泥丸宮	肺 [兌金]
胃腸 [艮土]	腎·膀胱 [坎水]	大腸 [乾金]

臟腑 後天八卦

▶

동남 4宮	남방 9 : 九天	서남 2宮
동방 3宮	太極 5 : 中宮	서방 7宮
동북 8宮	북방 1宮	서북 6宮

九宮의 宮殿

人身의 三宮

	谷名	宮名	貯藏
頭部	天谷	泥丸宮	神
胸部	應谷	絳宮	氣
腹部	虛谷	關元宮	精

몸에서 頭部의 중심에 있는 天谷은 '泥丸宮'이라 하고, 百會 穴位에 해당하며, 元神을 저장하므로 '奇恒의 府'라 합니다.

胸部에 있는 應谷은 '絳宮'이라 하고, 膻中 穴位에 해당하며, 氣를 저장하므로 腑라 합니다.

下腹部에 있는 虛谷은 '關元宮'이라 하고, 關元 穴位에 해당하며, 精을 저장하므로 腑라 합니다.

第3節 頸項과 背·腰

1. 頸項의 이해

頸項의 經絡과 三關을 설명하여 주시겠습니까?

목[頸項]의 前面을 頸이라 부르며 足陽明胃經이 통과하고, 後面을 項이라 부르며 足太陽膀胱經이 통과하고, 측면을 足少陽膽經이 통과합니다.

몸의 上關에 해당하는 頸項에는 任脈의 天突, 胃經의 人迎, 大腸經의 扶突, 小腸經의 天窓, 膽經의 天容, 膽經의 天牖, 膀胱經의 天柱, 督脈의 風府가 있습니다.

頸項에 있는 7개의 頸椎는 火의 成數로 頸項이 전후좌우로 움직일 수 있음을 나타냅니다. 그리고 頸椎는 위로 頭와 연결되고, 아래로 五臟六腑가 거처하는 胸廓의 대들보인 胸椎와 연결되기에 중요합니다.

三關과 天人地

몸에는 上關・中關・下關의 '三關'이 있는데, 三關를 근거로 하여 氣血의 순환과 동작이 이루어집니다. 上關은 頸項으로 天에 속하고, 中關은 胸膈으로 人에 속하며, 下關은 腰腹으로 地에 속합니다.

上關은 天에 속하여 '天一生水'로 본래 寒하지만, 下關의 熱이 상승하여 덥습니다. 그리고 下關은 地에 속하여 '地二生火'로 본래 熱하지만, 上關의 寒이 하강하여 찹니다.

上關은 天寒이 생기는 것처럼, 心臟에 있는 眞陰의 氣가 中關의 脾를 통과하여 下關의 腎으로 하강합니다.

下關은 地熱이 생기는 것처럼 腎에 있는 眞陽의 氣가 中關의 脾를 통과하여 上關의 心臟으로 상승합니다.

2. 頸項의 역할

頸項의 구성과 그 각각의 역할은 어떠합니까?

頸에는 咽과 喉가 있습니다. 咽은 足太陰 脾에 속하고, 陰으로 靜하며, 입과 연결되어 地味인 음식물이 들어가는 통로가 됩니다. 喉는 手太陰肺에 속하고, 陽으로 動하며, 코와 연결되어 天氣가 자유롭게 출입하는 통로가 됩니다.

頸項은 臟腑의 氣가 頭面으로 상승하고, 얼굴의 天氣가 臟腑로 하강하는 통로가 되어 烏鵲橋로 부릅니다. 그리고 腎의 水氣가 咽으로 상승하여 舌下에서 솟아 唾液이 되어 입에 모이고, 맑은 天氣는 喉를 통해 肺를 거쳐 心臟으로 보내져 心火와 함께 氣血이 전신으로 순환합니다.

頸項은 위로 耳目口鼻의 七竅를 도와 頭에 충성하고, 아래로 臟腑와 연결되어 前陰과 後陰을 소통시켜 위에서 들어오는 것은 잘 들어오게 하고 아래로 내려가는 것은 잘 내려가게 하여 天理에 순종합니다.

頸項을 중심으로 頭部는 하늘[天]이 되고 腹部는 땅[地]이 되기에, 頭部에 있는 天氣가 하강하고 腹部에 있는 地氣가 상승할 때 모든 氣는 12重樓[1]인 喉를 통과합니다.

외부에서 들어오는 모든 天氣를 喉에서 점검하여 氣가 될 것은 肺로 보내고, 血이 될 것은 心으로 보냅니다. 氣가 心肺를 무사히 통과하면 胸骨 하부의 中關에서 天氣와 地氣가 만나 新氣와 舊氣가 교환됩니다.

3. 頸椎 胸椎 腰椎의 역할

> 頸椎, 胸椎, 腰椎의 역할은 무엇입니까?

頸椎는 7節로 이루어져 火의 成數인 7을 표시하고, 상하 좌우 전후로 자유로이 움직여 耳目口鼻가 원하는 것을 취할 수 있게 합니다.

胸椎는 12節로 이루어져 1년 12월의 氣가 교류함을 나타내고, 12肋骨[갈비뼈]과 胸骨[가슴뼈]로 胸廓을 만들어 五臟이 항상 靜해 안정할 수 있게 하고, 背部[등]의 腧穴을 통하여 五臟이 天氣와 상통합니다.

腰椎는 5節로 이루어져 土의 生數인 5를 표시하고, 腹壁과 腹腔을 만들어 六腑를 보호하고 六腑가 항상 활동할 수 있게 합니다.

---

1) 氣道의 입구인 喉에는 1년 12개월의 寒熱에 적응할 수 있는 12개의 주름을 12樓閣에 비유.

4. 背脊의 역할

背脊은 어떻게 五臟六腑와 연결됩니까?

背脊은 背部의 膀胱經에 있는 腧穴을 통하여 天氣와 상통하는데, 天氣는 肺가 주관하므로 肺가 背를 관리합니다.

背部의 중앙에는 督脈이 지나고 독맥을 통하여 腎에서 생성한 精과 命門의 氣가 泥丸宮으로 상승하는데, 陽氣가 흩어지지 못하도록 독맥의 좌우에 足太陽 膀胱經의 寒水가 보호합니다.

膀胱經에는 五臟六腑의 腧穴이 있어 항상 내외의 氣가 상통합니다. 膀胱은 民火를 주관하여 사람이 用力 하려면 背部의 힘이 중심이 되어야 합니다. 따라서 背脊은 몸의 대들보가 되어 中樞의 역할을 하고, 臟腑의 腧穴이 있어 五臟六腑의 상태를 진단하고 치료하는 곳이기도 합니다.

5. 腰部의 이해

허리[腰]를 어떻게 이해하면 됩니까?

5개의 腰椎는 土의 生數로 五行의 성질을 갖추어 허리를 전후 좌우로 움직일 수 있습니다. 腰椎는 위로 臟腑가 거처하는 흉곽의 대들보인 胸椎와 연결되고, 아래로는 尾椎와 骨盤으로 脚[다리]과 연결됩니다.

허리[腰]는 骨盤에 연결된 下肢의 활동을 돕기 때문에 몸을 지탱하는 근본이 되고, 督脈과 足太陽膀胱經이 통과하고 腎이 관리하므로 허리에 腎의 징후가 나타납니다.

6. 腰의 역할

허리[腰]는 腹部, 腎, 命門과 어떤 관계입니까?

허리는 六腑가 거주하면서 활동하는 곳인 腹部를 형성하는 중추입니다. 腎精이 풍부하여 命門의 火가 왕성하면 腰가 건전합니다. 허리는 腹部를 지탱하는 역할을 하므로, 허리가 튼튼하면 六腑의 활동도 활발합니다.

腰는 '腎의 外候'가 나타나는 곳이고, 모든 經脈이 腰를 관통하므로 허리는 腎이 보관하는 精을 臟腑에 공급하는 것을 돕습니다. 腎氣가 왕성하면 外感과 內傷에 傷하지 않으므로 腰는 몸을 위하여 腎氣를 보호하고 배양하는 역할도 합니다.

第4節 胸部와 臍部

1. 胸部와 胸膈

胸部를 어떻게 이해하면 됩니까?

胸部는 호흡과 음식이 통과하는 관문으로 邪氣가 많이 들어오므로 凶하여 胸이라 합니다. 흉부는 흉곽에서 가장 중요한 곳으로, 몸의 군주인 心臟과 몸의 氣를 주관하는 肺가 있고, 天氣[淸氣]를 吸하고 濁氣를 呼하는 氣道와 음식물이 통과하는 食道가 있는 곳입니다.

胸膈은 橫膈膜이라고도 하며 心肺의 아래에 위치하여 背·脊·胸·腹과 함께 만나 밀착하여 幕처럼 되어 있습니다.

2. 胸膈과 經脈

胸膈과 經脈의 관계는 어떠합니까?

12經脈 중 足太陽膀胱經은 背脊을 따라 하강하므로 胸膈을 관통하지 않고, 다른 경맥은 모두 다음과 같이 흉격을 관통합니다. 따라서 흉격에는 11개의 經脈이 통과하는데 膀胱을 제외한 모든 臟腑의 기운이 心肺로 흐릅니다.

① 肺經 : 胸膈으로 상행하여 肺에 귀속

② 大腸經 : 胸膈으로 하행하여 大腸에 귀속

③ 胃經 : 胸膈으로 하행하여 胃에 귀속하고 脾와 연결

④ 脾經 : 胸膈으로 상행하여 咽門에 連, 支脈이 心에 연결

⑤ 心經 : 胸膈으로 하행하여 小腸에 연결

⑥ 小腸經 : 胸膈으로 하행하여 小腸에 귀속

⑦ 腎經 : 상행하여 肝과 胸膈을 관통

⑧ 心包經 : 胸膈으로 하행하여 三焦와 연결

⑨ 三焦經 : 胸膈으로 하행하여 三焦에 귀속

⑩ 膽經 : 胸膈을 통과하여 肝을 연결하여 膽에 귀속

⑪ 肝經 : 胸膈으로 상행하여 脇肋에 분포

3. 胸廓과 胸膈의 역할

胸廓과 胸膈은 어떤 역할을 합니까?

흉추와 늑골과 흉골로 둘러싸인 공간을 胸廓이라 하고, 흉곽에는 心肺가 있고 肝腎이 의지하고 있습니다. 몸의 주인인 五臟에는 七情을 주관하는 神이 거주하므로 단단한 흉곽이 五臟을 보호합니다.

胸膈은 아래에서 상승하는 濁氣가 직접 心肺를 薰蒸하지 못하게 하고, 위에서 하강하는 天의 寒氣가 직접 六腑를 침범하지 못하게 막아 주는 역할을 합니다.

4. 七情과 氣의 변화

七情과 氣의 변화를 어떻게 이해하면 됩니까?

喜·怒·憂·思·悲·驚·恐의 七情 변화에 따라 氣가 변화합니다. 七情의 鬱結로 心氣가 막히면 胸痛을 일으키지만, 喜는 氣散하므로 七情의 鬱을 흩어서 흉통을 그치게 합니다.

七情과 氣의 관계를 보면 喜는 氣를 흩어지게[散] 하고, 怒는 氣를 逆上시키며, 憂는 氣를 沈下하게 합니다.

思는 氣를 뭉치게[結] 하고, 悲는 氣를 소모시키게[消] 하며, 驚은 氣를 혼란시키게[亂] 하고, 恐은 氣를 빠져나가게[泄] 합니다.

第5節 肚腹

1. 肚腹의 이해

肚腹을 어떻게 이해하면 됩니까?

頭를 乾卦로 나타내고, 肚腹을 坤卦로 표현하였습니다. 肚腹은 脾·胃를 포함한 腹部의 전체를 나타내는 말로 소화기계 전반을 뜻하기도 합니다. 그리고 소화기관은 음식물을 받아들여 저장하지 않고, 일정 시간 머물다가 傳道하므로 上下가 뚫려 있어야 하므로 上中下가 모두 陰爻로 열려 있는 坤卦[☷]로 표명합니다.

天地의 형상에서 肚腹은 地와 상응하고, 땅[地]에는 江河가 四方으로 나열된 것처럼, 肚腹에는 血脈이 사방으로 나열되어 있습니다. 그리고 땅[地]에는 土石이 있는 것처럼, 肚腹은 骨肉을 중심으로 형성되어 있습니다.

2. 肚의 이해

肚를 어떻게 이해하면 됩니까?

肚는 胴體 말하고, 肚는 자루의 형상으로 脾·胃, 小腸, 大腸, 膀胱, 肝·膽, 腎, 脾 등의 臟腑와 筋骨과 혈관을 담아 상부로 가슴[胸]에 부착하고, 아래로 腰脊에 붙어 표면은 평탄하고, 전후 좌우의 향방이 명백하여 땅[地]을 모방합니다.

땅[地]은 사람과 동물의 양식이 되는 五味를 생산하고, 鳥獸와 곤충의 서식처가 됩니다. 이와 같이 肚는 음식물을 통하여 五味를 받아 몸의 양식인 氣와 血과 津液을 생산하는 본거지인 동시에 많은 蟲[2]의 양식지가 되기도 합니다.

2) 사람의 몸에는 약 100조 정도의 미생물[박테리아(세균), 바이러스, 곰팡이 등]이 살고 있는데, 지

肚는 위로 胸背에 접하고, 아래로 臀部와 大腿에 연결되므로 肚를 기준으로 胸背는 天에 속하고, 臀과 腿는 地에 속합니다.

3. 腹의 이해

腹을 어떻게 이해하면 됩니까?

腹은 大腹·臍·小腹을 말하는데 胸 이하에서 臍 이상을 大腹이라 하고, 臍 이하와 外腎 이상을 小腹이라 합니다. 그리고 臍는 꼭지의 뜻으로 과일이 꼭지에 달려 있는 것과 같이, 사람의 몸도 先天에서는 臍에 달려 있고 後天에서도 臍의 조정으로 上下의 기능이 좌우됩니다.

臍下 2寸을 丹田이라 하여 생명을 주관하는 命門의 氣가 솟는 위치입니다. 丹田은 腎의 君火가 일어나는 命門의 相火가 모이는 곳임을 나타내기 위해 赤色의 붉은 丹을 붙여 熱氣가 모이는 밭[田]이라 하였습니다.

4. 肚腹과 胸背

肚腹과 胸背는 서로 무슨 관련이 있습니까?

胸背는 氣가 생산되는 곳이고, 肚腹은 血이 만들어지는 곳입니다. 그러므로 아래에서 생산된 혈액은 위에 있는 氣가 引導하지 않으면 밑으로 흘러내려 氣가 血을 이끌어 '血從氣' 합니다. 그리고 血은 氣에 복종하므로 위로 胸背에 접하고, 아래로 하강하여 그치지 않으므로 臀部로 막고, 둔부는 兩脚으로 지탱하여 血을 보호합니다. 따라서 胸背에서 氣[3]를 생산하는 것은 肚가 血을 생산하게 하기 위한 것이고, 肚腹에서 血을 생산하는 것은 胸背의 氣를 받기 위함입니다.

上部의 氣가 하강하고, 아래의 血이 상승하는 이치는, 天氣가 하강하고 地氣가

금까지 확인된 우리 몸의 미생물은 1만 종에 이르고, 가장 다양한 종류의 미생물이 사는 곳은 大腸으로 세균 수가 무려 4,000종이나 된다.

3) 肺의 호흡 작용으로 天氣가 들어오는 신선한 氣를 뜻함.

상승하는 데 있습니다. 이런 天地의 원리를 나타내기 위해 八卦를 제정하여 水火既濟로 표현하였습니다.

5. 肚腹의 역할

> 肚腹의 역할은 무엇입니까?

肚腹은 上關에서 하강하는 天氣에 순종하고, 下關에서 상승하는 地氣에 복종합니다. 그리고 肚腹은 大腹과 臍와 小腹의 세력을 균등하게 유지시켜 臟腑의 기능을 원활하게 하여 氣血의 순환을 도모하는 역할을 합니다.

또한, 上關으로 들어오는 天氣는 胸背로 들어가 心·肺를 청결시킵니다. 그리고 中關으로 하강하여 肚腹의 脾·胃를 청소시킨 후 下關으로 내려가 肝·腎을 소통시키고 나서, 陰氣는 後陰으로 방출하고 陽氣는 前陰으로 배출합니다.

肚腹은 三關의 중앙에서 下關을 통하여 상승하는 肝·腎의 氣를 받아 불순물을 제거하고, 上關에 있는 心·肺에 下關[下焦]의 氣[腎氣]를 전달합니다. 그 후 上關을 경유한 下焦의 陽氣는 鼻로 나와 天으로 돌아가고, 陰氣는 舌下로 들어가 唾液이 됩니다.

6. 大腹의 土氣

> 大腹의 土氣를 어떻게 이해하면 됩니까?

天地에서 地土인 땅은 土로 五行을 生長시키는 본거지입니다. 그리고 大腹은 地土를 모방하여 土氣를 간직한 脾胃가 있는 곳입니다.

五行의 木은 土에서 生長하고, 火는 土 속에 내장되며, 金은 土 속에 묻혀 생명을 보전하고, 水는 土 속으로 스며들어, 土를 克할 수 있는 五行은 실제적으로 없고, 오직 뿌리가 잘린 陽木이 土를 克할 수 있습니다.

五臟의 관계에서 木의 肝·膽이 土의 脾·胃를 克한다고 하지만, 실제로 克하지 못하고, 無根의 木이 土를 克하는 것처럼 無形의 六氣 중에서 風氣가 脾·胃를 克

할 수 있습니다.

7. 大腹과 脾·胃

大腹의 脾와 胃는 어떤 관계에 있습니까?

大腹은 脾胃가 주관하고 脾胃는 水穀을 소화시켜 五臟과 六腑의 양식을 만들고 肝木을 배양하여 頭髮을 자라게 합니다.

胃腸은 陽으로 음식물을 직접 받아들여 유형의 血을 주관하고, 脾는 陰으로 음식물을 직접 받아들이지 않아 무형의 氣를 주관합니다.

胃는 얼굴[面]을 주관하여 胃에 변화가 생기면 증상이 얼굴에 나타나고, 脾는 四肢와 肌肉을 주관하여 脾에 변화가 생기면 증상이 四肢와 肌肉에 나타납니다.

또한, 脾는 地氣의 근원으로 음식물 속의 天氣에 속하는 陽氣를 주관하여, 脾氣는 '土生金'으로 肺와 大腸으로 들어갑니다. 그리고 胃는 血의 근원으로 음식물 속의 地氣에 속하는 陰血을 주관하여, 胃血은 '火土同胞'로 小腸과 心臟으로 들어갑니다. 따라서 大腹은 脾·胃를 조정하여 氣血의 근원을 만들고, 心肺의 氣와 肝腎의 氣가 相交할 수 있도록 조절하는 역할을 수행합니다. 그러므로 大腹의 肥滿은 痰과 瘀血을 만들어 血栓을 일으키는 원인이 됩니다.

第6節 臍와 前陰·後陰

1. 臍의 이해

臍를 어떻게 이해하면 됩니까?

果實은 꼭지로부터 성숙되므로 과실의 꼭지를 '蒂'라하고, 蒂는 草의 제왕이란 뜻으로 과일의 생명이 蒂에 있어서 꼭지가 고귀하고 중요한 위치에 있는 것입니다.

臍는 몸의 중앙에 위치하고, 몸에서 가장 고귀하고 중요한 곳으로 마치 과실의 꼭지와 같이 胎兒의 성장은 臍를 통하여 이루어집니다.

臍는 先天에서는 母體와 연결된 유일한 통로로 사람의 개체가 완성되기까지 가장 중요한 곳입니다. 태아가 성숙되면 상하의 九竅와 臍를 합하여 十竅가 되고, 10개월이 되면 세상에 태어나 臍를 떼어 後天의 생명이 시작됩니다. 그래서 先天을 生數와 成數를 합하여 10數의 河圖로 나타내었습니다. 그리고 출생 후의 後天에서 肺로 호흡을 하고, 臍를 자르면 臍는 막히어 九竅로 생명을 영위하므로 9數의 洛書와 九宮圖로 先·後天[4]의 조화를 표현하였습니다. 이와 같이 사람은 子宮에서 臍를 통하여 성숙하여 臟腑의 기운이 완성되는 前生[先天]을 相生 이치를 담은 河圖를 만들었습니다. 그리고 출생하여 臍를 자르고 肺로 호흡하고 젖을 먹으면 後生이 시작되어 相克 이치를 담은 洛書로 나타내었습니다.

臍는 몸의 중심으로 臍 이상을 上體라 하고 天氣를 주관하므로 陽이 되고, 臍 이하를 下體라 하고 地氣를 주관하므로 陰이 되어 臍가 陰陽의 分岐點이 됩니다.

2. 臍의 기능

臍의 기능은 무엇입니까?

출생한 후에도 臍는 陽氣와 活力의 원천이 되므로 臍를 따뜻하게 보호해 줘야 합니다. 출생 후 4~5일이 지나면 胎의 꼭지가 완전히 떨어지는데 떨어진 꼭지를 태워 숯으로 만듭니다. 그리고 숯 量 절반 정도의 水飛한 朱砂를 當歸와 生地黃 각 4g을 달인 물에 섞어 신생아의 입술에 조금씩 발라 빨아먹게 하면 소아의 여러 질병을 예방할 수 있습니다. 朱砂가 염려되면, 黃連·當歸·生地黃 각 4g을 煎湯하여 발라도 됩니다.

또한 小兒의 驚風에 臍 아래에서 青線[5]이 생겨 혈관이 上脘까지 올라가면 위험하고, 膻中까지 올라가면 죽으므로 青線이 올라오는 위쪽에서 灸法을 하면 예방됩니다.

臍는 하부의 丹田을 조종하여 心臟의 원동력인 熱을 생산하고, 상부의 胃脘[6]을 조종하여 胃腸에서 만들어진 陽火[7]는 상승시키고 혈액의 원료인 陰血[8] 하강시키

4) 先天은 母體에서 胎兒가 出生할 때까지. 後天은 出生 이후.
5) 정맥혈관이나 모세혈관.
6) 胃腸의 上脘·中脘·下脘.

는 조절 작용을 합니다.

임상에서 傷寒病의 三陰證에 腹痛이 있는데, 臍 이상에 복통이 있으면 太陰證이고, 臍 이하에 복통이 있으면 少陰證이며, 臍의 주위에 복통이 있으면 厥陰證이므로 臍는 三陰證의 분기점이 됩니다. 따라서 小兒가 배꼽[臍]을 만지면 소화기의 기능에 이상을 초래하므로 주의를 기울여야 합니다.

3. 丹田의 이해

丹田을 어떻게 이해 할 수 있습니까?

丹田은 心臟에 熱氣를 공급하는 근본이므로 離卦로 표현합니다. 이 熱氣는 離卦(☲)의 상하 陽爻로 나타내고, 熱을 공급하는 곳은 중간의 陰爻로 표현하였는데, 小腸에서 생성된 혈액[陰爻]에서 熱氣가 모이는 곳이 丹田입니다.

小腹의 丹田은 小腸의 16曲에서 생산된 血 속의 熱氣가 모이는 곳이므로 불꽃의 형상을 따서 붉은 '丹'으로 하고, 모인 곳이므로 밭의 '田'으로 하였습니다. 이는 땅속에 있는 火氣가 地表로 상승하여 만물을 生育하는 근본이 되는 것처럼, 丹田으로 모인 熱氣가 心臟으로 올라가 전신을 따뜻하게 하여 생명을 유지시키는 것과 같습니다.

4. 丹田의 기능

丹田의 기능을 어떻게 이해 할 수 있습니까?

'丹田'은 臍下에 있는 穴名입니다. 無形의 氣가 心·腎을 왕래하면서 水·火의 기운을 조절하고, 心·腎의 부족한 것을 보충하며, 有餘한 것을 瀉하여 생명의 원동력을 補하고 장애물을 제거하는 근원이 丹田입니다. 그리고 丹田은 心臟에 熱을 제공하는 곳이므로 熱이 생기지만, 자체에 熱을 보유하지는 않습니다. 그래서 丹田

7) 胃腸의 氣化 작용으로 생산된 衛氣·榮氣·宗氣.
8) 胃腸에서 消磨를 마친 消化物.

은 항상 腎의 命門과 협력하여 熱氣를 모아서 心臟으로 상승시켜 전신을 따뜻하게 만듭니다.

5. 小腹의 腎氣

小腹의 腎氣를 어떻게 이해할 수 있습니까?

臍下에서 下關에 이르는 부위를 小腹이라 합니다. 小腹에는 地의 2火 상징하여 좌우에 두 개의 腎이 있는데, 腰部와 臀部와 前陰을 관리합니다.

左腎은 血을 주관하여 寒을 생하고, 右腎은 氣를 주관하여 熱을 生합니다. 右腎의 熱은 상승하여 心으로 들어가고, 心의 血이 左腎으로 하강하여 寒을 生합니다.

小腹은 腎이 운영하는 氣血의 본부이므로, 小腹을 따뜻하게 하면 命門의 氣를 補하게 됩니다. 丹田을 灸[뜸]하면 溫氣가 小腹으로 들어가 腎氣를 보강합니다. 그래서 腹部를 溫하게 하고, 頭部를 冷하게 하라는 것입니다.

6. 前陰의 이해

前陰을 어떻게 이해할 수 있습니까?

前陰을 外腎이라 하고, 소변이 배출되는 곳으로 筋이 모여서 이루어진 것이므로 筋의 宗主權이 있어서 宗筋이라 합니다. 그리고 筋은 骨節을 束縛하여 전신을 움직이게 하는 근본이 되고, 外腎에 매여 있으므로 宗筋이라 합니다. 그러므로 宗筋의 근본은 腎에 있고, 足厥陰肝經에 연결되어 肝이 宗筋을 주관하며, 前陰은 足太陽膀胱經에 연결되어 小便을 배출하는 근본이 됩니다.

7. 前陰과 小便

前陰과 小便은 어떤 관계가 있습니까?

前陰은 소변이 배출되는 곳이고, 小便은 심장의 牡藏인 小腸이 血을 생산하고 남은 水이므로, 前陰은 심장의 심부름꾼이 되고, 心에 변화가 생기면 前陰인 外腎이 영향을 받습니다. 그리고 前陰은 肺의 조종을 받아 소변을 배출하고, 心이 주관하는 榮血의 찌꺼기는 소변으로 모입니다. 榮氣는 체내를 순환하여 熱하므로, 小便은 大便보다 熱한 것입니다.

8. 後陰의 이해

後陰을 어떻게 이해할 수 있습니까?

後陰을 廣腸, 肛門, 魄腸, 黃門이라고 합니다.

1) 廣腸

廣場은 大腸이나 小腸보다 폭이 넓은 直腸을 말하고, 大腸과 小腸은 일정한 용량이 있지만 廣腸은 용량의 제한이 없어 무한정 방출을 합니다.

2) 肛門

肛門은 수레바퀴의 축을 조이는 구멍모양과 흡사하다는 뜻입니다.

3) 魄腸

魄腸은 肺가 주관하는 魄이 肺의 牡藏인 大腸으로 전하여 大腸과 연결된 後陰에 전해진다는 뜻입니다.

4)黃門

黃門은 地의 황색을 상징하여 地氣가 後陰으로 출입하는 門이라는 뜻과, 脾가 地味를 주관하여 음식물이 소화를 마치고 後陰을 통과한다는 뜻도 있습니다.

第7節 四肢

1. 四肢의 이해

> 四肢를 어떻게 이해 할 수 있습니까?

좌우에 있는 두 개의 손[手]과 두 개의 발[足]을 합하여 四肢라 하고, 四肢는 몸의 동작을 맡으며, 脾가 관리합니다.

上肢와 下肢의 한쪽에는 세 개의 大關節이 있는데 3木의 風을 표명하여 關節의 움직일 수 있음을 표현하고, 좌우에 모두 여섯 개의 대관절이 있는데 六經의 氣가 흐름을 나타내어 大關節이 동작의 근원임을 밝혔습니다. 그래서 四肢에는 모두 12개의 大關節이 있는데, 1년 12월을 상징하여 매일 사람이 활동하는 주체가 四肢에 있음을 표명하였습니다. 四肢는 脾土에 속하고, 手足에 있는 手指와 足趾는 모두 肝木에 속합니다.

木에 속하는 手指와 足趾를 나무에 비유하면, 手指는 나무의 가지와 상응하고, 足趾는 나무의 뿌리와 상응하며, 팔[上肢]은 나무의 줄기[莖]상응하고, 다리[下肢]는 나무의 밑동[幹]과 상응합니다. 그러므로 上肢가 下肢보다 굵기가 가는 것은 上肢가 나무의 가지[莖]와 상응하여 下肢와 상응하는 나무의 밑동보다 굵기가 가늘기 때문입니다.

2. 四肢의 動作

> 四肢의 動作을 어떻게 이해할 수 있습니까?

1) 四肢와 動作

사람이 활동을 하려면 腦의 泥丸宮에 있는 元神이 五臟의 외부 통신 기관인 耳目口鼻에 명령합니다. 耳目口鼻는 소속된 五臟의 神에게 보고하고, 五臟의 神은 脾에게 명령을 전달하면, 脾는 五臟의 일꾼으로 자신이 관리하는 四肢를 움직여 動作을 합니다.

2) 手足의 井穴과 動作

四肢는 手足의 指梢에 분포된 臟腑의 井穴을 통하여 氣가 솟아올라 手足의 氣血이 상하좌우로 순환할 수 있게 도와줍니다.

四肢에는 12월과 상응하여 12개의 大關節이 매일 움직여서 전신의 氣가 소통하여 臟腑를 건실하게 만듭니다.

3. 上肢의 大關節과 手指

上肢의 腕 · 肘 · 肩 關節과 手指를 어떻게 이해합니까?

上肢는 天·地·人 三才와 상응하여 天의 腕關節, 人의 肘關節, 地의 肩關節로 이루어져 세 개의 大關節로 팔의 활동을 주도합니다.

天에 상응하는 腕關節을 上關, 人에 상응하는 肘關節을 中關, 地에 상응하는 肩關節을 下關이라 하고, 三關은 각각 寒熱의 차등이 있으므로 氣血의 순환이 三關에서 장애를 받습니다.

완관절 이하의 손[手]은 天에 상응하여, 手背는 陽에 속하고, 手掌은 陰에 속합니다. 따라서 手背는 天寒[天一生水]의 氣와 상응하여 寒하고, 手掌은 地熱[地二生火]의 氣와 상응하여 熱합니다.

人에 상응하는 주관절 이하는 手指가 하는 動作을 조종하고, 손의 힘을 배양하여 사고를 예방하고, 손의 활동을 예측합니다.

地에 상응하는 肩關節 이하를 팔[臂]이라 하고, 팔은 손에서 올라오는 陽氣[9]와 손으로 내려가는 陰氣의 통로가 되며, 肝의 散血로 팔의 大筋에 혈액이 수송되면 팔에 힘이 생깁니다.

1) 手指의 易理

손가락[手指]은 한쪽에 5개가 있고, 1개의 손가락에 3개의 관절이 있어 한쪽의 手指에는 15개의 관절이 있습니다. 그래서 좌우의 손에는 모두 30개의 관절이 있

9) 手指의 말단에 있는 井穴에서 솟아오르는 陽氣.

어 한 달의 30[風木의 陽數]일을 표명하여 매일 움직여야 함을 나타냅니다.

2) 手指와 六氣

手의 指梢는 三陰經과 三陽經의 起點이고, 팔[臂]은 陰陽 氣의 통로가 됩니다. 그러므로 손[手]은 外部 六氣의 영향을 가장 많이 받으므로 작은 기후변화에 민감하여 邪氣가 들어오기 쉽습니다.

팔은 六氣의 변화를 가장 쉽게 받아 같은 기운이 잠깐만 지속되어도 팔의 힘에 强弱의 변화가 생깁니다. 이런 이유로 上肢의 손과 팔은 陽으로서 大氣를 예측하고 탐지하는 대표적인 기관입니다.

4. 上肢(肩·肘·腕·手指)의 역할

上肢[肩 · 肘 · 腕 · 手指]의 역할은 무엇입니까?

손은 모든 陽氣가 모이는 곳으로서 움직이기를 좋아하고, 힘을 쓸 수 있으므로 靜하는 것보다 動하는 것을 좋아합니다.

손은 脾가 주관하고, 脾는 직접 손을 시켜서 음식을 섭취하여 생명 활동에 필요한 氣血을 생성하는 일차적인 일을 담당합니다.

上肢에는 大筋이 脇에서부터 직접 분포되어 肝이 散血하는 혈액이 팔로 수송되므로 肝에서 상승하는 기운이 대부분 上肢로 집중되어 팔에서 힘이 솟습니다.

脈法에서 오른쪽 팔[上肢]에는 氣를 주관하는 肺[大腸] · 脾[胃] · 命門[三焦]을 배속하고, 왼쪽 팔에는 血에 속하는 心[小腸] · 肝[膽] · 腎[膀胱]을 배속하였습니다. 따라서 좌우의 팔은 臟腑의 氣血이 모이는 통로이므로 팔의 腕部 尺骨 부위에서 臟腑의 기운을 확인할 수 있습니다.

팔은 五臟의 氣가 항상 균형을 이루기 위해 寒熱에 따라 적당한 운동을 하여 臟腑를 보호합니다. 팔의 一動, 一靜이 전부 五臟과 六腑에 직접 영향을 주므로 팔이 亂動하면 臟腑가 피로하고, 팔이 조용하면 臟腑가 편안하며, 팔이 寒하면 臟腑가 寒하고, 팔이 熱하면 臟腑가 熱해집니다.

五臟이 피로하면 팔이 늘어지고, 五臟이 편안하면 팔에 힘이 나면, 五臟이 寒하면 팔에 痲痺가 오고, 五臟이 熱하면 팔에 煩燥가 생깁니다. 그래서 天氣가 熱하면 팔을 노출시키고, 天氣가 寒하면 의복으로 팔을 가리며, 피로하면 팔을 쉬게 하고, 편안하면 팔을 움직여서 臟氣의 균형을 이룹니다.

5. 下肢의 大關節과 足趾

下肢의 足 · 膝 · 股 關節과 足趾를 어떻게 이해합니까?

下肢는 天·地·人 三才와 상응하여 天의 股關節, 人의 膝關節, 地의 足關節로 이루어져 세 개의 大關節로 다리의 활동을 주도합니다.

天에 상응하는 고관절을 上關, 人에 상응하는 슬관절을 中關, 地에 상응하는 족관절을 下關이라 하고, 三關은 각각 寒熱의 차등이 있으므로 氣血의 순환이 三關에서 장애를 받습니다.

족관절 이하의 발[足]은 地에 상응하여, 足背는 陽에 속하고, 足掌은 陰에 속합니다. 따라서 足背는 天寒의 氣와 상응하여 寒하고, 足掌은 地熱의 氣와 상응하여 熱합니다.

人에 상응하는 슬관절 이하는 足趾가 하는 동작을 조종하고, 足의 힘을 배양하며 예방하고, 足의 활동을 예측합니다.

天에 상응하는 고관절 이하를 다리[脚]라 하고, 다리는 발에서 올라오는 陽氣와 발로 내려가는 陰氣의 통로가 되며, 다리에는 肝의 散血로 다리의 大筋에 혈액이 수송되면 다리에 힘이 생깁니다.

1) 足趾의 易理

발가락[足]은 한쪽에 5개가 있고, 1개의 발가락에 3개의 관절이 있어서 한쪽의 足趾에는 15개의 관절이 있으며, 좌우의 발에는 모두 30개의 관절이 있어서 한 달의 30[風木의 陽數]일을 표명하여 매일 움직여야 함을 나타냅니다.

2) 足趾의 動作과 길이

足趾가 手指에 비하여 움직임이 약한 것은, 足經絡이 혈액을 주관하고, 血은 陰이므로 스스로 動하지 못하고 氣에 의해 動하기 때문입니다.

足趾가 手指보다 길이가 짧은 것은 足趾는 지하에 있는 나무의 뿌리와 상응하여 手指와 상응하는 지상의 나무가지보다 뿌리의 길이가 짧은 것과 같습니다.

6. 下肢[股·膝·足·足趾]의 역할

下肢[股 · 膝 · 足 · 足趾]의 역할은 무엇입니까?

足掌은 足少陰腎經의 起點이어서 腎氣가 下陷하면 足掌이 熱하고, 足跗는 足太陽膀胱經의 終點이어서 膀胱에 熱이 있으면 足跗[발등]에 熱이 납니다. 그러므로 '地二生火'의 원리에 따라 足에서 火가 생기고, 火가 생기면 水가 동반하므로 足에서 陽氣가 생기면 陰氣도 동반하여 생깁니다.

陽氣는 발가락의 끝에서 발등을 거쳐 足經의 前廉과 대퇴부를 지나 한쪽은 背, 한쪽은 胸脅을 거쳐 面部로 상행하므로 面은 足에서 상행한 三陽의 기운이 모입니다.

陰氣는 足趾의 말단에서 足掌을 거쳐 脚의 後廉과 臀部를 돌아 腹部에 집중됩니다. 그리고 天에서 받아들인 陰氣는 中府 穴에서 복부를 거쳐 肝·腎을 경유하고 大腿部를 지나 脚의 後廉을 통과하고 足掌으로 모입니다.

몸에서 가장 큰 大腿骨과 가장 굳건한 脛骨이 다리[脚]에 있는 이유는, 발[足]에서 몸의 水火가 생기고 腎이 다리와 骨을 주관하기 때문입니다. 따라서 다리는 몸에서 가장 강한 기관[强臟]으로 腎의 심부름꾼이 되고, 脚은 行步를 맡아 몸을 움직이는 근본이 되며, 다리를 통해 陰陽을 조화시켜 氣血을 소통시키고 근육을 발달시킵니다. 그러므로 운동을 통하여 다리를 강건하게 만들어 腎을 補하고, 팔의 大筋을 보강하여 肝과 肺를 補해야 건강을 유지할 수 있습니다.

1) 足病과 腎

步行을 많이 하면 腎이 傷하여 遺尿가 되고, 足이 寒하면 泄瀉가 나므로 足이 무력하면 腎을 補합니다. 그리고 足筋의 救急과 足掌의 熱과 足의 浮腫 등에는 腎水를 補하고 脾濕을 瀉합니다. 따라서 足病에는 腎을 치료하여 臟腑의 균형을 바로잡습니다.

2) 足과 陰陽의 氣

足은 腎에 속하고, 腎은 地와 상응하여 足은 땅[地]을 직접 밟고, 모든 陽氣는 足[10]에서 생겨 面部로 올라가고, 모든 陰氣는 面部[11]에서 생겨서 足으로 내려옵니다. 그러므로 남자는 足이 먼저 病이 되어 面으로 향하고, 여자는 面이 먼저 병이 되어 足으로 향하는 것이 正證이고 반대는 逆證이 됩니다.

---

10) 足은 地와 상응하여 '地二生火'로 陽氣가 足에서 上昇함.
11) 頭面은 天과 상응하여 '天一生水'로 陰氣가 頭面에서 下降함.

第3篇

臟腑總論

第1節 五臟六腑

1. 人身의 構造

몸의 구조는 어떻게 이루어져 있습니까?

『醫學入門』에서 醫學徒가 자신의 몸을 관찰하여 몸을 이해하려면 天文과 地理의 공부에 전념할 것을 지적하였습니다. 그래서 몸의 깊은 관찰이 필요합니다.

몸도 동물과 마찬가지로 외부는 皮膚와 肌肉으로 싸여 있고, 내부는 骨格이 기둥과 대들보 구조인 하나의 공간[房]으로 되어 있습니다. 골격을 흩어지지 않게 힘줄[筋]로 단단히 묶어 만든 방 안에는 五臟과 六腑가 들어 있고, 五臟에는 몸의 주인공으로 생명을 유지하는 神이 거주합니다.

인체의 가장 중요한 부분은 방 안에 있는 五臟과 六腑입니다. 臟腑가 있는 곳이 각각 다른데, 五臟은 胸廓의 공간에 있고, 六腑는 腹腔의 공간에 있습니다. 그리고 五臟은 대들보 격인 脊椎와 서까래 격인 肋骨의 공간에서 天氣[空氣]를 받기에 靜하고, 六腑는 五臟에 비하여 부드러운 공간에서 地味[음식물]를 받기에 動합니다. 그리고 五臟이 六腑보다 중요하므로 五臟은 깊은 곳에서 靜하면서 외부의 적이 접근하지 못하도록 보호되고, 六腑를 시켜 動하게 하므로 六腑는 五臟의 일꾼이 되고, 神이 거주하는 五臟이 몸의 주인이 됩니다.

몸은 五臟을 중심으로 위로는 頸項을 거쳐 頭面과 연결되고, 아래로는 六腑를 거쳐 前陰 後陰과 연결되어 있습니다. 六腑는 아래에서 五臟을 받치는 형상이어서 몸의 주인공은 五臟입니다.

또 六腑는 五臟의 아래에 위치하여 잘 動하므로 五臟은 靜하여 陰이라 하고, 六腑는 動하여 陽이라 합니다. 그러므로 만약 안정하지 못하고 輕擧妄動을 잘하는 사람은 五臟의 陰氣가 부족하고, 활동력이 부족하고 침체된 사람은 六腑의 陽氣가 부족합니다.

2. 五臟六腑의 陰陽

> 五臟六腑의 陰陽은 어떻게 정한 것입니까?

臟腑를 陰藏과 陽臟으로 구분하는 기준은 寒熱과 動靜으로 寒하고 靜하는 것은 陰臟, 熱하고 動하는 것은 陽臟이라고 합니다.

五臟六腑를 動靜과 陰陽으로 보면 五臟은 脊椎와 肋骨로 만들어진 집 안[胸腔]에서 거주하므로 활동하는 범위가 한정됩니다. 五臟은 動하는 범위가 六腑가 거주하는 腹部에 비하여 한정되어 항상 安靜을 위주로 하므로 陰이 됩니다.

六腑는 脊椎에 의지하여 만들어진 집안[腹腔]에 거주하므로 복강은 흉강에 비하여 호흡에 따라 항상 動합니다. 그러므로 육부는 靜하려고 해도 靜할 수 없어 動하므로 六腑는 五臟에 비하여 陽이 됩니다. 그래서 五臟은 氣를 주관하지만, 내부에서 虛하고 寒하여 靜하므로 陰藏으로서 牝藏이라 합니다. 六腑는 血을 주관하지만, 외부에 위치하여 實하고 熱하여 動하므로 陽藏으로서 牡藏이라 합니다.

五臟과 六腑는 陰陽의 한계가 뚜렷이 구분되고, 夫婦의 관계로 五臟은 陰藏이므로 부인이 되며, 六腑는 陽藏이므로 남편이 됩니다. 따라서 五臟은 주인의 자격으로 五行의 모든 氣를 소유하지만 靜해서 활용하지 못하므로 사용권을 대부분 六腑에 一任합니다. 그러면 六腑가 五臟을 대신해서 자기 소유처럼 행사합니다. 그러나 중요한 부분은 五臟이 자기의 심부름꾼인 六腑에게 일임하지 않고 직접 관리하는 경우가 많습니다.

3. 五臟六腑의 性質

> 五臟과 六腑의 특성을 어떻게 이해하면 됩니까?

1) 胸廓과 腹腔의 관찰

몸의 가장 중요한 부분은 외부의 皮膚나 肌肉이 아니고, 내부의 기둥이나 대들보의 역할을 하는 骨格도 아니며, 내부의 공간[胸廓과 腹腔] 안의 五臟과 六腑입니다.

五臟과 六腑는 각각 다른 곳에 있는데, 五臟은 깊은 공간에 앉아 직접 動하지 않지만 음식물의 消化, 吸收, 排泄을 위해 六腑를 시켜 대신 動하게 하므로 실제 몸의 주인은 五臟이고, 六腑는 五臟의 일꾼이 됩니다.

五臟이 거처하는 공간을 보면 12개의 胸椎가 대들보의 역할을 하고, 肋骨이 좌우에 12개씩 서까래 모양으로 胸骨과 연결되어 胸廓을 이룹니다. 흉곽의 위로는 목[咽喉와 頸項]과 연결되고 아래로는 橫膈膜에서 腹腔과 인접합니다.

12개의 胸椎는 1년 12월을 나타내고, 좌우의 24개 肋骨은 1년 24節氣를 표명합니다. 따라서 胸廓은 1년[12개월]의 24절기에 변하는 寒熱에 상응하여 天氣가 항상 들어올 수 있음을 나타냅니다.

2) 五臟과 六腑의 관찰

胸廓은 頭部보다 견고하지 않으므로 머리[頭]에 간직된 腦髓보다는 덜 중요한 五臟이 거처합니다. 五臟은 흉곽의 내부에서만 활동이 가능하므로 六腑에 비해 활동이 적어 靜하여 陰性을 가집니다.

六腑가 거처하는 공간은 5개의 腰椎가 중심이 되어 마치 천막을 친 것 같이 肌肉과 피부로 腹腔을 이룹니다. 腹腔의 위로는 흉곽과 연결되고, 아래에는 骨盤으로 막혀 있어 前陰과 後陰의 下二竅가 있습니다.

5개의 腰椎는 五土를 상징하여 地味가 들어오는 六腑의 공간[腹腔]올 지탱하고, 복강은 흉곽보다 연약하므로 五臟보다 덜 중요한 六腑가 거처합니다. 六腑는 유동성이 있는 복강에서 五臟에 비해 활동이 많으므로 陽性을 가집니다. 그리고 5개의 腰椎는 腎이 관리하므로 요추를 중심으로 형성된 腹腔은 腎에서 나오는 命門의 火氣가 가득 찹니다. 그러므로 腹腔에 거주하는 六腑는 항상 腎의 精氣인 命門의 火氣를 받아야만 蠕動 運動을 원활하게 할 수 있습니다.

肝·心·脾·肺·腎을 五臟이라 하고, 五臟은 精神, 氣血, 魂魄을 간직[藏]합니다. 五臟은 精氣를 간직하고 배출하지 않아서 無形의 氣로 가득 차 있어 滿하고, 有形의 물질이 차 있지 않아 實하지 않습니다.

膽, 小腸·胃·大腸·膀胱·三焦를 六腑라 하고, 六腑는 水穀을 소화하여 五臟六腑의 양식인 津液을 만듭니다. 六腑는 섭취한 음식물을 일정 시간 보관하였다가 다른 六腑로 전달합니다. 六腑에는 유형의 물질[음식물]이 지나가므로 實하고, 음식물을 간직하지 않기에 滿하지 않습니다.

4. 五臟의 배열

五臟의 配列을 어떻게 이해하면 됩니까?

先人들은 몸의 臟腑가 배열된 이치를 오랫동안 窮究하여 臟腑 간의 연관성을 연구하였을 것입니다.

五臟과 六腑의 배열은 脾를 중심으로 위에 心·肺가 위에 있고, 아래에 肝·腎이 있습니다. 위에 있는 心肺는 몸의 陽氣를 주관하므로 陽臟이라 하고, 아래에 있는 肝腎은 몸의 陰血을 주관하므로 陰臟이라 합니다. 그리고 脾는 五臟의 중심에서 陽氣와 陰氣가 상하로 교류할 수 있게 중앙 土의 기운으로 도와주므로 脾를 黃庭 老婆에 비유합니다.

1) 肺

肺는 五臟六腑에서 가장 높은 데 있으므로 外天에 속하고, 다른 臟腑의 日傘이라 하며, 五臟의 뚜껑과 같으므로 '華蓋'라 합니다.

2) 心臟

心臟은 肺의 아래에 있으므로 內天에 속하고, 心臟을 肺가 감싸고 있어서 心臟이 肺보다 지위가 높아 몸의 '君主'가 됩니다.

3) 脾

肺의 아래에 心臟이 있고, 심장의 아래에 脾가 있고, 脾의 아래에 肝과 腎이 있으므로 脾는 五臟의 중앙에 속합니다. 脾는 五臟의 중간에 있어 心肺와 肝腎의 기운이 교류하는 곳이므로 五臟의 마당[庭]과 같습니다. 그래서 脾를 '黃庭'이라 하여 臟腑의 마당이 됩니다.

4) 肝

肝은 脾의 위치[中央]에서 옆으로 벗어나 僻地인 脇部에 있으므로 氣慨가 약하면 자기의 기운을 간직하기 어려우므로 將軍의 威嚴을 지닙니다.

5)腎

腎은 五臟의 가장 아래에서 다른 臟과 달리 외부의 변화나 소식을 알 수가 없고, 섭취한 水穀에서 모든 물[水]이 腎으로 모이므로 좌우에 두 개가 있어서 地에 속하여 強靭한 기운을 지닙니다.

5. 六腑의 배열

六腑의 배열을 어떻게 이해하면 됩니까?

六腑의 배열을 보면 五臟과 다르게 제일 위에 음식물을 받아들이는 胃가 있고, 아래에 小腸이 있으며, 다음에 水穀의 찌꺼기[大便]를 배출하는 大腸이 연결되어 음식물이 직접 통과합니다.

小腸의 일을 도와주는 膽이 胃의 우측에 있고, 소변을 배출하는 膀胱이 가장 아래에 있으며, 六腑의 蠕動 운동을 주도하는 三焦는 無形으로 그 작용만 있습니다.

1) 胃

脾의 일꾼인 胃는 臟腑의 중앙에서 음식물을 가장 먼저 섭취하여 음식물로부터 精氣[穀氣]를 만들어 心肺와 頭面에 전달합니다.

2) 膽

胃에 음식물이 들어와서 消化가 되고 小腸으로 傳導될 때, 肝의 일꾼인 膽이 膽汁[金精]을 십이지장으로 공급하여 '木生火'의 원리로 小腸의 火를 도와줍니다.

3) 小腸

胃腸의 아래에는 心臟의 일꾼인 小腸이 연결되어 소장의 16曲을 통해 消化物에서 地味를 吸收하여 氣血을 생산합니다.

小腸은 太陽寒水의 기운으로 水分을 흡수하여 淸濁으로 나누어 淸한 것은 腎을 거쳐 膀胱으로 보내고, 重濁한 찌꺼기[糟粕]는 大腸으로 보냅니다.

4) 大腸

肺의 일꾼인 大腸은, 小腸과 연결되어 消化物의 重濁한 殘骸를 받아 大便을 만들어 땅으로 배출합니다.

5) 膀胱

腎의 일꾼인 膀胱은, 腎과 연결되어 小腸이 氣血을 생산하고 남은 水液으로부터 腎이 만든 小便을 모아 肺의 협력으로 배출합니다.

6. 五臟六腑의 相合과 職責

> 五臟六腑의 相合과 직책은 각각 무엇입니까?

五臟과 六腑를 五行에 배속하여 같은 五行의 臟과 腑를 相合하여 각각 臟腑의 역할을 상징하는 직책을 부여하였습니다.

1) 肺와 大腸

肺와 大腸은 金으로 상합하여 夫婦가 됩니다. 肺는 陰金으로 아내가 되어 '相傅의 官'이 되고, 大腸은 陽金으로 남편이 되어 '傳道의 官'이 됩니다.

2) 心과 小腸

心과 小腸은 火로 상합하여 부부가 됩니다. 心臟은 陰火로 아내가 되어 '君主의 官'이 되고, 小腸은 陽火로 남편이 되어 '受盛의 官'이 됩니다.

3) 脾와 胃

脾와 胃는 土로 상합하여 부부가 됩니다. 脾는 陰土로 아내가 되어 '諫議의 官'이 되고, 胃는 陽土로 남편이 되어 '倉廩의 官'이 됩니다.

4) 肝과 膽

肝과 膽은 木으로 상합하여 부부가 됩니다. 肝은 陰木으로 아내가 되어 '將軍의 官'이 되고, 膽은 陽木으로 남편이 되어 '中正의 官'이 됩니다.

5) 腎과 膀胱

腎과 膀胱은 水로 상합하여 부부가 됩니다. 腎은 陰水로 아내가 되어 '作强의 官'이 되고, 膀胱은 陽水로 남편이 되어 '州都의 官'이 됩니다.

6) 心包와 三焦

心包[命門]와 三焦는 火로 상합하여 부부가 됩니다. 心包는 陰火[君火]로 아내가 되어 '心臟을 代行하는 官'이 되고, 三焦는 陽火[相火]로 남편이 되어 '決瀆의 官'이 됩니다.

7. 命門과 三焦

命門의 火와 心包 三焦를 어떻게 이해하면 됩니까?

1)命門과 心包

脈法에서 우측의 尺部를 命門과 三焦에 배속하고, 좌측의 尺部를 腎과 膀胱에 배속하였습니다.

그리고 12經脈의 流走에서 戌時에 心包, 亥時에 三焦를 배속하여 脈法과 다르게 命門 대신 心包를 배정하여 이해하기 어려운 것입니다.

2) 命門의 火와 地中의 火

腎은 土에 속하고, 土[1]는 水·火가 同胞하여 地[土]의 성질을 가진 腎에는 水·火가 들어 있습니다.

腎은 水穀에서 氣血을 생산하고 남은 물[水]이 五臟의 가장 아래에 있는 腎으로 모이므로 水를 처리합니다.

地中의 火와 水가 서로 旣濟하여 만물을 生育합니다. 이와 같이 腎에 내장된 火는 腎의 水를 熏蒸하여 心臟으로 상승시켜 생명을 영위하므로 命門의 火로 표현하고, 坎卦(☵)의 中爻로 나타내었습니다.

3) 命門의 火와 丹田

생명의 불꽃인 命門의 火[君火]는 腎에서 나와 丹田으로 모이고, 丹田에 모인 足少陰의 君火는 상승하여 心臟의 君火와 함께 전신에 공급됩니다.

命門을 좌우의 腎 사이인 丹田에서 일어나는 動氣라 하는데, 이것은 땅[地]을 상징하는 腎에서 火가 생겨 위로 솟아오른 기운을 표현한 것입니다.

4) 命門 三焦와 心包

뜨거운 기운은 아래에서 위로 타오르고, 내부에서 외부로 솟아오릅니다. 腎에서 命門의 火氣가 생기는 곳을 下焦, 火氣가 중간에서 타는 곳을 中焦, 火氣가 맨 위에서 타는 곳을 上焦라 하여 三焦의 근원이 命門에 있음을 표명하였습니다. 따라서 心臟의 君火를 대행하는 心包의 君火는 命門의 火[君火]가 상승한 것이어서 命門의 火가 心臟에서 활동하는 것을 心包로 표현하였습니다. 그러므로 三焦를 근원을 기준으로 할 때 命門과 三焦를 상합하여 脈法에서 右尺에 배정하고, 三焦의 火가 전신으로 순환하는 것을 나타낼 때 心包와 三焦를 상합하여 戌時와 亥時에 배정하였습니다.

---

1) '天一生水'한 水가 地表로 스며들고, '地二生火'로 火의 근원이 땅에 있음.

8. 心包와 命門

心包와 命門을 어떻게 이해하면 됩니까?

12經絡의 流走에서 心包는 乾卦[2]가 작용하는 戌時에 動하여 酉時에 動한 腎氣를 乾卦의 剛健한 힘으로 督脈을 따라 머리[頭 ; 天 ; 乾天]로 수송합니다. 따라서 腎精에서 나온 命門의 火는 心包의 도움으로 腦의 泥丸宮[腦髓絲係]에 모여 몸의 주인공[玉皇上宰]을 건실하게 만들므로 腦를 생명의 문인 命門으로 표현할 수 있습니다.

1) 心君과 玉皇上宰

心臟은 少陰으로 君火를 간직하고, '君主의 官'으로 五臟六腑에서 가장 높은 지위로 표현하였습니다. 그래서 五臟은 心臟을 위하여 일하고, 心臟은 腦의 泥丸宮에 거주하는 玉皇上宰인 眞我를 위하여 활동합니다. 따라서 心臟이 몸의 君主가 되는 것은 전신이 필요로 하는 津液[血液]을 혈관을 통해 공급해 주기 때문이고, 心臟은 火氣를 전신으로 공급하므로 緩急을 조절하여 안정되야 합니다.

2) 心臟과 心包

心臟은 전신에 자신의 德[血 ; 火氣]을 베푸는데 전념하기 위하여 안정되고, 외부의 침입으로부터 자신을 보호하기 위해 代行 기관을 둘 필요가 생깁니다. 그러므로 心臟은 자신의 안정을 위해 君火를 代行할 기관이 필요하기 때문에, 風의 성질이 있어서 '木生火' 할 수 있는 厥陰의 心包를 앞세운 것입니다. 따라서 心包는 心臟이 해야 할 내부의 일[內政]을 맡고, 心臟의 남편인 小腸은 외부의 일[外政]을 맡아 君主인 心臟을 보필합니다. 만약 火氣가 極盛하여 心臟으로 들어가면 君火인 心臟은 직접 火氣를 받지 않고 대행기관인 心包가 받아 火를 전신으로 분산시켜 心臟을 보호합니다. 그래서 心臟을 대행하는 心包를 心臟의 包絡으로 오해하

2) 後天八卦에서 乾卦는 서북방의 戌亥에 있기 때문.

여 有形인 心膜 혹은 冠狀動脈으로 이해하면 안 됩니다.

心臟에서 이루어지는 혈액 순환을 총괄하는 心臟의 搏動은 無形의 風氣가 鼓動치는 힘에 있음을 나타내기 위해 厥陰의 心包를 배정하여 無形의 三焦의 火를 총괄하게 하였습니다. 그래서 한의학에서는 생명의 근원이 心臟의 박동에 있는 것이 아니라 腎의 命門의 火에서 나오고, 命門의 작용은 腦에 충만되어 있으며, 활동은 心包를 통해 이루어짐을 표명하였습니다. 따라서 음식을 골고루 먹어 腎精을 생산하여야 命門의 火를 충실하게 만들고, 마음을 평온하게 유지하여야 命門의 火가 心包의 작용으로 전신을 순행하여 건강을 지킬 수 있습니다. 여기서 한의학이 갖고 있는 生命觀이 腎의 命門과 三焦, 心包와 三焦의 상호 작용에 있음을 깨달아야 합니다.

9. 腎과 命門 · 三焦

> 心包와 命門 · 三焦의 관계를 어떻게 이해하면 됩니까?

五臟六腑가 음식을 섭취하여 몸의 양식인 精을 만들어 腎에 보관하고, 腎은 地에 상응하여 '地二生火'의 힘으로 腎精에서 생명의 근원인 火氣를 생성합니다.

腎에서 생성된 뜨거운 火氣를 命門의 氣라 하고, 命門의 氣는 水升火降하여 心臟에서 血과 함께 전신으로 펴져 생명력을 불어 넣습니다.

한편으로 命門의 火氣는 三焦를 통하여 臟腑의 기능을 도와주고, 마지막에 腦髓에 간직됩니다.

10. 九臟과 '奇恒의 府'

> 九臟과 奇恒의 府는 무엇을 말합니까?

1) 九臟

神을 저장한 五臟과 물질을 저장할 수 있는 모양을 갖춘 4개의 形藏을 九藏이라 합니다. 그리고 肝[魂] · 心[神] · 脾[意] · 肺[魄] · 腎[志]의 五臟은 神을 간직하므로 神藏이라 합니다.

2) 形藏

頭角[腦髓], 耳目[鼓膜 ; 眼球], 口齒[舌], 胸中을 '形藏'[3]이라 합니다.

3) 奇恒의 府

음식물의 消化物이 傳道되는 胃, 小腸, 大腸, 膀胱 등의 정상적인 腑와는 다르게 소화물이 전도되지는 않지만 역할은 비슷한 腑를 '奇恒의 府'라 합니다. 奇恒의 府에는 腦・髓・骨・脈・膽・胞 등이 있습니다.

11. 五臟과 上七竅

五臟과 上七竅의 관계는 어떠합니까?

肺氣는 코[鼻]와 통하므로 肺가 건실하면 五臭를 알 수 있고, 心氣는 혀[舌]와 통하므로 心臟이 건실하면 五味를 알 수 있으며, 脾氣는 입[口]과 통하므로 脾가 건실하면 五穀의 맛을 알 수 있습니다.

肝氣는 눈[眼]과 통하므로 肝이 건실하면 五色을 알 수 있고, 腎氣는 귀[耳]와 통하므로 腎이 건실하면 五音을 알 수 있습니다. 그러므로 肺에 이상이 생기면 코[鼻]에 변화가 나타나고, 心臟에 이상이 생기면 혀[舌]에 변화가 나타나며, 脾에 이상이 생기면 입술[脣]에 변화가 나타납니다. 그리고 肝에 이상이 생기면 눈[眼]에 변화가 나타나고, 腎에 이상이 생기면 귀[耳]에 변화가 나타납니다.

12. 五臟의 大小, 高低, 偏端, 强弱

五臟의 大小, 高低, 偏端, 强弱에 어떤 특징이 있습니까?

1) 五臟의 大小

五臟이 작으면 神이 거처하는 곳이 작아 神이 불안하여 걱정이 많고 마음이 초

3) 王冰의 註임. ≪素問·三部九候論≫의 ≪素問靈樞集注≫에는 胃・小腸・大腸・膀胱을 말함.

조하고 정신적인 피로가 많아집니다. 그리고 五臟이 크면 五臟의 神이 거처하는 곳이 크고 넓어 神이 너무 편안하여 마음에 걱정이 없어 게을러집니다.

2) 五臟의 高低

五臟이 높게 있으면 神이 높은 데 거주하기에 항상 氣像과 氣概가 높습니다. 그리고 五臟이 낮게 있으면 神이 낮은 데 거주하기에 타인에게 지배받는 것을 좋아합니다.

3) 五臟의 偏端

五臟이 端正하면 五臟의 神이 단정하여 溫和하고 단정한 마음가짐으로 조화로운 생활을 영위하여 주위의 존경을 받습니다. 그리고 五臟이 偏傾하면 五臟의 神이 편경되어 마음이 奸邪하고 말이 많으며 盜心이 많이 생깁니다.

4) 五臟의 强弱

五臟이 强하면 五臟의 神이 剛健하여 마음이 강건하고 또한 精神이 건전하여 정신적으로 안정되어 건강합니다. 그리고 五臟이 弱하면 五臟의 神이 허약하고 정신이 강건하지 못하며 또한 체력이 약하여 항상 질병의 고통을 받습니다.

第 4 篇

臟腑

第1章 肝·膽

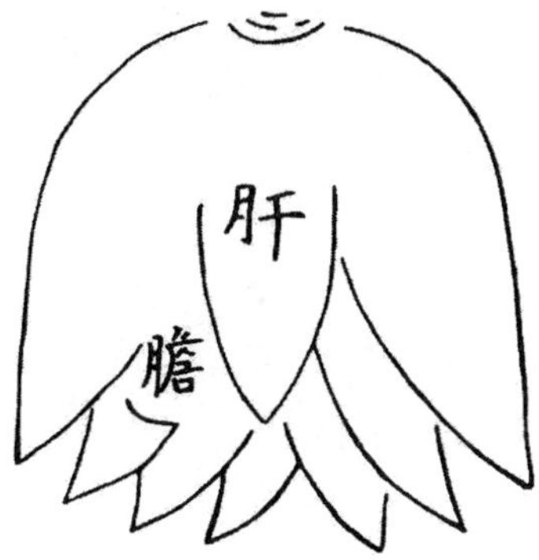

肝·膽

第1節 肝·膽의 五行

1. 木의 易理

木을 이해하는데 도움이 되는 易理는 어떤 것입니까?

陰木은 巽卦, 陽木은 震卦의 先天八卦와 後天八卦에서 4계절의 寒熱溫凉으로 이해할 수 있습니다. 先天八卦는 팔괘가 생성될 때의 本性이 되고, 後天八卦는 팔괘가 생성된 후의 性質이 됩니다. 따라서 卦의 본성과 성질은 九宮數의 五行과 계절[方位]의 寒熱[六氣]이나 24節候의 기후[寒·熱·溫·凉] 등으로 이해하면 됩니다.

1) 巽木의 선천팔괘 : 陰木의 생성[本性]

① 巽木 : 서남방 長夏의 濕熱에서 생성

② 陰木[巽卦] : 본성은 濕熱을 간직

2) 震木의 선천팔괘 : 陽木의 생성[本性]

① 震木 : 동북방의 溫寒에서 생성

② 陽木[震卦] : 본성은 溫寒을 간직

兌金	乾金	巽木
離火		坎水
震木	坤土	艮土

先天八卦

▶

	남방	서남 濕熱
동북 溫寒	북방	

木의 本性

3) 巽木의 후천팔괘 : 陰木의 활동과 성질

① 巽木 : 동남방의 溫熱에서 활동

② 陰木[巽卦] : 성질은 溫熱이 왕성

4) 震木의 후천팔괘 : 陽木의 활동과 성질

① 震木 : 동방의 溫氣에서 활동

② 陽木[震卦] : 성질은 溫氣가 왕성

巽木	離火	坤土
震木		兌金
艮土	坎水	乾金

後天八卦

▶

동남 溫熱	남방	
동방 溫氣		서방
	북방	

木의 性質

5) 巽木과 震木의 전체적인 이해

[節候, 方位, 六氣, 先天八卦, 九宮數理, 後天八卦]

① 상단 : 절후, 방위
② 중간 : 六氣의 성질, 卦는 선천팔괘
③ 하단 : 數와 五行은 구궁수의 오행, 후천팔괘

입하. 동남 溫熱[兌] 4金. 巽木	하지. 남방 熱暑[乾] 9金. 離火	입추. 서남 濕熱[巽] 2火. 坤土
춘분. 동방 風溫[離] 3木. 震木	太極 濕 : 四季 5土. 중앙	추분. 서방 燥凉[坎] 7火. 兌金
입춘. 동북 溫寒[震] 8木. 艮土	동지. 북방 寒盛[坤] 1水. 坎水	입동. 서북 凉寒[艮] 6水. 乾金

木과 先·後天八卦

6) 巽木의 전체적인 이해

① 절후 : 穀雨·立夏·小滿의 기질
② 방위 : 동남방[늦봄과 초여름]의 溫熱을 좋아함
③ 육기 : 初夏의 溫熱이 왕성한 성질
④ 선천 : 長夏의 濕熱에서 생성
⑤ 후천 : 초여름의 溫熱에서 활동
⑥ 수리 : 내부에 2火를 간직하고, 4金에서 활동

7) 震木의 전체적인 이해

① 절후 : 驚蟄·春分·淸明의 기질
② 방위 : 東方[봄]의 溫氣[風氣]를 좋아함
③ 육기 : 春節의 溫氣[風氣]가 왕성한 성질
④ 선천 : 초봄의 溫寒에서 생성
⑤ 후천 : 봄의 溫氣에서 활동
⑥ 수리 : 內部에 8木을 간직하고, 3木에서 활동

8) 木의 天干, 地支 변화 五行

木 : 天干, 地支, 五行은 運氣學의 기초 이론

天干	地支	天干化合五行	地支對沖五行	三合五行
甲·乙	寅·卯	丁壬化木	巳亥厥陰風木	亥卯未合木

① 天干 : 甲木[陽木]. 乙木[陰木]

② 地支 : 寅木[陽木]. 卯木[陰木]

③ 天干相合 : 丁壬이 화합하여 木이 됨

④ 地支相合 : 巳亥가 상합하여 厥陰風木

⑤ 地支三合 : 亥卯未가 三合하여 木이 됨

2. 木과 肝·膽의 五行 歸類

木과 肝·膽의 五行 歸類는 무엇입니까?

아래의 도표와 같습니다.

卦	五行	臟	腑	氣	部位	五官	五體	五華	五精	五志	五役
震	木	肝	膽	風	脇部	眼	筋	爪	魂	怒	色

聲	色	臭	味	液	季節	五變	五方	五穀	五果	五菜	五畜
呼	靑	腥·臊	酸	淚	春	生	東	麥	李	韭	犬

3. 木氣의 盛衰와 肝·膽

木氣의 盛衰와 肝과 膽의 기운과는 어떤 관계가 있습니까?

木의 12養生法 : 乙木[肝], 甲木[膽]

12養生	胞	胎	養	生	浴	帶	冠	旺	衰	病	死	葬
肝[乙木]	酉	申	未	午	巳	辰	卯	寅	丑	子	亥	戌
膽[甲木]	申	酉	戌	亥	子	丑	寅	卯	辰	巳	午	未

木의 盛衰는 12胞胎法[養生法]의 胞에서 受精하여 生에서 출생되고, 旺에서 왕성하였다가 土[葬]로 들어갑니다. 이에 따라 陰木은 酉에서 胞하여 역행[↺]으로 午에서 생성되어, 寅에서 왕성하고, 戌[葬]로 들어갑니다. 그리고 陽木은 申金에서 胞하여 순행[↻]으로 亥에서 생성되어, 卯에서 왕성하고, 未[葬]에서 들어갑니다. 따라서 陰木에 속하는 肝의 기운은 肺[酉金]의 기운을 바탕으로 胞를 이루어 小腸[午火]에 의지하여 생성되고, 膽[寅木]의 도움으로 왕성해집니다. 그 후 肝의 기운은 점점 쇠퇴하여 胃腸[辰土 ; 葬]으로 들어갑니다.

陽木에 속하는 膽의 기운은 大腸[申金]의 기운을 바탕으로 胞를 이루어 腎[亥水 ; 生]에 의지하여 생성되고, 肝[卯木]의 도움으로 왕성해집니다. 그 후 膽의 기운은 점점 쇠퇴하여 脾[未土 ; 葬]로 들어갑니다.

臟·腑	胞	生	旺	葬
肝[↺]	酉[肺]	午[小腸]	寅[膽]	戌[胃]
膽[↻]	申[大腸]	亥[腎]	卯[肝]	未[脾]

4. 木의 溫氣와 肝 · 膽

木의 溫氣와 肝 · 膽의 기운과는 어떤 관계가 있습니까?

肝과 膽은 봄[春]과 동방의 木에 속하고, 봄은 겨울에서 여름으로 변하는 과정에 있어 陽氣인 溫氣[風氣]가 생기는 시기입니다. 따라서 肝과 膽은 봄의 溫氣와 風氣가 많은 성질을 가집니다.

봄은 따뜻한 기운이 많아져 만물이 生動하는 시기이므로 肝과 膽도 봄철의 기운과 상응하여 이때 溫氣를 內藏하고 기능도 활발해집니다. 그래서 봄이 되어 陽氣가 상승하면 山河의 水量이 많아지기 시작하므로 봄철의 溫氣를 내장한 肝과 膽의 기능도 활발해집니다.

봄의 기운인 溫氣[風氣 ; 木氣]는 冬至 때 생긴 一陽이 많아진 것이기에, 봄의 溫氣는 冬至에서 夏至로 가는 과정에 생성된 기운입니다. 따라서 肝과 膽의 溫氣[風氣 ; 木氣]는 腎[☵ ; 坎卦中爻]의 眞陽이 心으로 상승하는 중간의 기운이기에 근본을 腎의 眞陽에 둡니다. 그러므로 肝·膽은 腎·膀胱의 기운을 받아야만 자신의 기운을 유지할 수 있습니다.

5. 肝 · 膽의 木性과 酸味

肝과 膽의 木性과 酸味의 관계는 어떠합니까?

木性에 속하는 肝과 膽은 巽木과 震木의 생성 원리에 따라 木氣를 내포하고 많은 溫氣를 주관합니다. 震木이 위치한 동방과 巽木이 있는 동남방에서 왕성한 溫氣가 木氣를 만들고, 땅에서는 木氣가 酸味를 만드는데, 酸味를 섭취하면 肝과 膽의 기운이 생성됩니다. 酸味는 물질을 收斂시켜 거두어들이는 성질이 있습니다. 따라서 酸味는 수렴시키는 기운으로 昇發하려는 木氣의 성질을 지닌 肝과 膽이 지나치게 올라가지 못하게 조절합니다. 그러므로 신맛[酸味]은 肝과 膽의 기능을 보강시켜 肝과 膽이 관리하는 각종 부위의 기능을 활성화시킵니다. 그러나 酸味를 지나치게 섭취하면 肝氣가 升發되지 못해 筋의 痙攣이나 萎縮 등의 異常이 나타납니다.

6. 肝과 膽의 배열

肝과 膽의 배열에는 어떤 의미가 있습니까?

臟腑의 배열에서 肺·大腸과 心·小腸은 멀리 떨어져 있고, 肝·膽과 脾·胃는 가까이 붙어 있습니다. 그리고 肝은 膽을 속에 감추면서 같은 木性이 있지만, 肝과 膽의 하는 일을 명확하게 알기는 어렵습니다.

그렇지만 肝은 五臟에서 가장 奧地에 있어서 부인으로 牝藏이 되고, 膽은 남편으로 牡藏이 되어 夫婦 관계를 이룹니다. 그러나 膽은 다른 六腑와 같이 섭취한 음식물이 직접 통과하지 않아 '奇異한 腑'[奇恒之府]라 하여 차별을 하였습니다. 그래서 膽은 肝 속에 숨어 많은 비밀을 간직하고 활동을 합니다. 그래서 肝은 巽木과 상응하기에 변화를 주도하는 風氣를 內藏하고, 膽은 震木과 상응하기에 강한 電氣[震雷]를 內藏하여 곁에서 활동합니다.

7. 肝과 膽의 협력

肝과 膽은 가까이서 어떤 협력을 합니까?

肝과 膽은 모두 木氣를 주관하고 風을 주관하지만, 木의 본래 주인은 肝이므로 肝이 직접 木을 생산하고, 木이 직접 風을 생산합니다.

肝은 奧地[脇部]에서 厥陰의 闔門을 이용하여 小腸에서 생산된 혈액을 받아들여 風溫의 기운을 주입하여 新血을 완성시킵니다. 따라서 肝의 散血하는 원동력은 肝이 간직한 風溫에서 나오고, 이를 바탕으로 혈액이 心臟에서 肺氣와 규합하여 전신으로 순환할 수 있는 氣質이 생깁니다.

膽은 脇部에 은신한 肝 속에 숨어서, 肝의 牡藏으로 肝이 생산한 膽汁을 저장합니다. 그러나 膽은 震木과 상응하여 震雷의 성질을 內藏하고, 中正의 직책으로 心君을 대신하여 相火의 氣質을 이용하여 肝이 將軍의 임무를 수행할 수 있게 도와줍니다.

한편으로 膽은 精을 보관한 腎을 감시하고, 精의 낭비를 미리 막아 骨을 보호하기 때문에, 膽이 별도로 骨을 관리합니다. 그리고 肝은 筋을 주관하고, 膽이 骨을 주관합니다. 그러므로 肝과 膽은 함께 가까이 붙어 있으면서 협력하여 筋과 骨을 관리합니다. 따라서 腎精이 부족하면 筋에 津液이 부족하여 捻挫가 잘 생기는데, 염좌로 인한 통증에 膽 正格[1])을 사용하는 것은 膽이 힘을 얻어 腎精을 보호하기 위한 방편으로 이해할 수 있습니다.

第2節 肝의 易理

1. 肝과 陰木[地數 : 八]

陰木과 地數 8을 통하여 肝을 이해하는데 도움이 되는 易理는 어떤 것이 있습니까?

입하	2·7 하지	長夏 입추
[3·8] 춘분 溫氣	5·10	4·9 추분
입춘	1·6 동지	입동

節氣·河圖九宮數

4 입하	9 하지	2 長夏
3 춘분	5	7 추분
[8] 입춘 溫寒	1 동지	6 입동

節氣·洛書九宮數

八의 陰木은 河圖[先天]에서 春分 절기의 東方에 있고, 洛書[後天 ; 九宮圖]에서 立春 절기의 東北方에 있습니다. 그러므로 陰木은 春分 절기의 왕성한 溫氣를 體로 하고, 立春 절기에 생겨나는 溫氣를 用으로 하므로 陰木은 연약한 溫氣를 간직합니다.

河圖의 天數와 地數 생성에서 八은 地에서 成하므로 陰木에 속하고, 天干의 乙

1) 舍巖鍼法 참조.

木과 地支의 卯木이 陰木에 속합니다. 陰木인 '八'의 모양에서 내부의 '八'은 나무의 가지와 잎이 좌우로 자라고, 물이 좌우로 흐르는 모양처럼 뿌리가 자라는 것을 표명한 것입니다.

陰木은 뿌리가 있는 나무[木]로 성장할 수 있어 바람[風]을 生할 수 있는 木입니다. 따라서 뿌리가 있는 나무인 陰木은 땅속에서 水分과 火氣를 얻고 地表에서 태양의 熱氣를 받고 성장하여 風을 生합니다.

陰木[八木]은 河圖[先天]에서 東方의 溫氣를 바탕으로 생성되고, 洛書[後天]에서 동북방의 溫寒한 기질이 있습니다. 따라서 肝은 동북방의 溫寒한 기질로 혈액을 간직하였다가, 동방의 왕성한 溫氣와 溫風을 이용하여 散血합니다.

2. 肝과 봄의 溫氣

> 肝과 봄의 易理를 어떻게 설명합니까?

肝은 봄과 상응하고, 봄을 상징하는 震卦(☳)는 위에 두 개의 陰이 있고, 아래에 한 개의 陽이 있어 陽氣[熱氣]가 점차 상승하면서 따뜻한[溫] 기운과 열기가 많아지는 모양입니다. 肝도 震卦[2)]의 모양과 같이 위로 뚫려 있어 春溫의 陽氣가 상승하는 것과 같이 몸의 溫氣를 升揚시킵니다.

震卦가 있는 동방은 春分이 있어 밤낮의 길이가 같지만, 일조량이 점점 길어지면서 따뜻한[溫] 기운이 왕성해지는 곳입니다. 그래서 震卦는 봄의 기후처럼 대지에 寒氣가 물러가고 따뜻한 기운이 생기면서 陽氣가 많아져 만물이 發揚되는 溫氣를 상징합니다.

봄에 따뜻한 溫風이 생기면 草木은 땅의 진액을 받아 새싹이 돋고, 溫氣가 많아지면서 만물이 生動하는 현상이 나타납니다. 따라서 봄의 巽卦와 震卦에 상응하는 肝은 溫氣와 溫風을 간직하고, 봄의 生動力을 혈액에 주입하여 전신에 활력을 공급합니다.

봄에 해당하는 寅·卯·辰月 석 달을 '發陳'이라고 하는데, 이때 만물이 생명력

---

2) 肝은 巽卦와 상응하지만, 肝木은 봄을 상징하는 震卦로 해석.

을 받으므로 큰 희망을 품고, 일찍 일어나야 합니다. 만약 이 시기에 희망이 없어 위축되면 肝이 허약해집니다.

3. 肝과 巽木[巽卦]

肝과 다른 臟의 관계를 어떤 易理로 설명할 수 있습니까?

肝은 陰木에 속하고, 陰木은 巽卦와 상응하여 巽卦의 天干納甲 辛金과 地支納甲 丑·亥·酉·未·巳·卯의 易理[3]로 肝과 다른 臟과의 관계를 설명합니다.

1) 肝과 巽卦

◉巽木[肝]
■ 辛金(肺)
外卦
內卦
上爻[陽] 卯木 (肝)
5爻[陽] 巳火 (心)
4爻[陰] 未土 (脾)
3爻[陽] 酉金 (肺)
2爻[陽] 亥水 (腎)
初爻[陰] 丑土 (脾)

2) 巽卦의 天干納甲 : 辛金[陰金 ; 肺]

3) 巽卦의 地支納甲 : 丑·亥·酉·未·巳·卯와 巽木의 관계

初爻	2爻	3爻	4爻	5爻	上爻
陰爻	陽爻	陽爻	陰爻	陽爻	陽爻
丑土	亥水	酉金	未土	巳火	卯木
脾陰	腎陽	肺陽	脾陰	心陽	肝陽

3) 醫易問答. 집문당. 2006. p. 255-6.

4. 肝氣의 形成

肝은 어떤 易理로 臟腑의 기운과 相通합니까?

肝氣의 形成

① 肝과 巽卦의 天干納甲 : 辛金[陰金 ; 肺]

巽卦의 天干納甲 辛金과 肝의 관계
天干納甲이 卦象에 미치는 작용은 전체적이다. 巽卦에서 天干納甲 辛金은 巽木을 제어하여 조절하는 역할을 한다. 따라서 肝이 肺의 燥氣를 받아 藏血을 주도한다.

巽卦[陰木]와 상응하는 肝은 '金克木'의 원리로 肺의 조절을 받습니다. 만약 肺氣가 약하면 肝의 風氣가 動하여 肝實이 되기 쉽고, 肺氣가 너무 강하면 肝氣가 위축되어 肝虛가 되기 쉬우므로 肺는 항상 肝을 조절합니다.

② 肝과 巽卦의 地支納甲 : 丑·亥·酉·未·巳·卯

初爻[陰]	丑土 : 脾의 陰氣	肺는 木克土 : 脾를 조절함
2爻[陽]	亥水 : 腎의 陽氣	肺는 水生木 : 腎의 기운을 받음
3爻[陽]	酉金 : 肺의 陽氣	肺는 金克木 : 肺의 조절을 받음
4爻[陰]	未土 : 脾의 陰氣	肺는 木克土 : 脾를 조절함
5爻[陽]	巳火 : 心의 陽氣	肺는 木生火 : 心에게 기운을 전함
上爻[陽]	卯木 : 肝	肝과 동일

巽卦의 地支納甲에서 肝은 脾[初·4爻—丑土·未土]와 木克土의 원리로 상통하여 肝은 脾의 조절을 받습니다. 腎[2爻—亥水]과 '水生木'의 원리로 상통하여 肝은 腎氣를 받고, 肺[3爻—酉金]가 '金克木'의 원리로 상통하여 肝氣를 조절합니다.

心[5爻—巳火]과 '木生火'의 원리로 상통하여 肝은 心에게 溫氣와 風氣를 제공합니다. 따라서 肝은 脾·腎·肺·心의 기운과 상통하여 정상 기능을 발휘합니다.

5. 肝의 氣質

肝의 氣質에는 어떤 易理가 내포되어 있습니까?

입하[溫熱] 巽木[陰木] [동남] 4金 선천 : 兌金	하지[熱火] 離火[陰陽] [남방] 9金 선천 : 乾金	長夏[濕熱] 坤土[陰土] [서남] 2火 선천 : 巽木
춘분[風溫] 震木[陽木] [동방] 3木 선천 : 離火	太極 5 · 10 土	추분[燥涼] 兌金[陰金] [서방] 7火 선천 : 坎水
입춘[寒溫] 艮土[陽土] [동북] 8木 선천 : 震木	동지[寒水] 坎水[陰陽] [북방] 1水 선천 : 坤土	입동[涼寒] 乾金[陽金] [서북] 6水 선천 : 艮土

① 1번째 줄 : 절기의 六氣 성질

② 2번째 줄 : 후천팔괘. [ ]는 후천팔괘와 五行

③ 3번째 줄 : [ ]는 방위. 九宮數의 五行

④ 4번째 줄 : 선천팔괘

肝과 상응하는 巽木(☴)은 陰木으로 風氣를 상징하고, 先天은 長夏 절기에 해당하는 서북방의 濕熱한 곳에서 생성되었으나, 後天에서는 濕熱이 싫어 立夏 절기에 해당하는 동남방의 溫熱한 곳에서 활동을 합니다.

後天에서 巽卦가 있는 동남방은 先天팔괘의 兌卦와 九宮數의 四金이 있는 곳으로 巽木은 兌金의 성질과 四金의 기운을 내포하고, 초여름의 溫熱한 기운을 간직합니다. 따라서 巽木과 상응하는 肝은 선천적으로 濕熱을 간직하므로 濕熱을 싫어하고, 溫熱을 좋아하는 기질이 있습니다. 그래서 陰木[巽木]에 속하는 肝은 溫熱과 燥氣를 이용하여 혈액을 淨化하고 散血을 주도합니다.

6. 肝과 脾의 易理

肝과 脾의 生理 활동은 어떤 易理를 바탕으로 합니까?

肝의 巽卦 初爻의 地支納甲 : 丑 · 未土-脾土

성질	初·4爻의 丑·未土가 陰爻이므로 脾의 陰氣
관계	肝의 木氣와 脾의 土氣 : 木克土
생리	肝의 木氣가 脾의 陰氣를 조절 脾의 陰氣가 肝으로 유입

肝과 脾는 '木克土'의 원리로 조화를 이루고, 肝과 상응하는 巽木의 地支納甲에서 脾에 해당하는 丑·未土가 初·4爻[陰爻]에 있는데, 이는 脾의 陰氣와 肝의 기운이 상통함을 표명합니다.

肝과 脾는 '木克土'의 원리로 肝은 脾가 胃腸과 小腸을 통해 생산한 津液을 받아 血液을 충실하게 만듭니다. 이는 마치 나무[肝]의 뿌리가 땅속의 地氣[脾]를 흡수하여 生長의 근원인 津液을 받아들이는 것과 같습니다.

肝은 脾의 統血 작용으로 생성된 血液과 津液을 공급받는데, 脾가 虛하여 음식을 골고루 섭취하지 못해 津液의 생성이 부족하면 肝의 津液도 부족해집니다.

肝은 자신에게 津液을 제공해주는 脾를 위하여 脾가 주관하는 四肢에 筋을 배치하고 筋肉의 활동력을 돕기 위해 風氣를 보내어 脾에 보답합니다.

한편으로 肝은 '木克土'의 원리로 脾에 風氣[활동력)를 보내, 脾가 관리하는 소화관의 蠕動 운동을 활발히 하도록 도와주어 脾에 보답합니다. 따라서 脾가 虛하여 津液의 생성이 약화되면, 肝의 津液이 부족하여 기능이 떨어지고, 眼昏하며, 눈이 乾燥하여 眼球乾燥症이 생기고, 筋의 津液부족으로 柔軟性이 떨어져 手足의 捻挫가 일어나기 쉽습니다.

7. 肝과 腎의 易理

肝과 腎의 生理 활동은 어떤 易理를 바탕으로 합니까?

肝의 巽卦 2爻의 地支納甲 : 亥水－腎水

성질	2爻의 亥水가 陽爻이므로 腎의 陽氣
관계	肝의 木氣와 腎의 水氣 : 水生木
생리	腎의 陽氣가 肝의 木氣를 생성 肝의 木氣가 腎으로 유입

肝과 腎은 '水生木'의 원리로 상생을 이루고, 肝과 상응하는 巽木의 地支納甲에서 腎에 해당하는 亥水가 2爻[陽爻]에 있는데, 이는 腎의 陽氣와 肝의 기운이 상통함을 표명합니다.

肝은 腎의 眞陽인 命門의 火[生命力]로부터 몸이 활동할 수 있는 風氣의 근원을 제공 받습니다. 그리고 肝이 風氣를 생산할 수 있는 것은 腎精에서 나오는 腎의 陽氣[腎陽]를 받기 때문입니다.

腎이 胃腸[4]에서 생성된 津液으로부터 腎陽를 만들어 肝에 주는 것은, 水生木의 원리로 마치 나무의 뿌리가 물에 녹아 있는 땅의 陽氣를 흡수하여 성장하는 것과 같은 이치입니다.

肝이 운용하는 활동력은 腎에서 받는데, 肝木과 腎水는 子母의 관계로, 水穀에서 생성되어 精으로부터 나오는 命門의 陽氣는 먼저 肝으로 들어가 몸의 動靜에 따라 혈액을 散血하고 藏血할 수 있게 합니다.

肝은 자신에게 陽氣를 제공해주는 腎을 위해 腎이 관리하는 骨을 얽어 매어 腎에 보답하고, 한편으로 눈의 黑睛을 肝氣가 통하는 虹彩로 에워싸서 視力을 보호하여 腎의 도움에 보답합니다.

肝은 腎의 藏精 작용으로 생성된 腎의 陽氣를 받는데, 精을 남용하여 腎精이 부

4) 坎卦[☵]의 天干納甲이 戊土[胃]이므로 胃腸.

족하면 肝의 활동력이 떨어져 倦怠하고 眼昏하며 腰部의 捻挫나 慢性疲勞가 나타나기 쉽습니다.

8. 肝과 肺의 易理

肝과 肺의 生理 활동은 어떤 易理를 바탕으로 합니까?

肝의 巽卦 3爻의 地支納甲 : 酉金-肺金

성질	3爻의 酉金이 陽爻이므로 肺의 陽氣
관계	肝의 木氣와 肺의 金氣 : 金克木
생리	肺의 陽氣가 肝의 木氣를 조절 肝의 木氣가 肺로 유입

肝과 肺는 '金克木'의 원리로 조화를 이루고, 肝과 상응하는 巽木의 地支納甲에서 肺에 해당하는 申金이 3爻[陽爻]에 있는데, 이는 肺의 陽氣와 肝의 기운이 상통함을 표명합니다.

肺는 자신이 흡입한 天氣와 心臟으로부터 君火[5]의 기운을 받아 陽氣를 주관합니다. 그래서 肝은 清潔한 風氣와 肅殺하는 기운으로 혈액을 淨化시킬 수 있는데, 이는 肺의 陽氣를 받기 때문입니다. 따라서 肝이 肺를 통해 心·肺의 陽氣를 제공받는 것은, 마치 나무[肝]가 태양의 빛[君火]과 공기[天氣]를 받아 성장하는 것과 같은 이치입니다.

肝이 운용하는 溫氣와 天의 陽氣는 肺에서 받는데, 肝木과 肺金은 金克木의 원리와 東西의 기운이 상통하는 이치로 肺가 吸入한 陽氣[天氣]는 肝으로 들어갑니다. 그리고 肝은 肺에서 들어온 陽氣[衛氣]를 이용하여 자신이 將軍의 직책으로 邪氣를 물리치는 방어력을 확보합니다. 肝은 자신에게 陽氣를 제공해주는 肺를 위하여 肺가 관리하는 皮膚에 溫氣와 風氣를 보내어 衛氣의 활동을 도와 肺에 보답하고, 肺가 天氣를 흡입할 수 있는 風氣를 공급합니다.

---

5) 肺의 兌卦 天干納甲이 丁火이므로 心臟의 君火가 肺로 유입.

肝은 肺의 호흡 작용으로 생성된 陽氣를 받는데, 肺가 虛하여 흡입하는 陽氣가 부족하면 藏血의 기능이 떨어지고, 衛氣가 弱하여 肝의 저항력도 低下되어 感氣나 몸살이 나타나기 쉽습니다.

9. 肝과 心臟의 易理

肝과 心臟의 生理 활동은 어떤 易理를 바탕으로 합니까?

肝의 巽卦 5爻의 地支納甲 : 巳火－心火

성질	5爻의 巳火가 陽爻이므로 心臟의 陽氣
관계	肝의 木氣와 心臟의 火氣 : 木生火
생리	肝의 木氣가 心臟의 陽氣를 생성 心臟의 陽氣가 肝으로 유입

肝과 心臟은 '木生火'의 원리로 相生을 이루고, 肝과 상응하는 巽木의 地支納甲에서 心臟에 해당하는 巳火가 5爻[陽爻]에 있는데, 이는 心臟의 陽氣와 肝의 기운이 상통함을 표명합니다.

肝이 風熱의 기운으로 藏血과 散血할 수 있는 것은 心臟의 陽氣를 받기 때문이고, 心臟은 脾의 津液[6]으로부터 陽氣를 받는데, 이는 마치 나무[肝]가 태양의 陽氣와 함께 공기 중의 濕氣[脾濕]를 받아 성장하는 것과 같은 이치입니다.

肝은 자식[木生火]이면서도 君主인 心臟을 보필하기 위해 風氣를 이용하여 散血과 藏血의 작용으로 心臟을 보필합니다. 그래서 활동할 때는 더욱 많은 血液을 필요로 하는 곳으로 보내주고, 활동하지 않을 때는 생명 활동을 영위할 정도로 혈액을 제공하고 나머지는 藏血하여 心臟의 부담을 줄여 줍니다.

한편으로 肝은 자신에게 陽氣를 제공해주는 心臟을 위하여 심장이 주관하는 血管에 風氣를 보내어 혈액의 순환을 도와 心臟에 보답합니다. 肝은 心臟이 君火를 베풀 수 있도록 心臟 박동의 원동력인 溫風을 공급합니다.

6) 心臟의 離卦 天干納甲이 己土이므로 脾의 津液이 心臟으로 流入.

肝은 心臟의 陽氣를 받는데, 心臟이 虛하여 陽氣가 부족하면 혈관의 탄력이 떨어지고, 榮氣가 약하여 肝의 散血·藏血 작용이 장애를 받아 혈액순환이 나빠지기 쉽습니다. 따라서 心血이 부족하여 心陽의 기운이 약해지면, 肝이 心臟을 위하여 노력하는 疎泄 작용의 기능이 떨어져 각종 호르몬 분비의 장애로 여러 가지 증상이 나타납니다.

第3節 膽의 易理

1. 膽과 陽木[天數 : 三]

膽을 이해하는데 도움이 되는 易理는 어떤 것이 있습니까?

	2 · 7	
[3 · 8]	5 · 10	4 · 9
	1 · 6	

河圖九宮數

4	9	2
[3]	5	7
8	1	6

洛書九宮數

三의 陽木은 河圖[先天]에서 春分 절기의 동방에 있고, 洛書[後天]에서도 春分 절기의 동방에 있습니다. 그러므로 陽木은 春分 절기의 溫氣를 體와 用으로 하기 때문에 陽木은 왕성하고 강한 溫氣의 發揚하는 성질을 간직합니다.

河圖의 天數와 地數 생성에서 三은 天에서 生하므로 陽木이고, 天干의 甲木과 地支의 寅木이 陽木에 속합니다.

'三'字는 天一生水의 '一' 水와 地二生火의 '二' 火가 相合한 것입니다. 나무[木]가 땅[土]에 근본을 둔 것은, '天一生水'하여 물이 땅에 모이고 '地二生火'하니 땅 속에서 溫氣가 지표로 상승하여 水火가 상합하기 때문입니다. 그러므로 天은 木을 만드는 책임이 있고, 地는 木을 기르는 책임이 있어서 木은 天地의 기운으로 생긴 것입니다.

'三'은 一 + 二와 二 + 一의 모양이므로 '三'은 水[一]와 火[二]가 교류함을 표명하고 있습니다. 一 + 二는 水에 火가 더해지는 것이고, 二 + 一은 火에 水가 더해지는 모양입니다.

草木이 처음 생길 때에는 땅속에서 더운 기운이 솟아오르고 위에서 물이 떨어져야 하므로, 地二生火에 天一生水가 더해지는 二[火] + 一[水]을 의미합니다. 그리고 초목이 자랄 때는 아래에는 水氣가 있고 위에는 火氣가 있어야 하므로 一[水] + 二[火]를 의미합니다.

나무가 잘리면 뿌리가 없는 나무가 되어 땅의 水氣가 올라오지 못하므로 陽木은 水氣가 없어져 버립니다. 따라서 陽木은 뿌리가 없는 나무[木]이므로 성장할 수는 없지만, 熱氣를 받으면 火를 生할 수 있는 木이므로 陽木에 속하는 膽은 相火를 간직하고 暴急한 火를 행사합니다.

2. 膽과 震木[震卦]

> 膽은 어떤 易理로 설명할 수 있습니까?

膽은 陽木에 속하고, 陽木은 震卦와 상응하므로 震卦의 天干納甲 庚金[大腸]과 地支納甲 子·寅·辰·午·申·戌의 易理로 膽과 다른 臟腑의 관계를 설명합니다.

1) 膽과 震卦

◉震木[膽]
■庚金(大腸)
外卦
內卦
上爻[陰] 戌土 (胃)
5爻[陰] 申金 (大腸)
4爻[陽] 午火 (小腸)
3爻[陰] 辰土 (胃)
2爻[陰] 寅木 (膽)
初爻[陽] 子水 (膀胱)

2) 震卦의 天干納甲 : 庚金[陽金 ; 大腸]

3) 震卦의 地支納甲 : 子·寅·辰·午·申·戌과 震木의 관계

初爻	2爻	3爻	4爻	5爻	上爻
陽爻	陰爻	陰爻	陽爻	陰爻	陰爻
子水	寅木	辰土	午火	申金	戌土
膀胱陽	膽陰	胃腸陰	小腸陽	大腸陰	胃腸陰

3. 膽氣의 形成

膽은 어떤 易理로 臟腑의 기운과 相通합니까?

膽氣의 形成

① 膽과 震卦의 天干納甲 : 庚金

震卦의 天干納甲 庚金과 膽의 관계
天干納甲이 卦象에 미치는 작용은 전체적이다. 震卦에서 天干納甲 庚金은 震卦를 제어하여 조절하는 역할을 한다. 따라서 膽汁의 저장, 농축, 분사는 大腸[庚金]의 영향을 받는다.

震卦와 상응하는 膽은 大腸[庚金]의 기운과 상통합니다. 따라서 膽은 大腸의 金氣를 받아 膽汁을 저장하여 농축하여 金精을 생산하여 相火의 작용으로 噴射합니다. 만약 大腸에 燥熱이 盛하면 膽火도 暴急해 집니다.

② 膽과 震卦의 地支納甲 : 子·寅·辰·午·申·戌

震卦의 地支納甲에서 膽은 膀胱[初爻 — 子水]과 '水生木'의 원리로 상통하여 膽은 膀胱의 陽氣를 받습니다. 그리고 胃腸[3·上爻—辰土 ; 戌土]과는 '木克土'의 원리로 상통하여 膽은 胃腸의 기운을 조절하고, 小腸[4爻 — 午火]과는 '木生火'의 원리로 상통하여 膽은 小腸의 기운을 도와줍니다.

初爻[陽]	子水 : 膀胱의 陽氣	膽은 水生木 : 膀胱의 기운을 받음
2爻[陰]	寅木 : 膽	膽과 동일
3爻[陰]	辰土 : 胃腸의 陰氣	膽은 木克土 : 胃腸의 기운을 조절
4爻[陽]	午火 : 小腸의 陽氣	膽은 木生火 : 小腸의 기운을 생성
5爻[陰]	申金 : 大腸의 陰氣	膽은 金克木 : 大腸의 조절을 받음
上爻[陰]	戌土 : 胃腸의 陰氣	膽은 木克土 : 胃腸의 기운을 조절

大腸[5爻 — 申金]과는 金克木의 원리로 상통하여 大腸은 陰氣를 이용하여 膽의 기운을 조절해 줍니다. 따라서 膽은 膀胱·胃腸·小腸·大腸의 기운과 상통하여 정상적 기능을 발휘합니다.

4. 膽의 氣質

膽의 氣質에는 어떤 易理가 담겨 있습니까?

입하[溫熱] 巽木[陰木] [동남] 4 金 선천 : 兌金	하지[熱火] 離火[陰陽] [남방] 9 金 선천 : 乾金	장하[濕熱] 坤土[陰土] [서남] 2 火 선천 : 巽木
춘분[風溫] 震木[陽木] [동방] 3木 선천 : 離火	太極 5 · 10 土	추분[燥凉] 兌金[陰金] [서방] 7 火 선천 : 坎水
입춘[寒溫] 艮土[陽土] [동북] 8 木 선천 : 震木	동지[寒水] 坎水[陰陽] [북방] 1 水 선천 : 坤土	입동[凉寒] 乾金[陽金] [서북] 6 水 선천 : 艮土

① 1번째 줄 : 節氣의 六氣 성질

② 2번째 줄 : 후천팔괘. [ ]는 後天팔괘와 五行

③ 3번째 줄 : [ ]는 방위. 九宮數의 五行

④ 4번째 줄 : 先天八卦

膽과 상응하는 震木(☳)은 陽木으로 雷電과 風氣를 상징하고, 先天은 大寒·立春 절기에 해당하는 동북방의 溫氣가 생기는 곳에서 생성되었으나 後天에서는 寒氣가 싫어 立春 절기에 해당하는 동방의 따뜻한[溫] 곳에서 활동을 합니다.

後天에서 震卦가 있는 동방은 先天八卦의 離卦와 九宮數의 三木이 있는 곳으로서 震木은 火의 기운을 내포하고, 봄의 溫熱한 기운을 간직합니다. 따라서 震木과 상응하는 膽은 선천적으로 火氣의 성질이 있으므로 뜨거운 기운을 싫어하고, 봄의 솟구쳐 오르는 溫熱한 기운과 溫風을 좋아하는 기질이 있습니다. 그래서 陽木에 속하는 膽은 溫風의 작용으로 相火를 간직하고 君火를 보호하는 역할을 수행합니다.

5. 膽과 膀胱의 易理

膽과 膀胱의 生理 활동은 어떤 易理를 바탕으로 합니까?

성질	初爻의 子水가 陽爻이므로 膀胱의 陽氣
관계	膽의 木氣와 膀胱의 水氣 : 水生木
생리	膀胱의 陽氣가 膽의 木氣를 생성 膽의 木氣가 膀胱으로 유입

膽과 膀胱은 '水生木'의 원리로 相生을 이루고, 膽과 상응하는 震木[陽木]의 地支納甲에서 膀胱에 해당하는 子水가 初爻[陽爻]에 있는데, 이는 膀胱의 陽氣가 항상 膽으로 들어옴을 표명합니다.

膀胱은 子水와 상응하여 冬至에 一陽이 생겨 陽氣가 자라는 것과 같이 陽氣를 생산합니다. 膀胱은 陽氣를 만들어 먼저 腎을 보필하고, 다음으로 腎이 보관한 精의 손실을 방지하기 위해 항상 腎의 少陰君火를 保衛하는 膽에 陽氣를 보냅니다. 그리고 膽은 자신에게 陽氣를 제공해 주는 膀胱을 위해 風熱한 氣를 보내 膀胱의 民火를 지원합니다. 따라서 膽은 膀胱의 陽氣를 받는데, 膀胱이 虛하여 陽氣가 부족하면 膽火의 溫氣가 떨어져서 두려워[恐懼]하여 혼자 있기 싫어하고 잠을 못 자는 경우도 생깁니다.

6. 膽과 胃腸의 易理

> 膽과 胃腸의 生理 활동은 어떤 易理를 바탕으로 합니까?

성질	3·上爻의 辰·戌土가 陰爻이므로 胃腸의 陰氣
관계	膽의 木氣와 胃腸의 土氣 : 木克土
생리	膽의 木氣가 胃腸의 陰氣를 조절 胃腸의 陰氣가 膽으로 유입

膽과 胃腸은 '木克土'의 원리로 相生을 이루고, 膽과 상응하는 震木[陽木]의 地支納甲에서 胃腸에 해당하는 辰·戌의 土가 3·上爻[陰爻]에 있는데, 이는 胃腸의 陰氣가 항상 膽에 들어옴을 표명합니다.

膽은 相火를 이용하여 肝의 酸味를 胃腸의 점막으로 보내 胃腸의 陰氣를 조절하여 소화를 돕습니다. 그리고 胃腸은 燥熱한 기운과 胃酸을 이용하여 음식물을 消化[熏蒸]시켜 釀造할 때 생기는 衛氣·榮氣·宗氣를 心·肺로 보내고, 燥熱[陽明의 氣]한 기운을 膽에 보냅니다. 따라서 膽은 胃腸에서 만든 陰氣[榮氣]를 받는데, 胃腸이 虛하여 津液이 부족하면 膽의 기능이 떨어져서 胃液이나 膽汁의 분비가 장애를 받아 肉類의 소화력이 나빠지기 쉽습니다.

7. 膽과 小腸의 易理

> 膽과 小腸의 生理 활동은 어떤 易理를 바탕으로 합니까?

膽과 小腸은 '木生火'의 원리로 相生을 이루고, 膽과 상응하는 震木[陽木]의 地支 納甲에서 小腸에 해당하는 午火가 4爻[陽爻]에 있는데, 이는 小腸의 陽氣가 항상 膽에 들어옴을 표명합니다.

小腸은 16曲에서 胃腸을 거쳐 들어온 소화물을 小腸의 熱氣로 다시 熏蒸시켜 분해하고, 氣血의 원료인 영양물질을 흡수하여 血液을 만들어 肝으로 보냅니다. 膽은 肝

성질	4爻의 午火가 陽爻이므로 小腸의 陽氣
관계	膽의 木氣와 小腸의 火氣 : 木生火
생리	膽의 木氣가 小腸의 陽氣를 생성 小腸의 陽氣가 膽으로 유입

이 小腸에서 만든 血液을 분해 합성 저장의 과정을 거쳐 생산한 膽汁을 주머니에 저장하여 濃縮하고 噴射합니다.

膽은 木生火의 원리로 자신의 風熱한 기운을 膽汁에 담아 十二指腸으로 보내 小腸이 혈액을 생산하도록 도와주어 小腸에 보답합니다. 또한 膽은 小腸이 水穀에서 생산한 血液으로부터 만들어진 膽汁을 통하여 小腸의 陽氣를 받습니다.

한편, 膽은 陽氣를 이용해 中正의 임무를 수행하고, 將軍의 직책을 가진 肝을 위하여 외적[邪氣]의 침입을 방어합니다. 따라서 膽은 小腸이 虛하여 肝血이 부족하면 膽의 기능이 떨어져서 두려워[恐懼]하여 不眠이 오고, 膽汁의 분비가 장애를 받아 肉類의 소화력이 나빠지기 쉽습니다.

8. 膽과 大腸의 易理

膽과 大腸의 生理 활동은 어떤 易理를 바탕으로 합니까?

膽과 大腸은 金克木의 원리로 조화를 이루고, 膽과 상응하는 震木[陽木]의 地支納甲에서 大腸에 해당하는 申金이 5爻[陰爻]에 있는데, 이는 大腸의 陰氣가 항상 膽에 들어옴을 표명합니다.

大腸은 陽明의 燥熱한 기운을 이용하여 小腸을 통과한 重濁한 소화물을 熏蒸하여 변화된 津液을 흡수합니다. 그리고 大腸은 肺를 도와 津液을 이용하여 피부를 윤택하게 하고, 大腸의 燥氣[金氣]로 膽의 風熱한 기운을 조절하여 肝이 주관하는 筋을 柔軟하게 합니다.

膽은 자신의 기운을 조절해 주는 大腸을 위하여 風熱한 相火를 이용하여, 大腸의 燥熱한 기운을 유지시켜 津液의 흡수를 돕습니다. 따라서 膽은 大腸의 津液[陰氣]

성질	5爻의 申金이 陰爻이므로 大腸의 陰氣
관계	膽의 木氣와 大腸의 金氣 : 金克木
생리	大腸의 陰氣가 膽의 木氣를 조절 膽의 木氣가 大腸으로 유입

을 받는데, 大腸이 虛하여 津液이 부족하면 膽의 風熱이 많아져 性急하고 眩暈이나 偏頭痛이 생기기 쉽습니다.

第4節 肝의 기능

1. 肝의 七葉과 肝風

肝의 7葉과 肝風에는 어떤 의미가 담겨 있습니까?

1) 肝의 七葉

肝은 大葉이 한 개, 小葉이 두 개로 모두 3엽으로 이루어져 있는데, 이를 生數 數理에서 '天三生木'으로 표현합니다. 肝의 3엽을 세분하면 좌측에 3엽, 우측에 4엽으로 모두 7엽이 되어 火를 상징하고, 肝木이 7火를 생성하는 '木生火'의 원리를 나타낸 것입니다. 그러므로 肝의 7엽은 '木生火'를 나타내어 肝이 火를 생성하는 근본인 것을 암시하고, 火가 왕성하면 風이 생기므로 風은 肝에서 일어납니다. 그리고 肝의 7엽에서 좌측 3엽은 河圖의 3木[동방]으로 표시하고, 우측 4엽은 河圖의 4金[서방]으로 표시 하였습니다. 또 三은 동방의 日出을 뜻하고, 四는 서방의 日沒을 뜻하므로 肝의 7엽에는 東西의 기운인 肝氣와 肺氣가 상통함을 암시합니다. 左肝右肺에서 左肝은 동방의 3엽에서 三木을 나타내고, 右肺는 서방의 4엽에서 四金을 나타낸 것입니다.

2) 肝風

1년의 어느 날에도 바람이 없는 때가 없고, 하루에도 寒熱의 차등에 따라 24시간 다른 기운의 바람이 나타는데, 특히 봄철에 24節氣의 특성을 가진 24가지 종류의 바람이 부는 것을 24番風이라 합니다.

겨울에 만물이 꽁꽁 얼어붙어 움직이지 못하고 생명이 없는 것처럼 보이지만, 봄바람[24종 바람의 하나]이 한 번씩 일어날 때마다 溫氣가 한 번씩 생겨서 寒氣가 줄어들고 熱氣가 많아지는 기후의 변화가 나타납니다.

봄에 일어나는 24번풍은 春風으로서 봄에 속하는 肝이 風을 주관합니다. 이와 같이 肝의 7엽에서 火氣가 왕성하면 바람이 일어나므로 肝이 風을 주관[肝主風]합니다. 그리고 肺에는 天氣를 받아들이는 24竅가 있어 肺氣를 肝에 공급하고, 肝은 風氣를 肺에 공급하여 呼吸의 기능을 도와줍니다.

2. 肝과 '將軍의 官'

肝의 將軍 직책을 어떻게 이해할 수 있습니까?

'肝'은 고기 '肉'과 방패 '干'이 모인 것으로 몸의 防牌가 된다는 의미가 있으며 外感과 內傷의 모든 邪氣를 막기에 將軍의 칭호를 갖습니다. 그리고 臟腑는 자기의 영역만을 지키고 자신을 보호하지만, 肝은 將軍의 직책으로서 肝은 자기 자신을 보호할 뿐만 아니라 다른 모든 臟腑도 보호할 의무가 있습니다[肝者 將軍之官].

肝과 肺는 氣가 서로 통하기 때문에, 氣血을 東西로 교환하여 동방의 肝血은 肺로 보내고 서방의 肺氣는 肝으로 보냅니다. 따라서 肺의 陽氣가 강하고 肝氣가 건실하여 散血 藏血 작용이 잘 되면, 肝血과 肺氣가 조화를 이루어 외부에서 침입하는 邪氣를 방어할 수 있어서 肝이 將軍의 직책을 가집니다.

1) 將軍의 謀慮

肝은 臟으로 陰에 속하고, 陰中에서도 깊은 脇肋部의 벽지에 있기에 靜해야 하므로, 肝은 대부분의 일을 牡藏인 膽에게 시키고 가장 중요한 일은 자기가 직접 수행합니다.

將軍은 평화 시에는 통수권자의 말을 충실히 수행하지만, 전쟁이 일어나서 통수

권자의 명령을 직접 받지 못할 경우에는 스스로 판단하여 임무를 수행합니다. 따라서 肝은 外感과 內傷의 邪氣를 막아야 하고, 將軍의 직무를 완수하기 위해서 많은 책략을 바탕으로 치밀하면서 技巧가 넘치는 戰術을 만드는 謀慮를 주관합니다.

2) 將軍의 활동

肝은 將軍의 책무를 위해 心臟[7]으로 들어가는 寒邪를 막아야 하는데, 그 이유는 心臟이 君主로서 몸의 熱을 관리함에 寒을 가장 싫어하기 때문입니다. 心臟으로 들어가는 모든 邪氣는 혈액을 따라 들어가므로, 寒도 水에 속하여 血液을 따라 心臟으로 갑니다. 그래서 將軍의 직책을 가진 肝은 혈액을 心臟으로 보내기 전에, 혈액을 점검하여 溫風으로 寒을 물리친 후, 肝의 溫風과 함께 心臟으로 보내 寒으로부터 心臟을 보호합니다. 그러므로 肝은 巽木(☴)에 해당하는 風을 주관하여, 立夏 절기의 純陽無陰[8]한 熱氣와 동남방의 巽木이 4金[九宮數]으로부터 생긴 燥熱을 이용하여 寒邪가 心臟으로 들어가는 것을 방어합니다.

肝은 巽卦의 天干納甲 辛金[肺]이 자기에게 金氣를 제공하는 것에 보답하기 위해, 肺로 들어가는 邪氣도 막아 줍니다.

肺는 呼吸을 통해 외부의 六氣[風·寒·暑·濕·燥·火]와 직접 닿아 있어 風寒의 邪氣에 傷害를 입기 쉽고, 肺는 嬌臟[9]이므로 七情에도 상처를 잘 받습니다. 이런 경우 肝은 東西의 기운이 상통하는 원리에 따라 肺로 들어가는 邪氣를 차단하는 역할을 將軍의 직책으로 수행하여 肺에 보답합니다.

---

7) 肝은 木生火로 心臟이 肝의 자식이 됨.
8) 立夏 절기의 巳月은 6陽이 생겨 重天乾으로 純陽無陰이 됨.
9) 肺는 어린싹과 같이 연약하여 邪氣를 받기 쉬워서 嬌臟이라고 함.

3. 肝의 木性과 金性

肝의 木性과 金性은 水昇火降과 어떤 연관이 있습니까?

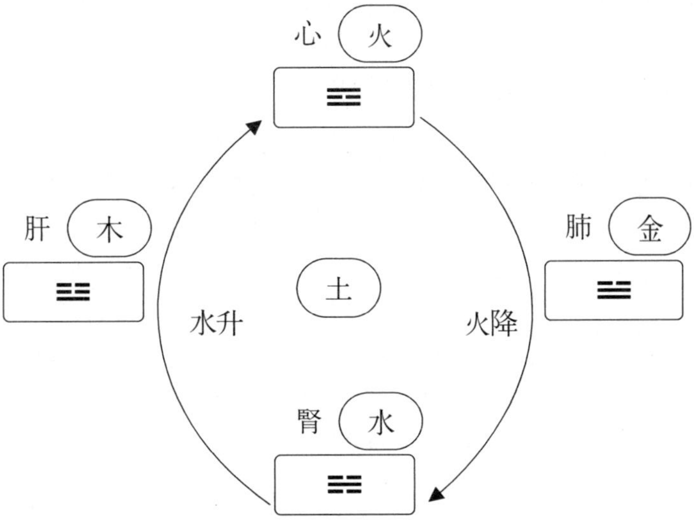

1) 木의 木性 金性과 水昇火降

나무[木性]는 '水生木'의 원리로 땅의 濕氣를 얻어야 성장하고, 나무가 무성해지면 태양의 빛을 차단하여 아래에서 濕이 생기고, 벌레가 생겨 스스로 枯死하므로 濕氣의 과잉을 막기 위해 가지를 잘라 金性의 燥氣를 받아들여야 생존합니다. 또 나무에 燥氣가 極盛하면 나무가 너무 乾燥하여 枯死합니다. 이와 같이 木性을 지닌 肝은 좌측 3엽의 木性과 우측 4엽의 金性을 이용하여 '水生木'의 원리로 腎에서 들어온 水氣를 조화시켜 溫氣를 유지합니다. 따라서 肝은 좌측 3엽의 木性으로 散血하고, 우측 4엽의 金氣로 藏血합니다.

2) 肝의 木性과 金性

腎에서 상승하는 眞陽과 心臟에서 하강하는 眞陰이 교류하여 水昇火降이 이루어집니다. 이때 眞陽의 상승하는 기운은 肝을 거쳐 心臟으로 가고, 眞陰의 하강하는 기운은 肺를 거쳐 腎으로 갑니다. 따라서 肝의 7엽에서 왼쪽 3엽의 肝氣와 오른쪽 4엽의 肺氣가 상통하는 기운이 조화를 이룰 때 水昇火降이 원만하게 이루어지는데 水升火降의 근원은 心·腎에 있고 작용은 肝·肺에 있습니다.

4. 肝의 木性과 肺의 金性

> 肝의 木性과 肺의 金性은 어떤 성질이 있습니까?

肝은 木에 속하여 물에 넣으면 뜨고, 肺는 金에 속하여 물에 넣으면 가라앉아야 합니다. 그러나 生肝을 물에 넣으면 가라앉고, 生肺를 물에 넣으면 뜹니다. 그렇지만 熱을 加하면 반대의 현상이 나타나서 木性의 肝은 뜨고, 金性의 肺는 가라앉습니다.

肝과 肺는 '金克木'의 원리로 肺가 肝을 조절하지만, 肝과 肺는 胞胎法에서 근원이 서로 조화를 이룹니다. 이에 따라 肝病에 肺를 치료하고, 肺病에 肝을 치료합니다.

5. 肝의 藏血과 散血

> 肝의 散血과 藏血 작용에는 어떤 易理가 있습니까?

1) 藏血과 散血의 意味

胃腸을 거친 소화물이 小腸으로 전송되면, 16曲에서 太陽寒水의 작용으로 水穀의 精微한 영양물을 흡수하여 새로운 津液과 氣血의 원료를 생산합니다.

小腸에서 만들어진 新血이 '水生木'[10]하여 肝으로 들어가면, 肝은 肺[辛金]의 수렴 작용[11]으로 新血을 藏血 작용으로 저장하여 溫風의 기운을 注入합니다.

肝의 散血은 '木生火'의 원리로, 心臟의 필요에 따라 전신의 血管으로 혈액을 공급하는 것을 뜻합니다. 따라서 藏血과 散血은 자율 신경계의 작용에 따라 혈관을 수축 또는 이완시켜 체내 각 분야의 血液量을 조절하는 의미가 있습니다.

---

10) 小腸이 寒水 작용으로 新血을 생산하는데, 新血은 水液에 해당함.
11) 肝의 巽木 天干納甲이 辛金이므로 肝에는 肺의 수렴기능이 있음.

2) 血의 濡養 작용

血液이 혈관 속으로 스며들어 각 조직을 滋養시키는 것이 혈액의 濡養 작용입니다. 전신의 血管은 모두 心臟이 주관하므로 心臟의 離卦로 이해하면 天干納甲이 己土이므로 心臟과 血管에는 모두 脾土의 기운이 들어 있습니다. 따라서 血液은 水에 속하므로, 물이 땅속으로 스며들어 土의 자양분이 되는 것처럼, 血液도 전신의 血管으로 스며들어 각 조직의 영양분이 되는 것과 같습니다.

3) 藏血과 散血의 작용

肝은 木氣를 소유하지만, 평소에는 안정하여 보통의 일은 膽에게 시키고, 血液이 없으면 생명을 유지하지 못하므로 가장 중요한 藏血하고 散血하는 일은 膽에게 맡기지 않고 肝이 직접 수행합니다.

肝이 藏血하고 散血하는 원리는, 봄의 木氣와 肝의 좌측 3엽에서 升發하는 木氣를 이용하여 散血하고, 우측 4엽에서 收斂하는 金氣를 이용하여 藏血합니다.

4) 藏血과 散血의 시기

봄에 播種해서 자라지 않는 것은 1년 내내 자라지 못하고, 가을에 파종하면 잘 자랄 수 없는 것과 같이 파종도 시기가 있고, 사람의 藏血과 散血도 시기가 있습니다.

아침에 해가 뜨면 陽氣가 활발하고, 사람도 활동하여 氣가 움직이면 血液이 순환하고, 활동이 많아지면 많은 혈액이 필요하므로 散血을 합니다.

저녁에 해가 지면 陰氣가 많아지고, 사람도 안정하여 휴식하면 氣가 안정되고, 혈액도 안정되어 많은 혈액이 필요하지 않으므로 藏血합니다.

肝은 주간에 小腸에서 들어오는 새로운 혈액을 받아 모든 혈관에 균등하게 배분하고, 야간에는 흩어진 혈액을 거두어 들여 사용하지 못하여 혼탁한 혈액은 腎을 통해 膀胱으로 이송시켜 小便으로 변화시켜 배출합니다.

散血과 藏血로 이루어지는 혈액순환은 생명 활동의 근본이 되므로, 晝間에 陽氣가 많을 때 활동하고, 夜間에 陰氣가 많으면 안정하여 휴식하는 생활을 하는 것이 건강을 지키는 것입니다. 따라서 肝의 散血과 藏血 작용은 晝夜에 맞추어서 이루어져야 하지만, 이와 반대로 주간에 잠을 자고 야간에 활동하면 天地의 기운과 반대되므로 肝氣가 피로하여 건강이 나빠집니다. 그래서 肝은 야간에 藏血하여 혈액을 淨化시키고, 주간에는 散血하여 활동을 주도하는데, 肝氣가 건실하여 陽氣가 왕성하면 散血 작용이 좋아 건강해집니다.

주간에 散血 작용이 좋으면 耳·目·口·鼻가 밝아지고, 머리로 혈액을 수송하여 頭髮을 잘 자라게 하며, 四肢로 혈액을 수송하여 筋을 충실하게 하고, 筋은 骨을 속박하여 動作을 주관합니다. 한편으로 血液의 남은 기운은 爪甲에 나타나므로 散血의 기능이 활발하면 爪甲이 윤택해집니다.

6. 肝의 疏泄과 思惟

肝의 疎泄 작용과 思惟 활동에 대해 설명해 주시겠습니까?

1) 疏泄 作用

肝은 巽木과 상응하고, 巽卦의 天干納甲은 辛金이므로 肺의 陽氣가 肝에 들어가기 때문에, 肺魄의 기운이 항상 肝魂에 영향을 미칩니다. 이는 魂魄의 기운이 서로 통하는 것으로, 東西의 기운이 상통하는 이치와 같습니다.

魂魄의 기운이 조화를 이루어 肝魂이 안정되면, 腎精과 心腎도 안정되어 精神이 맑아집니다. 그리고 精神이 명석하면 情緖도 건전하고, 마음의 窓인 눈빛이 맑습니다.

腦의 정신 활동은 마음의 변화로 일어나는 상황에 따라 분비되는 각종 호르몬의 작용과 상응한다고 봅니다. 疎泄은 막히지 않고 열려 있어 잘 흘러나오는 것인데, 체내의 각종 分泌기능은 마음의 변화에 따라 작용합니다. 예를 들면 각종 호르몬 분비와 자율신경계의 기능으로 분비되는 각종 消化液과 肝의 代謝와 解毒과 膽汁의 분비 등이 肝의 疎泄 작용과 연관이 있다고 볼 수 있습니다. 따라서 혈액을 저장하여 魂을 간직하는 肝이 건실하면 腦의 元神이 안정되어 마음이 편안하고, 五臟이 간직한 神이 안정이 됩니다. 그러므로 肝經은 絡脈을 통해 腦에 肝風을 제공하여 疎泄 작용을 주도합니다.

2) 思惟 활동

마음의 변화로 일어나는 精神 작용은 腎志, 心神, 肝魂, 肺魄, 脾意가 조화를 이루어 나타나는 것이 이상적입니다. 대뇌변연계와 신피질의 일부 기능이 담당하는 思惟 활동을 안정시켜 精神을 쾌적하게 유지하는 것은, 뇌의 기능을 좋게 하여 뇌에서 분비되는 각종 호르몬의 작용이 원활하게 이루어지도록 하는 것입니다.

대뇌변연계는 몸의 주인인 元神이 거주하는 泥丸宮에 해당하므로, 腦髓가 충실하여야 元神의 情緖 활동과 思惟 활동이 정상적으로 이루어집니다.

따라서 腦는 髓海로 腎이 주관하는 精이 상승하여 命門의 생명 활동을 유지시키는 곳입니다. 그리고 腎精에서 생성된 命門의 火는 督脈을 따라 腦髓로 상승하여 元神을 도와 腦의 기능을 맑게 합니다.

또한 肝經의 絡脈이 期門穴에서 腦의 百會穴로 연결되어 肝의 血과 魂이 腦로 상승하여 元神에 新血을 제공합니다. 따라서 腦에서 각종 호르몬이 분비되는데 것을, '天一生水'[12]로 표명하고, 이를 腦에서 일어나는 疎泄 작용으로 말할 수 있습니다.

肝은 肝經을 통해 肝血을 頭部로 충분하게 공급시켜야 하므로, 腦의 情緖 활동의 근원은 腎精에 있고 작용은 肝血에 있습니다.

7. 肝의 解毒 작용

> 肝의 解毒 작용에는 어떤 易理가 있습니까?

태양이 동쪽에서 뜨면 서쪽이 먼저 밝고, 태양이 서쪽으로 질 때 동쪽이 밝은 것은, 東西의 기운이 상통하기 때문입니다. 그래서 동방에 속하는 肝의 기운과 서방에 속하는 肺의 기운이 상통합니다. 이를 표방하여 肝은 陽木의 3을 상징하여 좌측에 3엽이 있고, 陰金의 4를 상징하여 우측에 4엽이 있어 모두 陽火를 상징하는 7엽으로 이루어져 있습니다. 따라서 肝은 7火[7葉]를 내포하여 '木生火'의 기운을 간직하기 때문에, 肝은 우측 4엽에서 金의 肅殺하는 기운과 7火의 熱氣를 이용하

12) 腦에서 하루 100cc 가량의 맑은 물이 나오는 것을 '天一生水'로 표현.

여 혈액의 解毒 작용을 수행합니다.

肝에는 巽卦의 天干納甲이 辛金이므로 肺의 肅殺하는 기운이 상존하고, 膽과 상응하는 震卦의 天干納甲이 庚金이므로 膽에서 강건한 肅殺의 金氣를 받은 肝은 藏血하여 解毒 작용을 합니다.

8. 肝陽과 肝陰

> 肝陽과 肝陰은 어떤 易理로 이해할 수 있습니까?

1) 肝氣와 肝陽

肝氣와 肝陽은 陽木의 성질이 있어 震木과 상응하고, 震卦의 天干納甲이 庚金[陽金]이므로 肺의 陽氣가 肝氣와 肝陽을 조절합니다.

肝氣와 肝陽이 肝의 疎泄 작용에 관여하여 情緖 활동과 자율신경계의 활동이 일어나고, 肝陽은 肺가 주관하는 陽氣의 溫煦 작용으로 혈액을 따뜻하게 하는 역할을 말합니다. 따라서 정서 활동과 자율신경계의 활동은 肝이 간직하는 魂과 肺가 간직하는 魄이 건실하여야 정상적으로 이루어집니다.

肝氣와 肝陽의 疎泄 작용에 의하여 肝血과 肝陰이 血의 濡養 작용을 발휘할 수 있습니다. 그리고 疎泄 작용이 균형을 잃으면 자율신경계의 과도한 긴장과 항진이 생겨 肝火가 충동하여 肝血과 肝陰이 소모됩니다. 그러므로 震卦와 상응하는 肝氣와 肝陽은 震木의 솟아오르는 기운으로 항상 妄動하기 쉽습니다.

2) 肝血과 肝陰

肝血과 肝陰이 肝의 藏血 작용에 관여하여 혈액과 진액이 肝에 藏하고, 肝血은 肺의 수렴하는 기운의 濡養 작용으로 血液이 전신을 적시어 慈養하는 역할을 말합니다. 따라서 肝血과 肝陰의 濡養 작용에 의하여 肝氣와 肝陽은 疎泄 작용을 발현시키는 기초가 됩니다. 그러므로 肝血과 肝陰이 부족하면 肝氣와 肝陽을 제어하지 못하여 肝火가 망동하고 巽木에 상응하는 肝血과 肝陰은 항상 부족하기 쉽습니다.

第5節 膽의 기능

1. 膽의 金精

> 膽의 金精에 대해 설명하여 주시겠습니까?

膽은 上下에 竅가 없고, 膽管의 한 쪽이 늘어난 주머니 모양이어서 膽囊이라 하고, 속에 金精의 膽汁이 3合이 들어있어 陽木을 상징합니다. 그리고 膽은 肝葉 사이에 끼여 있어 다른 六腑와 달리 음식물을 직접 받아들이지 않으므로 '奇恒의 腑'라고 합니다.

膽의 震卦(☳)는 下爻가 陽으로 막혀 있고, 上爻와 中爻가 陰으로 뚫려 있는 주머니 모양과 초승달과 사발 그릇과 같은 모양입니다. 따라서 震卦는 膽囊의 형상을 나타내고, 膽의 주머니 속에는 肝의 木性[3葉]과 金性[4葉]을 지닌 金精의 膽汁을 저장합니다. 그리고 담즙을 金精으로 표현한 것은 담즙에는 肺氣인 金氣가 많이 함유되어 肅殺의 기운이 담겨 있음을 표명한 것입니다.

2. 膽과 '中正의 官'

> 膽이 中正의 직책을 가진 것을 어떻게 이해해야 합니까?

膽의 震木(☳)은 天干納甲이 庚金이므로 膽에는 항상 강건하고 냉엄한 肅殺의 기운과 武를 상징하는 陽金의 기운이 있어서 私心이 없고 공평한 中正의 직책을 가집니다.

膽은 '將軍의 官'인 肝을 보필하고, 肝은 君主인 心臟의 안정을 위해 將軍의 위력을 발휘합니다. 또한 心君은 肝에 將軍의 직위를 부여하고, 膽에는 檢察과 같은 '中正의 직위'를 부여하여 肝과 膽이 君火를 보호하게 합니다.

心君은 膽에게 少陽相火의 위력으로, 五行의 생성과 조화의 작용인 生克에 상관없이 邪氣를 물리칠 힘을 부여하여 君命을 대신 수행하게 합니다.

몸이 건강할 때는 中正의 직위에 있는 膽이 相火의 힘으로 寒邪의 침입을 막을 수 있지만, 몸이 피곤할 때는 足太陽膀胱經으로 침입한 寒氣는 膀胱의 寒水와 합세하여 寒邪의 위력이 한꺼번에 일어나므로 膽도 감당할 수 없어 傷寒病이 발병합니다.

3. 膽과 肝의 筋

膽과 肝이 주관하는 筋에 대해 설명해 주시겠습니까?

膽은 相火로 腎이 보관하는 精을 감시하여 骨을 보호하고, 肝은 筋을 주관하므로 肝膽은 筋骨을 보호하여 骨格을 유지하는 주체가 됩니다. 그래서 肝膽은 筋과 骨을 관리하여 動作의 주체가 됩니다.

膽은 肝의 일꾼으로 肝이 필요로 하는 溫氣를 받아들여 肝이 하는 일을 도와주고, 肝은 筋을 주관하므로 筋을 충실하게 만드는 데 필요한 津液을 膀胱과 협력하여 筋에 공급합니다.

膽은 肝의 안정을 위해 少陽의 相火로 같은 계통의 三焦에서 遊動하는 熱이 肝으로 들어가는 것을 방지하여 肝風의 妄動을 미리 막아줍니다.

4. 膽의 決斷과 勇怯

膽의 決斷과 勇怯을 어떻게 이해할 수 있습니까?

膽의 震卦는 天干納甲이 庚金으로, 膽은 陽性의 金氣가 있어 不義를 다스리는 용감한 武士의 기질을 내포하고 있습니다.

따라서 震木의 膽은 剛健하고 果斷한 성질이 있으므로, 中正의 직위를 받아 모든 일을 邪心 없이 곧게 결정지어 처리하므로 膽氣가 단정하여 決斷이 膽에서 나옵니다.

膽의 震卦는 乾卦와 동일한 子·寅·辰·午·申·戌의 地支納甲으로 陽氣와 강건함으로 決斷을 주관할 수 있습니다. 따라서 肝氣가 강하더라도 膽力이 없으면 決斷을 내릴 수 없고, 肝膽이 상호 협력하여야 勇敢해집니다. 그러므로 膽이 건실하면 決斷力이 강하기 때문에 용감하고, 膽이 허약하면 膽力이 안정되지 못하여 매사가 두려워 虛怯해집니다.

5. 膽汁의 貯藏 濃縮 噴射

膽汁의 貯藏과 濃縮과 噴射를 어떻게 이해해야 합니까?

膽은 다른 腑와 같이 濁한 소화물을 직접 수송하지 않고, 肝에서 흘러온 淸한 金精의 膽汁만을 저장하므로 '中正의 腑'라 합니다.

膽은 구멍이 없이 한쪽이 늘어져 주머니 모양을 하여, 아래가 막혀 있는 震卦와 같은 그릇 모양이기 때문에 膽汁을 저장할 수 있습니다.

膽은 震卦의 天干納甲이 庚金이므로 金의 수렴하는 기운으로 膽汁을 저장하고, 震卦의 地支納甲 辛金에 肺의 陰氣[金氣]가 膽으로 들어와 수렴하는 金氣의 힘으로 膽汁이 저장됩니다.

膽囊이 膽汁을 肺의 수렴하는 金氣를 이용하여 저장하고, 자신이 가진 少陽의 戌月[13] 기후와 같은 燥熱한 성질로 일정기간 膽汁을 농축합니다. 또한 膽은 震木의 상승하는 陽氣와 少陽相火의 暴急한 火氣를 이용하여 膽汁을 분사하여 배설합니다.

6. 膽과 腎精과 骨

膽과 腎精과 骨의 관계를 어떻게 이해할 수 있습니까?

膽의 震木은 天干納甲이 庚金이므로 膽에는 항상 강건하고 냉엄한 陽金의 기운으로 決斷을 주관합니다.

骨은 腎精으로부터 생성된 骨髓가 충실해야 骨의 기능을 발휘할 수 있습니다. 그리고 骨髓는 腎이 대신 보관하는 精에서 만들어지므로 腎精의 관리가 중요합니다. 따라서 膽은 金氣의 肅殺 기운과 心君으로부터 받은 將軍의 相火를 이용하여 五臟

13) 六經의 月別 배속에서 少陽은 戌月에 배속.

의 糧食이 되는 精의 漏出을 감시하는 것은 결과적으로 骨을 보호합니다.

膽의 相火는 暴急하고 猛烈하지만 성품이 공정하므로 決斷力으로 腎精을 감시하는데, 心君의 명령이 있어야 射精이 가능하므로 膽은 心臟의 허락이 있을 때까지 精을 관리하여 骨을 충실하게 만듭니다.

또한 膽의 相火는 腎이 보관하는 精을 함부로 射出하지 못하도록 관리하고, 精液의 저장 창고를 지키는 역할도 수행합니다.

7. 膽의 寒邪 防禦 작용

膽의 相火는 寒邪를 어떻게 방어할 수 있습니까?

1) 膽의 少陽相火와 太陽寒水

膽은 肝으로 침입하는 寒氣를 방어하는 것이 가장 중요한데, '水克火'의 원리에 따라 膽의 少陽相火는 항상 膀胱의 太陽寒水를 피해야 하므로 膽은 膀胱에 대한 고민이 가장 많습니다. 따라서 '水克火'의 기운으로 평소 膀胱의 太陽寒水가 膽의 少陽相火를 침입합니다. 그러나 膽은 震木의 강건하고 솟구치는 陽氣가 있으므로, 膀胱의 寒水가 膽의 相火를 이길 수 없습니다.

傷寒에서 三陽經의 傳經도 太陽 → 陽明 → 少陽의 순서로 少陽이 太陽의 다음이므로 太陽을 이길 수 없습니다. 그러나 膽의 相火는 君火를 대신하여 君命을 수행하고, 少陽의 相火는 暴急하여, 힘은 강하지만 속도가 느린 太陽의 寒氣를 이길 수 있습니다.

2) 膽의 少陽相火와 腎의 寒邪

腎은 寒氣를 주관하여 寒邪를 처리하지만, 많은 寒氣가 들어오면 자신이 감당하지 못하여 膀胱으로 보내 대신 처리하게 합니다. 그러나 膀胱에서 寒邪를 처리하지 못하면 '水生木'의 원리로 자식인 肝으로 보냅니다.

膀胱의 寒邪가 肝으로 들어오면, 肝은 牡臟으로 中正의 직위를 가진 膽이 처리하도록 명령을 내립니다. 그러면 膽은 震木의 강건한 陽氣와 暴急한 相火를 이용하여 寒邪를 물리쳐서 肝이 發病하는 것을 막아줍니다.

8. 膽의 任務

> 전체적인 膽의 임무를 어떻게 이해할 수 있습니까?

膽은 肝의 일꾼[牡藏]으로 少陽의 기운을 이용해서, 肝이 風을 生할 때 필요한 溫氣를 제공하여 肝을 보필합니다. 그리고 肝이 筋을 주관하여 筋을 滋養하는 데 필요한 津液을 膽이 膀胱과 협력하여 肝에 공급합니다.

평소 三焦에서 遊動하는 火熱이 '熱生風'의 원리로 風을 만들어 아무 때나 肝에 침입하는 것을 膽이 방어합니다. 한편, 膽은 三焦의 相火와 膀胱의 寒水를 조절하여 과도한 熱과 寒을 방지하여 心君의 안정을 도모합니다.

膽은 一陽이 생기는 子時에 먼저 움직여서, 丑時에 肝이 활동할 수 있도록 陽氣를 공급하여 肝이 散血할 수 있는 원동력을 제공합니다. 따라서 膽은 강건한 陽氣와 少陽의 相火를 이용하여 肝으로 들어오는 寒氣를 차단하고, 肝이 보필하는 心臟에 혈액을 보내주는 기능을 방해하는 寒氣를 막아주며, 腎이 보관하는 精을 감독하는 등의 중요한 역할을 수행합니다.

第6節 肝과 五臟의 色

1. 肝과 色

> 肝이 色을 주관하는 것은 어떤 易理를 바탕으로 합니까?

肝은 陰木으로 巽卦(☴)에 속하고, 五行으로 木의 草木과 상응합니다. 우리가 눈[眼]으로 볼 수 있는 나무는 잎과 꽃과 열매가 있는데, 대체적으로 잎은 푸르고, 꽃은 붉으며, 열매는 노란 경우가 많습니다. 그리고 草木에 나타나는 青·紅·黃의 色은 木이 生하고 藏하고 成熟하는 데 따라 色의 변화가 다르게 나타납니다. 따라서 草木은 땅[土]에 뿌리를 두므로, 土에서 생긴 色은 草木에서 가장 잘 나타나고 木에 속하는 肝이 色을 주관합니다.

자연에서 태양이 만물에 햇빛을 비추면 각각의 色이 나타나는데, 위[上]에 있는 것은 태양빛을 많이 받고, 아래에 있는 것은 日光을 적게 받습니다. 그래서 태양빛을 많이 받으면 빛이 많으므로 밝고, 적게 받으면 빛이 적으므로 캄캄하고 어두워집니다. 따라서 五臟이 주관하는 色도 日光의 量과 연관되고, 각 臟이 있는 곳에 따라 햇빛의 양에 차등이 생기므로 五臟이 주관하는 色도 위치에 따라 다릅니다.

五臟	肝	心	脾	肺	腎
色	青	赤	黃	白	黑

2. 肺와 白色

肺가 白色을 주관하는 이치는 어디에 근거합니까?

물건의 色은 日光을 받는 위치와 量에 따라 明暗이 다르게 보입니다. 五臟이 色을 주관하는 이치도 五臟의 위치에 따라 다르게 나타납니다.

따라서 肺는 五臟에서 가장 높은 곳에 있어서 五臟 중에서 하늘[天]과 가장 가깝고, 태양빛을 최대로 받아들이니 日光量이 가장 많아서 붉은색[赤色]이 흰색으로 변화되어 肺가 白色을 주관합니다.

계절로 보면 肺는 가을의 秋分 절기와 상응하므로 태양과 멀어져서 日照量도 줄어들어 하늘이 높고 맑기 때문에 肺는 乾燥하여 白色을 띱니다.

3. 心臟과 赤色

心臟이 赤色을 주관 하는 이치는 어디에 근거합니까?

心臟은 肺의 아래에 위치하고 있어서 肺 다음으로 태양빛을 받아들여 日光量도 많으므로 心臟이 赤色을 주관합니다. 그리고 心臟은 火에 속하여 다른 臟보다 大熱

하므로 붉은색을 나타냅니다.

계절로 보면 心臟은 여름의 夏至 절기와 상응하여 태양과 가장 가깝고 日照量도 많기에 心臟은 大熱하여 赤色을 띱니다.

4. 脾와 黃色

脾가 黃色을 주관하는 이치는 어디에 근거합니까?

脾는 心臟의 아래에 있어서, 태양빛을 받는 것이 肺, 心臟 다음이 되므로 日照量도 많지 않습니다. 그래서 태양빛이 脾에 도달하려면 3중으로 차단되므로, 빛을 잘 내지 못하고 熱도 잘 내지 못해 붉은색이 변하여 누른색을 나타내어 脾가 黃色을 주관합니다.

계절로 보면 脾는 長夏 절기와 상응하므로 日照量도 많고 濕熱이 많아서, 大河에는 黃土물이 넘쳐 나오므로 脾도 多濕하여 黃色을 띱니다.

5. 肝과 靑色

肝이 靑色을 주관하는 이치는 어디에 근거합니까?

肝은 五臟에서 위치가 肺, 心臟, 脾의 아래에 있어, 태양빛을 받는 것이 脾 다음이 되므로 日照量도 많이 줄어듭니다. 그리고 肝은 脇部의 험난한 곳에 있으므로 태양빛이 肝에 도달하면 4중으로 차단되어 잘 비치지 못해 희미하여 누른색이 변하여 푸른색이 되므로 肝이 靑色을 주관합니다.

肝은 깊은 곳에 있으므로 五臟의 뿌리에 해당되고, 나무는 뿌리에서부터 싹이 트고, 싹에서 푸른색이 나타나기에 肝이 靑色을 띱니다. 그리고 靑色은 黑色에 가까우나 黑色에 비하여 희미하게나마 물건을 볼 수 있습니다.

계절로 보면 肝은 春分 절기와 상응하므로 日照量도 점점 많아지고 溫氣가 생기므로 草木의 싹이 돋아 山野가 푸른색으로 변하기 시작하여 肝도 靑色을 띱니다.

6. 腎과 黑色

> 腎이 黑色을 주관하는 이치는 어디에 근거합니까?

腎은 五臟에서 위치가 肺, 心臟, 脾, 肝 다음에 있어, 태양빛이 도달하지 않아 어둡고 캄캄하여 아무것도 보이지 않습니다.

腎은 五臟의 가장 아래에 있어서 태양빛이 이곳까지 도달하지 못하여, 아무 色도 보이지 않는 暗黑의 검은색이 되므로 腎이 黑色을 주관합니다.

계절로 보면 腎은 冬至 절기와 상응하므로 日照量이 극히 적고, 밤의 길이가 길어 寒氣가 많아 山野가 荒凉하여 모든 것이 暗鬱하게 보이므로 腎도 黑色을 띱니다.

第7節 肝의 聲·色·臭·味·液

1. 肝의 呼聲

> 환자가 고함[呼聲] 치는 것을 설명하여 주십시오.

患者가 고함을 자주 지르면 肺氣가 動하여 '金克木'의 원리에 따라 肝으로 들어가 肝氣가 허약해진 것입니다. 그러므로 먼저 肝氣를 補하고, 후에 침입한 肺氣를 瀉합니다. 이런 경우 소리[聲]를 주관하는 肺가 弱하여 動하였지만, 肝을 공격한 결과이므로 때문에 肺를 瀉하는 것입니다. 고함이 없어진 후 肝과 肺를 補하면 됩니다.

2. 肝의 腥臭

> 體臭에 腥臭가 나는 것을 설명하여 주십시오.

환자의 체취에서 腥臭가 나는 것은 냄새[臭]를 관리하는 心氣가 動하여 母인 肝에 들어가 肝氣가 허약해진 것입니다. 그러므로 먼저 肝氣를 補하고, 후에 침입한

心氣를 瀉합니다. 이런 경우 냄새[臭]를 주관하는 心이 弱하여 動하였지만, 肝을 공격한 결과이므로 心을 瀉하는 것입니다. 체취가 회복된 후 肝과 心을 補하면 됩니다.

3. 肝의 酸味

신맛[酸味]을 좋아하거나 싫어하는 것을 설명하여 주십시오.

환자의 입맛에 변화가 생겨 신맛[酸味]을 좋아하거나 싫어하는 것은 입맛[味]을 관리하는 脾氣가 動하여 '土侮木'의 원리로 肝에 들어가 肝氣가 허약해진 것입니다. 그러므로 먼저 肝氣를 補하고, 후에 침입한 脾氣를 瀉합니다. 이런 경우 입맛[味]을 주관하는 脾가 약하여 動하였지만, 肝을 공격한 결과이므로 脾를 瀉하는 것입니다. 입맛이 회복된 후 肝과 脾를 補하면 됩니다.

4. 肝의 淚液

눈물[淚液]이 많이 나는 것을 설명하여 주십시오.

환자가 눈물을 지나치게 흘리는 것은 체액을 관리하는 腎氣가 動하여 '水生木'의 원리로 肝에 들어가 肝氣가 허약해진 것입니다. 그러므로 먼저 肝氣를 補하고, 후에 침입한 腎氣를 瀉합니다. 이런 경우 體液을 주관하는 腎이 약하여 動하였지만, 肝을 공격한 결과이므로 腎을 瀉하는 것입니다. 땀이 그친 후 肝과 腎을 補하면 됩니다.

5. 肝氣의 虛弱

肝氣가 虛弱하면 聲·色·臭·味·液의 변화는 어떻게 나타납니까?

肝이 虛弱하면 魂이 안정되지 않아 마음이 焦燥하여 火를 잘 내거나 고함[呼聲] 같은 말투가 되고, 어린 아이는 高聲의 소리를 꽥꽥 잘 냅니다. 그리고 눈의 흰자위가 푸르거나, 眉間의 靜脈들이 드러나 푸르스름하게 나타납니다. 또한 體臭는 비릿한 냄새[腥臭]나, 털이 탈 때 나는 누릿한 냄새[臊臭]가 나기도 합니다. 입맛이 변하여 신맛[酸味]의 음식을 지나치게 좋아하거나 이상하게 싫어하기도 합니다.

바람을 맞으면 눈물을 잘 흘리고, 肝魂이 허약하여 생각이 있지만 뭔가를 잘 시작하지 않거나, 만약 시작하면 그칠 줄 모릅니다. 그래서 이것저것 하려고 하지만 아무것도 하지 못하고 마음만 焦燥하여 성질만 부립니다.

第8節 肝의 藏神과 機能系

1. 肝의 怒

肝이 怒를 주관하는 이유를 어떻게 이해합니까?

	남방. 여름 離火 心·小腸	서남. 長夏 坤土 脾·胃
동방. 봄 震木 肝·膽	중앙 : 土	서방. 가을 兌金 肺·大腸
	북방. 겨울 坎水 腎·膀胱	

臟腑 四正方卦

肝은 木으로 봄의 升發하는 기운을 간직하고, 봄은 寒氣가 줄어들면서 溫氣가 많아지는 계절로 동서남북의 卦象으로 볼 때 震卦[14]에 해당합니다. 그리고 震卦(☳)는 初爻가 陽爻로 陽氣가 솟아오르면서 寒氣를 거부하는 모양입니다. 이와 같이

14) 肝은 巽卦와 상응하지만, 四正方의 卦에서는 肝膽은 震卦와 상응.

忿怒도 차분하고 안정시켜 수용하는 陰氣를 거부하고 더운 火氣가 갑자기 솟아오르는 것이므로, 震卦의 陽氣가 위로 치솟는 모양과 같습니다. 따라서 肝의 氣質은 봄의 기운과 상통하여 더운 기운이 솟아오르는 것과 같이, 肝氣가 갑자기 움직이면 아래에서 더운 熱氣가 치솟아 올라 모든 것을 거부하고 怒氣가 일어나므로 肝이 怒를 주관합니다.

2. 肝의 魂

肝이 魂을 저장하는 것을 어떻게 이해할 수 있습니까?

巽木[4]	離火[9] 神 : 心	坤土[2]
震木[3] 魂 : 肝	[5] 意 : 脾	兌金[7] 魄 : 肺
艮土[8]	坎水[1] 志 : 腎	乾金[6]

五臟藏神과 後天九宮數

魂은 肝의 精神 활동을 나타내는 것으로 마음의 근간이 됩니다. 肝과 상응하는 震卦[15]가 後天에서 東方의 3木 자리에 있고, 震卦는 아래의 爻가 陽爻로 陽의 기운이 상승하는 모양입니다. 그리고 東方의 震木은 寒氣가 물러나면서 따뜻한 溫氣가 많아져 초목의 津液이 올라와 새싹이 돋고 만물은 生氣를 찾는 시기를 상징합니다. 따라서 肝은 水穀을 섭취하여 생산된 진액과 혈액을 받아, 솟아오르는 陽氣로 몸의 氣血을 운행시켜 전신의 힘을 유지하는 마음의 뿌리가 되어, 따뜻하게 안정시키는 기운인 魂을 肝이 간직합니다.

일반적으로 魂을 三魂으로 부르는데, 3魂은 九宮數의 震卦가 있는 3宮을 뜻합

15) 肝은 陰木의 巽卦지만 四正方 卦에서는 봄을 상징하는 震卦로 해석.

니다. 그래서 3魂은 震木이 있는 春分과 같이 봄의 溫氣가 왕성한 곳이므로 魂이 肝血에 간직되어 있음을 표명한 것입니다. 따라서 肝血이 부족하면 魂이 안정되지 않아 넋이 빠진 것처럼 眼光에 빛이 없이 멍청해 보입니다. 잠에서 깨어 활동을 시작하면 散血 작용에 따라 魂도 혈액과 함께 전신을 운행하다가, 잠이 들면 藏血하여 肝으로 돌아와서 안정을 취하고 잠을 잘 수 있습니다. 만약 肝血이 부족하면 魂이 안정되지 않아 不安하고 焦燥하여 잠도 잘 자지 못합니다.

魂이 安靜하지 못하면, 눈의 동자가 안정되지 않고 많이 움직여 마음이 산란함을 알 수 있습니다. 또한 魂은 肝血에 간직되어 있기에, 肝血이 충실하면, 肝魂이 '木生火'의 원리로 心臟의 神氣를 보필하므로 心君이 편안하여 마음이 고요하고 편안해져서 五臟이 안정됩니다.

3. 肝과 眼

肝과 眼의 관계를 어떻게 이해할 수 있습니까?

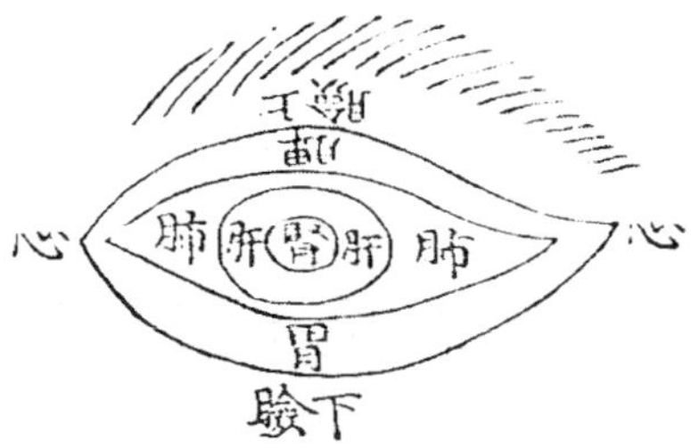

눈[眼]은 五臟六腑의 精이 모인 곳이고, 營衛와 魂魄이 머무는 곳이며, 神氣가 생기는 곳입니다. 그래서 정신과 육체가 피로하면 魂魄이 흩어지고, 마음이 요란해지므로 눈이 피로하여 초점이 흐려집니다.

上七竅 중에 五臟의 기운이 모두 모여 있는 곳은 눈[眼]과 입[口]으로 五臟의 징후가 나타나서 복잡하고 중요합니다. 肝이 눈을 주관하는 것은, 肝이 色을 주관하기 때문이고, 눈이 色을 보기 위해서는 腎이 관리하는 精이 眼系로 나와야 가능합니다. 그 이유는 '水生木'의 원리로 肝氣는 腎精을 받아야 건실하기 때문입니다.

그리고 눈은 肝血을 받아 사물을 볼 수 있으므로 腎精이 충실하고 命門의 火가 왕성해야 눈이 좋아집니다. 눈은 마음의 거울이라 하여 心性과 魂魄의 상태가 그대로 눈에 나타나고, 질병의 반응도 잘 나타나는 곳으로 肝의 기능 상태가 가장 잘 나타납니다.

肝經의 絡脈은 期門穴에서 肺系를 거쳐 얼굴을 지나 眼系를 감싸고 돌아 腦의 百會로 들어가므로 肝의 散血 작용으로 肝氣가 눈으로 올라가 眼系에 작용합니다.

눈의 검은자위는 肝의 분야로 筋의 精이고, 흰자위는 肺의 분야로 氣의 精이며, 상하의 眼瞼은 脾·胃의 분야로 肉의 精이고, 內外眥는 心臟의 분야로 血의 精이며, 눈동자는 腎의 분야로 骨의 精입니다. 그러므로 눈은 '精明의 本部'로 五臟에 이상이 생기면 눈에 변화가 나타나므로 임상에서 눈의 望診을 중요시합니다. 眼瞼의 浮腫은 脾氣의 이상으로 '土克水'가 되지 않아 水分이 갈 길을 잃어 생깁니다. 안검의 下垂나 開閉異常은 風氣가 '木克土'하여 脾胃의 분야에 들어가 생기는데, 顔面神經痲痺나 老化로 脾氣가 허약하면 나타납니다.

眼의 三陽經

眼의 內眥는 太陽經의 분야로 多血少氣하고, 外眥는 少陽經의 분야로 多氣少血합니다. 그리고 上綱은 太陽經의 분야로 多血少氣하고, 下綱은 陽明經의 분야로 多血多氣합니다.

眼에는 三陽經이 모이고, 三陰經에서 足厥陰의 肝經만 目系에 연결되므로 눈의 充血은 太陽經과 陽明經이 實한 것이고, 눈의 虛血은 厥陰經이 虛한 것입니다.

흰자위[白睛]의 上綱에 出血이 있는 것은 多血한 太陽經에 속하므로 예후가 좋고, 흰자위의 下綱에 출혈이 있는 것은 多血한 陽明經에 속하므로 예후가 좋습니다. 그러나 흰자위[白睛]의 兩側에 출혈이 있는 것은 少血한 少陽經에 속하므로 예후가 좋지 않습니다.

4. 肝·膽과 筋骨

肝膽과 筋骨의 관계를 어떻게 이해할 수 있습니까?

肝은 筋을 관리하고, 膽은 骨을 관리하는데, 筋이 骨을 얽어매고 있어서 筋이 움직이면 骨도 따라 움직입니다. 그리고 肝은 風을 생하여 筋을 움직이게 하고, 膽은 風熱을 생하여 骨을 움직이게 합니다.

膽은 肝이 필요로 하는 溫氣를 제공하여 肝을 보필하고, 肝이 관리하는 筋을 충실하게 만들기 위해 필요한 津液을 膀胱과 협력하여 공급합니다.

활동하면 筋骨이 움직여서 筋과 骨의 津液인 骨髓가 소모되고, 그로 인해 腎精이 소모됩니다. 그래서 활동이 지나치면 腎氣가 소모되어 '水生木'의 기운이 약하여 肝血이 손상됩니다.

몸에는 12經筋이 있어 모든 활동을 주관하고, 남자의 宗筋은 陰器에 모이고, 여자의 宗筋은 乳房에 모이며, 舌本의 筋이 혀를 움직이는데 모두 근본이 肝에 있습니다.

5. 肝과 手足의 筋

肝과 手足 筋과의 관계를 어떻게 이해할 수 있습니까?

사람이 활동하는 최대 목적은 음식물을 먹고 생명을 유지하기 위한 것이므로, 耳·目·口·鼻가 먼저 움직여서 음식물이 있는 곳을 찾고 음식을 먹기 위해서 四肢의 手足을 움직여야 합니다.

四肢의 말단은 木에 속하여 肝이 관리하고, '木克土'의 원리로 四肢를 주관하는 脾의 기운이 手指와 足趾까지 미치지 못합니다. 그렇지만 손발의 엄지[拇指·拇趾]는 나머지 손가락 발가락보다 굵어서 太陰의 氣가 많이 모여 木氣를 이겨낼 수 있으므로 엄지의 힘으로 動作을 주도합니다. 그러므로 사람이 활동하는 근본 힘은 筋이 骨을 움직이는 데 있고, 그 힘은 肝木에 속해 있는 手指와 足趾의 말단에 있는 井穴에서 일어납니다.

6. 肝과 宗筋

肝과 宗筋과의 관계를 어떻게 이해할 수 있습니까?

宗筋은 筋의 종자로 陽氣가 모이는 外腎과 乳房을 말하고, 宗筋에서 生殖 활동의 근본이 나타납니다. 남자는 陽性이므로 男根은 돌출하고, 陽이 極에 달하면 陰으로 변하여 乳房이 함몰합니다.

그리고 여자는 陰性이므로 陰部는 함몰하고, 陰이 極에 달하면 陽으로 변하여 乳房이 돌출합니다.

肝은 春木과 상응하고, 春木의 震卦와 巽卦는 만물이 生殖하여 번성하는 春分과 立夏 절기에 해당합니다. 따라서 草木이 생식하여 번성하는 것은 뿌리부터 자라기 시작한 줄기에 있고, 그 기운은 春의 溫氣에 있습니다. 이와 같이 몸의 근간이 되는 筋의 근본은 宗筋에 있고, 宗筋은 腎精에 뿌리를 두고, '水生木'하여 肝을 근거로 번성하기 때문에 肝이 宗筋을 관리합니다.

腎이 藏하는 精은 外腎을 통해 交合함으로써 子孫을 생산하고, 태어나면 자손을 만드는 의무가 있습니다. 그래서 腎은 精血을 보관하고, '水生木'의 원리로 腎氣를 받아 생긴 것이 肝입니다. 따라서 腎精을 체외로 내보내는 일은 肝이 膽을 시켜 관리하고, 外腎은 宗筋에 속하며, 宗筋은 肝이 관리합니다.

7. 肝과 脇

肝과 脇部와의 관계를 어떻게 이해할 수 있습니까?

脇部는 신체의 측면으로 表의 膀胱經이 流注하는 背部와 裏의 胃經이 유주하는 腹部의 중간 부위이므로 半表半裏라 합니다.

脇部에는 肝經과 膽經이 유주하므로 肝經의 闔門[厥陰] 작용으로 陽氣를 최대한 간직하고, 膽經의 樞門[少陽] 작용으로 陽氣의 출입이 자유로운 곳입니다. 따라서 脇部는 半表半裏에 속하지만, 비교적 陽氣의 활동이 활발한 곳입니다.

膽의 震卦와 肝의 巽卦는 陽氣가 상승하는 동방과 동남방에 위치하여 陽氣의 활동이 활발한 곳에 있습니다. 이와 같이 陽氣의 활동이 활발하게 교류되는 곳이 脇部이므로 肝이 脇部를 관리합니다.

背部로 들어오는 風寒의 邪氣와 음식으로 들어오는 寒邪를 肝이 脇部에서 將軍의 위력으로 물리치고, 膽이 肝을 위해 風熱한 기운을 이용하여 寒邪를 물리치므로 脇部는 肝이 거주하는 곳으로 肝氣가 간직되어 있습니다. 따라서 肝이 脇部를 관리합니다.

8. 肝과 爪甲

肝과 爪甲과의 관계를 어떻게 이해할 수 있습니까?

四肢 말단에 있는 爪甲의 양단에는 五腧穴의 井穴이 분포하고, 四肢는 土에 배속되나 손발의 끝부분인 指梢는 木에 배속되어 肝氣가 흐름을 나타냅니다. 그렇기 때문에 手足의 말단에서 陰陽 經脈이 교류하여 心臟으로 흐를 때 처음 솟구쳐 오르는 곳이 井穴로서 봄에 溫氣가 솟아오르는 木氣[震木과 巽木]와 상응합니다. 따라서 震木과 巽木의 天干納甲 庚金과 辛金의 기운이 井穴이 분포된 爪甲에 흘러 단단하게 만듭니다.

爪甲은 筋이 변형되어 바깥으로 나온 것으로, 어떤 물건을 잡거나 걷기 위해서는 단단한 爪甲의 역할이 중요하므로 將軍과 같은 氣槪가 있어야 하기 때문에 肝에 배속합니다.

爪甲은 筋의 餘分으로 四肢의 말단에 단단한 爪甲이 막지 않으면, 肝이 散血할 때 터지므로 이를 방지하기 위해 爪甲이 필요합니다. 따라서 春溫의 기운을 간직하고 筋을 滋養하는 肝이 爪甲을 관리합니다.

임상에서 井穴이나 十宣穴에 瀉血하는 이유도 臟腑 經脈의 막힌 기운을 뚫어주는 것입니다. 그리고 밤에 손톱 발톱을 깍지 않는 이유는 肝이 藏血하는 기운을 손상하지 않기 위한 것이고, 낮에 손발의 말단을 자주 만져주면 혈액순환이 원활하여 氣血의 순환이 좋아집니다. 그러므로 肝과 表裏 관계에 있는 膽의 상태는 爪甲을 통해서 알 수 있습니다. 따라서 손톱이 두껍고 황색을 띠면 膽囊의 벽도 두

껍고, 손톱이 얇고 홍색을 띠면 膽囊의 벽도 얇습니다.

손톱이 단단하고 청색을 띠면 膽囊이 긴장되기 쉽고, 손톱이 부드럽고 적색을 띠면 膽囊이 이완되기 쉽습니다. 또 손톱이 바르게 나고 백색을 띠면 膽汁의 분비가 좋고, 손톱이 울퉁불퉁하고 흑색을 띠면 膽汁의 분비가 좋지 않습니다.

第2章 心 · 小腸

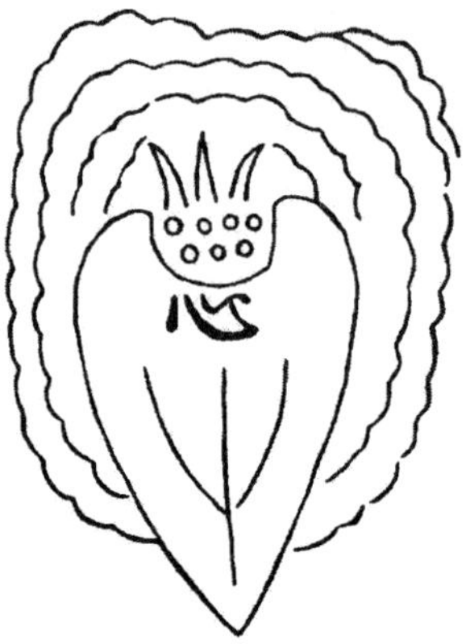

心 · 小腸

第1節 心·小腸의 五行

1. 火의 易理

火를 이해하는데 도움이 되는 易理는 어떤 것이 있습니까?

陰火와 陽火는 離卦의 先天八卦와 後天八卦에서 4계절의 寒熱溫凉으로 이해할 수 있습니다. 선천팔괘는 팔괘가 생성될 때의 本性이 되고, 후천팔괘는 팔괘가 생성된 후의 性質이 됩니다. 따라서 卦의 본성과 성질은 九宮數의 五行과 계절[方位]의 寒熱[六氣]이나 24節侯의 기후[寒·熱·溫·凉] 등으로 이해하면 됩니다.

1) 離火의 선천팔괘 : 火[陰·陽]의 생성[本性]

兌金	乾金	巽木
離火		坎水
震木	坤土	艮土

先天八卦

▶

	남방	
동방 溫氣		
	북방	

火의 本性

① 離火 : 동방 봄의 溫氣에서 생성

② 陰·陽火[離卦]의 본성 : 溫氣를 간직

2) 離火의 후천팔괘 : 火[陰·陽]의 성질

巽木	離火	坤土
震木		兌金
艮土	坎水	乾金

後天八卦

▶

	남방 暑熱	
동방		서방
	북방	

火의 性質

① 離火 : 남방 여름의 暑熱에서 활동

② 陰·陽火[離卦]의 성질 : 熱氣[火氣]가 왕성

3) 離火의 전체적인 이해

[절후, 방위, 육기, 선천팔괘, 구궁수리, 후천팔괘]

① 상단 : 절후, 방위

② 중간 : 六氣의 성질, 괘는 선천팔괘

③ 하단 : 數와 五行은 구궁수의 오행, 후천팔괘

입하. 동남 溫熱[兌] 4金. 巽木	하지. 남방 熱暑[乾] 9金. 離火	입추. 서남 濕熱[巽] 2火. 坤土
춘분. 동방 風溫[離] 3木. 震木	태극 濕 : 四季 5土. 중앙	추분. 서방 燥凉[坎] 7火. 兌金
입춘. 동북 溫寒[震] 8木. 艮土	동지. 북방 寒盛[坤] 1水. 坎水	입동. 서북 凉寒[艮] 6水. 乾金

火와 先·後天八卦

- 절후 : 亡種·夏至·小暑의 기질
- 방위 : 남방[여름]의 熱氣를 좋아함
- 육기 : 夏節의 暑熱이 왕성한 성질
- 선천 : 봄의 溫氣에서 생성
- 후천 : 여름의 熱氣에서 활동
- 수리 : 내부에 3木을 간직하고, 9金에서 활동

4) 火의 天干, 地支 변화 五行

火 : 天干, 地支 五行은 運氣學의 기초 이론

天干	地支	天干化合五行	地支對沖五行	三合五行
丙·丁	巳·午	戊癸化火	寅申少陽相火	寅午戌合火

① 天干 : 丙火[陽火], 丁火[陰火]

② 地支 : 巳火[陰火], 午火[陽火]

③ 天干相合 : 戊癸가 화합하여 火가 됨

④ 地支相合 : 子午가 상합하여 少陰君火
　　　　　　寅申이 상합하여 少陽相火

⑤ 地支三合 : 寅午戌이 삼합하여 火가 됨

2. 火와 心·小腸의 五行 歸類

火와 心·小腸의 五行 歸類는 무엇입니까?

아래의 도표와 같습니다.

卦	五行	臟	腑	氣	部位	五官	五體	五華	五精	五志	五役
離	火	心	小腸	熱	胸部	舌	脈	面	神	喜	臭

聲	色	臭	味	液	季節	五變	五方	五穀	五果	五菜	五畜
言	赤	焦	苦	汗	夏	長	南	黍	杏	薤	羊

3. 火氣의 盛衰와 心·小腸

火氣의 盛衰와 心과 小腸의 기운과는 어떤 관계가 있습니까?

火의 12養生法 : 丁火[心臟], 丙火[小腸]

12養生	胞	胎	養	生	浴	帶	冠	旺	衰	病	死	葬
心臟 [丁火]	子	亥	戌	酉	申	未	午	巳	辰	卯	寅	丑
小腸 [丙火]	亥	子	丑	寅	卯	辰	巳	午	未	申	酉	戌

火의 盛衰는 12胞胎法[養生法]의 胞에서 受精하여 生에서 출생되고, 旺에서 왕성하였다가 土[葬]로 들어갑니다. 이에 따라 陰火는 子[胞]에서 胞하여 역행[↺]으로 酉[生]에서 생성되어, 巳[旺]에서 왕성하고, 丑土[葬]로 들어갑니다. 그리고 陽火는 亥[胞]에서 胞하여 순행[↻]으로 寅[生]에서 생성되어, 午[旺]에서 왕성하고, 戌土[葬]로 들어갑니다. 따라서 陰火에 속하는 心臟의 기운은 膀胱[子水 ; 胞]의 기운을 바탕으로 胞를 이루어 肺[酉金 ; 生]에 의지하여 생성되고, 心[巳火 ; 旺]

의 도움으로 왕성해집니다. 그 후 脾[丑土 ; 葬]의 기운이 왕성할 때 肺의 기운이 쇠퇴합니다.

陽火에 속하는 小腸의 기운은 腎[亥水 ; 胞]의 기운을 바탕으로 胞를 이루어 膽[寅木 ; 生]에 의지하여 생성되고, 小腸[午火 ; 旺]의 도움으로 왕성해집니다. 그 후 胃腸[戌土 ; 葬]의 기운이 왕성할 때 大腸의 기운이 쇠퇴합니다.

臟·腑	胞	生	旺	葬
心[↺]	子[膀胱]	酉[肺]	巳[心]	丑[脾]
小腸[↻]	亥[腎]	寅[膽]	午[小腸]	戌[胃]

4. 火의 熱氣와 心 · 小腸

> 火의 熱氣와 心과 小腸의 기운과는 어떤 관계가 있습니까?

心臟과 小腸은 여름[夏]과 남방의 火에 속하고, 여름은 봄의 溫氣[木氣 ; 風氣]가 변하여 熱氣가 왕성한 시기입니다. 따라서 心臟과 小腸은 여름의 暑氣와 熱氣가 많은 성질이 있습니다.

여름은 낮의 길이가 길어 熱氣가 많아서 만물이 왕성하게 성장하는 시기이므로 心과 小腸도 여름철의 기운과 상응하여 이때 熱氣를 내장하고 기능도 활발해집니다. 그래서 여름에 陽氣[熱氣]가 왕성하면 山河에 물의 양이 많아지는 것과 같이, 여름철의 熱氣를 내장한 心臟은 전신으로 혈액을 순환시키는 기운을 내장합니다.

여름에 發揚되는 熱氣[火氣 ; 暑氣]는 冬至에 생긴 一陽으로부터 春分의 溫氣가 왕성하여 생긴 것이므로 근본은 冬至에 생긴 一陽에 있습니다. 따라서 心臟과 小腸의 熱氣[火氣]는 腎의 命門火가 肝을 거쳐 상승한 것이기에 근본은 腎의 眞陽1) 에 있습니다. 그러므로 心臟과 小腸은 腎과 肝의 기운을 받아야만 자신의 기운을 유지할 수 있습니다.

1) 坎卦[☵]의 중효가 眞陽을 표시하고, 陰氣를 가지고 心臟으로 상승하여 心陰을 생성. 水昇의 작용.

5. 心·小腸의 火性과 苦味

心과 小腸의 火性과 苦味의 관계는 어떠합니까?

火性에 속하는 心臟과 小腸은 離火의 생성 원리에 따라 火氣를 내포하고 많은 熱氣를 주관합니다. 離火가 위치한 남방에서 왕성한 火氣[暑火]가 熱氣를 만들고, 땅에서는 熱氣가 苦味를 만드는데 苦味를 섭취하면 心臟과 小腸의 기운이 생성됩니다. 苦味는 물질을 단단하게 하고 熱氣를 빼앗는 성질이 있습니다. 따라서 苦味의 하강하는 기운이 솟아오르는 熱氣[火氣]를 지닌 心臟과 小腸이 지나치게 상승하지 못하게 조절합니다. 그러므로 쓴맛[苦味]은 心臟과 小腸의 기능을 보강시켜 심장과 소장이 관리하는 각종 부위의 기능을 활성화시킵니다. 그리나 苦味를 지나치게 섭취하면 심장의 기운이 너무 위축되어 혈관이 탄력을 잃어 고혈압, 동맥경화, 중풍 등 심혈관계의 질환이 생깁니다.

6. 心과 小腸의 배열

心과 小腸의 配列에는 어떤 의미가 있습니까?

臟腑의 배열에서 心·小腸은 肺·大腸과 같이 멀리 떨어져 있습니다. 그래서 脾·胃나 肝·膽 같이 가까이 있는 다른 장부에 비해 하는 일이 명확합니다.

心臟은 肺의 바로 아래에서 부인으로 牝臟이 되고, 小腸은 심장과 멀리 떨어져서 남편으로 牡臟이 되어 부부 관계를 이룹니다. 그렇지만 心臟과 小腸은 같은 火氣로 몸의 火를 서로 협력하여 요리하기에 陰陽의 구별 없이 離卦의 성질을 갖고 멀리 떨어져서 각자의 임무를 수행합니다.

7. 心과 小腸의 협력

心과 小腸은 멀리 떨어져 서로 어떤 협력을 합니까?

心臟은 肺의 아래에 위치하여 肺가 흡입한 新氣를 받아 몸의 血을 주관하고, 小

腸에서 생산한 血液을 받아 전신의 혈관으로 보내어 몸을 따뜻하게 하고, 힘을 배양하여 전신의 기운을 회복시킵니다.

心臟이 肺를 통하여 濁氣를 배출하고, 신선한 天氣를 받아 전신의 혈맥으로 주입하기 위해서는 肺와 가장 가까이 있어야 해서 肺의 바로 아래에 있는 것입니다.

그리고 心臟의 牡臟인 小腸은 心臟과는 멀리 떨어져서 手太陽의 開門과 太陽寒水를 이용하여 胃腸을 통과한 消化物을 받아들입니다. 이때 小腸은 陽火[午火]에서 나오는 많은 熱氣의 힘으로 소화물질을 熏蒸시켜 영양물질에서 새로운 혈액의 원료를 흡수하여 小腸의 16曲에서 혈액을 생산합니다. 따라서 小腸은 심장의 명령으로 혈액을 생산하기 위해 아래에 있고, 心臟은 肺로부터 天氣를 받아 전신의 血脈으로 공급하기 위해 上部에 있습니다.

心臟은 肺로부터 天氣를 받아 혈액을 전신으로 순환시키므로 血은 氣를 따라 갑니다. 따라서 '血從氣' 한다는 것은 肺의 天命을 心臟이 받아 하늘의 德을 전신에 베푸는 것[2)]입니다. 그러므로 心臟은 肺의 보호를 받으면서 天氣를 받기 위해 상부에 위치합니다.

第2節 心의 易理

1. 心과 陰火[地數 : 二]

> 陰火와 地數 二를 통하여 心을 이해하는데 도움이 되는 易理는 무엇입니까?

二의 陰火는 河圖[先天]에서 夏至 절기의 남방에 있고, 洛書[後天]에서는 長夏와 立秋 절기의 서남방에 있습니다. 그러므로 陰火는 夏至 절기의 왕성한 熱氣를 體로 하고, 長夏의 濕熱과 初秋의 燥氣를 用으로 하여 陰火는 濕熱과 약간의 燥氣를 간직합니다.

河圖의 天數와 地數 생성에서 二는 地에서 생하므로 陰火에 속하고, 天干의 丁

2) 肺는 外天으로 하늘이 되고, 心臟은 天子로 君主가 되어 天命을 받아 전신에 공급한다는 뜻.

입하	[2・7] 하지 熱氣	長夏 입추
3・8 춘분	5・10	4・9 추분
입춘	1・6 동지	입동

節氣・河圖九宮數

4 입하	9 하지	[2] 長夏 濕熱
3 춘분	5	7 추분
8 입춘	1 동지	6 입동

節氣・洛書九宮數

火와 地支의 巳火가 陰火에 속합니다.

陰火인 '二'의 모양은 '一'에 '一'을 합하여 생긴 것이므로 외부에 두 개의 水[天一生水]가 모여 내부에 火가 생긴 것을 나타냅니다. 그러므로 陰火는 地中의 火[용암]나 기름[油]처럼 외형은 물과 비슷하지만, 내부에는 불[火]을 내장하고 있어 물의 모양과 같아 보입니다. 그리고 陰火는 타오르는 불이 아니고 表寒內熱한 성질이 있으므로 능히 五行의 金을 제압할 수 없습니다.

土에서 '天一生水'의 一[陽水]과 '地二生火'의 二[陰火]가 상합하면 水火의 작용으로 만물이 생성됩니다. 이와 같이 하늘에서 생긴 水와 땅에서 생긴 火가 陰陽論의 근본이 됩니다.

陰火[二火]는 河圖[先天]에서 南方의 熱氣를 바탕으로 생성되고, 洛書[後天]에서 西南方의 濕熱과 燥氣한 기질이 있습니다. 따라서 心臟은 남방의 熱氣로 체온을 유지하고, 서남방의 濕熱로 혈액을 뜨겁게 하고, 燥氣로 혈액이 넘치지 않게 조절합니다.

2. 心・小腸과 여름의 熱氣

心・小腸과 熱氣의 관계를 설명하여 주시겠습니까?

心・小腸은 여름과 상응하고, 여름을 상징하는 離卦(☲)는 중간에 한 개의 陰이 있고, 上下에 두 개의 陽氣가 중간의 陰氣를 보호하는 모양입니다. 그리고 離卦가 있는 남방은 夏至가 있어 낮의 길이가 제일 길고 일조량이 가장 많아 熱氣가 많은 곳입니다. 그러므로 離卦는 여름의 기후처럼 大地가 熱氣로 가득 차서 만물의 활동이 활발하여 蕃盛하는 것을 상징합니다. 그래서 여름의 기운인 熱氣와 火氣는 초목의 津液을 상승시켜 만물이 마치 火盛할 수 있는 토대를 만들어 줍니다. 따라서 여름의 離卦와 상응하는 心·小腸은 熱氣와 火氣를 간직하고, 이 기운을 이용하여 몸의 물[水]에 해당하는 血液을 전신으로 유통할 수 있습니다.

여름에 해당하는 巳·午·未月 석 달을 '蕃秀'라고 하는데, 이때 만물은 蕃盛하여 陽氣를 받아들이는 시기이므로 늦게 자고 태양이 떠오를 때 일어나야 합니다. 만약 이 시기에 지나치게 陽氣를 소모하면 心臟이 허약해집니다.

3. 心·小腸과 火[離卦]

> 火와 心·小腸은 어떤 易理로 설명할 수 있습니까?

心臟은 陰火에 속하고, 小腸은 陽火에 속합니다. 八卦의 생성에서 水·火의 작용으로 변화가 이루어져서 水와 火는 陰陽의 구별이 없습니다. 따라서 心臟과 小腸은 모두 離卦[☲]와 상응하므로 離掛의 天干納甲 己土와 地支納甲 卯·丑·亥·酉·未·巳의 易理로 心臟·小腸과 다른 臟腑의 관계를 설명합니다.

1) 心 · 小腸과 離卦

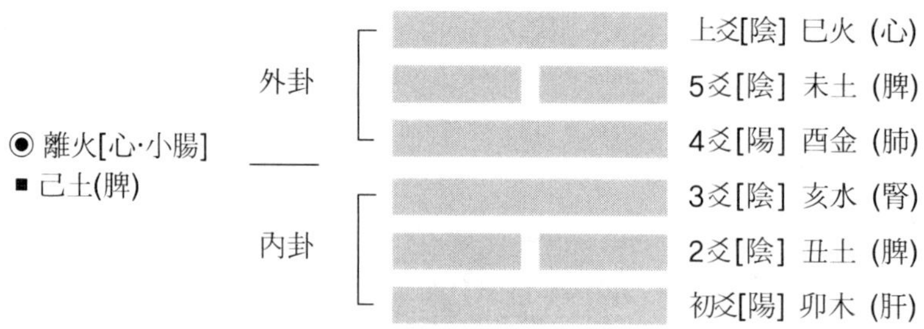

2) 離卦의 天干納甲 : 己土[陰土 ; 脾]

3) 離卦의 地支納甲 : 卯·丑·亥·酉·未·巳와 心·小腸의 관계

初爻	2爻	3爻	4爻	5爻	上爻
陽爻	陰爻	陽爻	陽爻	陰爻	陽爻
卯木	丑土	亥水	酉金	未土	巳火
肝陽	脾陰	腎陽	肺陽	脾陰	心陽

4. 心·小腸氣의 形成

心·小腸은 어떤 易理로 臟腑의 기운과 相通합니까?

心·小腸 氣의 形成

① 心과 離卦의 天干納甲 : 己土[陰土 ; 脾]

離火의 天干納甲 己土와 心·小腸의 관계
天干納甲이 卦象에 미치는 작용은 전체적이다. 離卦에서 天干納甲 己土는 離火를 제어하여 조절하는 역할을 한다. 따라서 心·小腸이 혈액의 생산과 순환에 관여하는 것은 모두 脾가 섭취하는 五味에 있다.

離卦와 상응하는 心·小腸은 '火生土'의 원리로 脾에게 많은 기운을 줍니다. 心·小腸은 脾가 五味를 섭취하는 데 필요한 열량을 항상 제공합니다. 따라서 脾土는 心火와 同胞[3]하여 일생을 같이 합니다. 만약 脾氣가 약하면 津液이 부족하여 血虛가 되어 심장이 약해지기 쉽고, 脾氣가 너무 강하면 脾濕이 火土 同胞로 심장에 부담을 주어 심장이 허약하기 쉬우므로 脾는 항상 心君을 위해 노력합니다.

3) 離卦의 天干納甲 己土의 脾가 心·小腸의 火와 同胞함.

② 心·小腸과 離卦의 地支納甲 : 卯·丑·亥·酉·未·巳

初爻[陽]	卯木 : 肝의陽氣	心·小腸은 木生火 : 肝의 기운을 받음
2爻[陰]	丑土 : 脾의陰氣	心·小腸은 火生土 : 脾에 기운을 전함
3爻[陽]	亥水 : 腎의陽氣	心·小腸은 水克火 : 腎의 조절을 받음
4爻[陽]	酉金 : 肺의陽氣	心·小腸은 火克金 : 肺를 조절함
5爻[陰]	未土 : 脾의陰氣	心·小腸은 火生土 : 脾에 기운을 전함
上爻[陽]	巳火 : 心·小腸	心·小腸과 동일

離卦의 地支納甲에서 心·小腸은 肝[初爻—卯木 ; 陽氣]과 '木生火'의 원리로 상통하여 肝은 心·小腸에게 溫氣와 風氣를 제공합니다. 脾[2·5爻—丑土 ; 未土]와는 '火生土'의 원리로 상통하여 心·小腸은 脾에게 熱氣를 보내줍니다.

腎[3爻—亥水]과는 '水克火'의 원리로 상통하여 腎은 心·小腸의 熱氣를 조절해주고, 肺[4爻—酉金]와는 '火克金'의 원리로 상통하여 心·小腸은 肺氣를 조절해 줍니다. 따라서 心·小腸은 肝·脾·腎·肺의 기운과 상통하여 정상 기능을 발휘합니다.

5. 心·小腸의 氣質

心·小腸의 氣質에는 어떤 易理가 있습니까?

입하[溫熱] 巽木[陰木] [동남] 4金 선천 : 兌金	하지[熱火] 離火[陰陽] [남방] 9金 선천 : 乾金	長夏[濕熱] 坤土[陰土] [서남] 2火 선천 : 巽木
춘분[風溫] 震木[陽木] [동방] 3木 선천 : 離火	太極 5 · 10 土	추분[燥凉] 兌金[陰金] [서방] 7火 선천 : 坎水
입춘[寒溫] 艮土[陽土] [동북] 8木 선천 : 震木	동지[寒水] 坎水[陰陽] [북방] 1水 선천 : 坤土	입동[凉寒] 乾金[陽금] [서북] 6水 선천 : 艮土

① 1번째 줄 : 節氣의 六氣 성질
② 2번째 줄 : 後天八卦. [ ]는 후천팔괘와 五行
③ 3번째 줄 : [ ]는 方位. 九宮數의 五行
④ 4번째 줄 : 先天八卦

心·小腸과 상응하는 離火(☲)는 熱氣를 상징하고, 先天은 春分 절기에 해당하는 동방의 風溫한 곳에서 생성되었으나, 後天에서는 風溫을 피해 夏至 절기에 해당하는 남방의 더운[熱] 곳에서 활동을 합니다.

後天에서 離卦가 있는 남방은 선천팔괘의 乾卦와 九宮數의 九金이 있는 곳으로서 離火는 乾金의 성질과 九金의 기운을 내포하고, 여름의 熱氣와 火氣를 간직합니다. 따라서 離火와 상응하는 心·小腸은 선천적으로 동방의 溫氣가 있으므로 溫氣를 싫어하고, 夏至에 생기는 陰氣를 內藏하여 表熱裏寒한 성질로 熱氣를 좋아하는 기질이 있습니다. 그래서 心·小腸은 熱氣와 燥氣를 이용하여 몸의 血液을 순환시킵니다.

6. 心과 肝의 易理

心과 肝의 生理 활동은 어떤 易理를 바탕으로 합니까?

心의 離卦 初爻의 地支納甲 : 卯木-肝木

성질	初爻의 卯木이 陽爻이므로 肝의 陽氣
관계	心의 火氣와 肝의 木氣 : 木生火
생리	肝의 陽氣가 心의 火氣를 생성 心의 火氣가 肝으로 유입

心과 肝은 '木生火'의 원리로 相生을 이루고, 心과 상응하는 離火의 地支納甲에서 肝에 해당하는 卯木이 初爻[陽爻]에 있는데, 이는 肝의 陽氣와 心의 기운이 상통함을 표명합니다.

心은 風溫의 기운을 자신에게 제공하여 血液이 고동치면서 전신으로 순환할 수 있게 해주는 肝을 위하여 전신의 筋에 혈액을 보냅니다. 그리고 肝이 邪氣의 침입을 막기 위해 將軍의 직책을 수행할 수 있게 君火를 공급하여 肝에 보답합니다.

한편으로 肝이 散血하고 藏血하는 기능을 충실히 이행하여야 혈액 순환이 잘 되는데, 肝이 虛하여 風氣가 부족하면 혈액순환이 나빠져 四肢에 痺症이 나타나기 쉽습니다.

7. 心과 脾의 易理

心과 脾의 生理 활동은 어떤 易理를 바탕으로 합니까?

心의 離卦 2 · 5爻의 地支納甲 : 丑 · 未土－脾土

성질	2·5爻의 丑·未土가 陰爻이니 脾의 陰氣
관계	心의 火氣와 脾의 土氣 : 火生土
생리	心의 火氣가 脾의 陰氣를 생성 脾의 陰氣가 心으로 유입

心과 脾는 '火生土'의 원리로 相生을 이루고, 心과 상응하는 離火의 地支納甲에서 脾에 해당하는 丑·未土가 2·5爻[陰爻]에 있는데, 이는 脾의 陰氣와 心의 기운이 상통함을 표명합니다.

心은 자신에게 統血 작용으로 津液을 제공하여 血液에 진액이 충실할 수 있게 해주는 脾를 위하여 전신의 肉에 혈액을 보내어 脾에 보답합니다. 그리고 脾가 다른 臟의 糧食인 진액을 생산하기 위해 君主의 德인 君火를 공급합니다.

한편으로 脾가 胃腸·小腸·大腸을 통솔하여 음식물로부터 津液을 생산하여 혈액성분이 충실해야 하는데, 脾가 虛하여 津液의 생산이 부족하면 統血 작용이 장애를 받아 虛血의 증상이 나타나기 쉽습니다.

8. 心과 腎의 易理

心과 腎의 生理 활동은 어떤 易理를 바탕으로 합니까?

心의 離卦 3爻의 地支納甲 : 亥水－腎水

성질	3爻의 亥水가 陽爻이므로 腎의 陽氣
관계	心의 火氣와 腎의 水氣 : 水克火
생리	腎의 陽氣가 心臟의 火氣를 조절 腎의 陽氣가 心臟으로 유입

心과 腎은 '水克火'의 원리로 상생을 이루고, 心과 상응하는 離火의 地支納甲에서 腎에 해당하는 亥水가 3爻[陽爻]에 있는데, 이는 腎의 陽氣와 心의 기운이 상통함을 표명합니다.

心은 자신에게 眞陽[4])을 제공하여 심장의 활동을 도와주는 腎을 위하여 전신의 骨에 혈액을 보내어 腎에 보답합니다. 그리고 腎이 精을 생산하기 위해 君主의 德인 君火를 공급합니다.

한편으로 腎이 精과 命門火를 생산하여 혈액에 생명력이 넘쳐야 하는데, 腎이 虛하여 精의 생산이 떨어지면 命門火가 부족하여 전신의 陽氣가 쇠약한 陽虛의 증상이 나타나기 쉽습니다.

9. 心과 肺의 易理

心과 肺의 生理 활동은 어떤 易理를 바탕으로 합니까?

心의 離卦 4爻의 地支納甲 : 酉金－肺金

心과 肺는 '火克金'의 원리로 상생을 이루고, 心과 상응하는 離火의 地支納甲에서 肺에 해당하는 酉金이 4爻[陽爻]에 있는데, 이는 肺의 陽氣와 心의 기운이 상통

4) 腎의 命門에서 상승하는 火. 坎卦의 中爻에 해당.

성질	4爻의 酉金이 陽爻이니 肺의 陽氣
관계	心의 火氣와 肺의 金氣 : 火克金
생리	心의 火氣가 肺의 陽氣를 조절 肺의 陽氣가 心으로 유입

함을 표명합니다.

心은 新鮮한 天氣를 제공하여 심장의 활동을 도와주는 肺를 위하여 전신의 皮膚에 혈액을 보내어 肺에 보답합니다. 그리고 肺가 전신의 氣를 주도하도록 心은 君火를 공급합니다.

한편으로 肺가 호흡을 통하여 혈액에 신선한 天氣를 공급해야 하는데, 肺가 虛하여 호흡 장애가 생겨서 心血에 天氣인 산소가 부족하면 眩暈이 나타나기 쉽습니다.

第3節 小腸의 易理

1. 小腸과 陽火[天數 : 七]

小腸을 이해하는데 도움이 되는 易理는 어떤 것이 있습니까?

	[2·7]	
3·8	5·10	4·9
	1·6	

河圖九宮數

4	9	2
3	5	[7]
8	1	6

洛書九宮數

七의 陽火는 河圖[先天]에서 夏至 절기의 南方에 있고, 洛書[後天]에서 秋分 절기의 西方에 있습니다. 그러므로 陽火는 夏至 절기의 熱氣를 體로 하고, 秋分 절기의 燥氣를 用으로 하는 성질을 간직합니다.

河圖의 天數와 地數 生成에서 七은 天에서 成하므로 陽火이고, 天干의 丙火와 地支의 午火가 陽火에 속합니다.

'七'의 陽火에서 '一'은 하늘을 나타내고 '乚'은 불꽃이 아래에서 하늘로 올라가서 쌓인 것을 나타냅니다. 따라서 '七'의 陽火는 熱氣가 항상 아래에서 위쪽으로 올라가고, 내부에서 바깥쪽으로 퍼져나가는 성질이 있음을 나타냅니다.

陽火는 타오르는 불꽃이므로 능히 金을 克하여 녹일 수 있으나, 陰火는 나무나 기름이 없으면 불꽃이 생할 수 없습니다.

陽火는 왕성한 熱氣와 燥氣가 타오르는 불꽃과 같습니다. 따라서 陽火에 속하는 小腸은 강렬한 熱氣를 이용하여 16曲에서 水穀의 精微한 성질로부터 혈액을 생산하고, 小腸을 보호하는 手太陽은 寒水를 주관하여 小腸의 熱氣를 조절합니다.

2. 小腸과 肝의 易理

小腸과 肝의 生理 활동은 어떤 易理를 바탕으로 합니까?

小腸의 離卦 初爻의 地支納甲 : 卯木-肝木

성질	初爻의 卯木이 陽爻이니 肝의 陽氣
관계	小腸의 火氣와 肝의 木氣 : 木生火
생리	肝의 陽氣가 小腸의 火氣를 생성 小腸의 火氣가 肝으로 유입

小腸과 肝은 '木生火'의 원리로 상생을 이루고, 小腸과 상응하는 離火의 地支納甲에서 肝에 해당하는 卯木이 初爻[陽爻]에 있는데, 이는 肝의 陽氣와 小腸의 기운이 상통함을 표명합니다.

肝은 陽氣를 膽汁을 통해 小腸에게 제공하여 소화물로부터 혈액을 생산할 수 있게 도와줍니다. 小腸은 肝을 위하여 新血을 만들어 肝으로 보내냅니다. 그리고 肝은 膽에게 명령하여 相火를 小腸에 보내 手太陽의 剛健한 氣를 유지하게 도와줍니다.

한편으로 膽은 肝의 요청으로 膽汁을 저장하였다가 분사하여 小腸이 소화물의 분해와 흡수를 잘 할 수 있게 도와줍니다. 만약 肝이 虛하여 담즙의 분사기능이 떨어지면 新血의 원료가 되는 津液이 汚濁하여 痰飮과 瘀血이 생겨 血栓의 원인이 됩니다.

3. 小腸과 脾의 易理

小腸과 脾의 生理 활동은 어떤 易理를 바탕으로 합니까?

小腸의 離卦 2·5爻의 地支納甲 : 丑·未土－脾土

성질	2·5爻의 丑·未土가 陰爻이니 脾의 陰氣
관계	小腸의 火氣와 脾의 土氣 : 火生土
생리	小腸의 火氣가 脾의 陰氣를 생성 脾의 陰氣가 小腸으로 유입

小腸과 脾는 '火生土'의 원리로 상생을 이루고, 小腸과 상응하는 離火의 地支納甲에서 脾에 해당하는 丑·未土가 2·5爻[陰爻]에 있는데, 이는 脾의 陰氣와 小腸의 기운이 상통함을 표명합니다.

小腸은 陽火를 脾에 보내 脾가 진액의 생산을 만들어 五味를 관리 할 수 있게 도와줍니다. 그리고 脾는 소화물의 濕氣를 조절하여 小腸이 좋은 혈액을 생산하게 도와주어 小腸의 도움에 보답합니다.

한편으로 小腸은 자신이 소화물을 분해 흡수하여 혈액을 생산할 수 있게 도와주는 脾를 위해 手太陽의 巨陽을 脾에 보냅니다. 그리고 脾는 자신의 開門을 열어 음식물을 잘 통과할 수 있게 도와서 胃腸·小腸·大腸의 기능을 도와주어 小腸에 보답합니다. 또한 脾는 음식물로부터 五臟의 진액을 만들어야 합니다. 만약 小腸이 虛하여 熱氣를 脾에 공급하지 못하면 진액의 생산에 차질이 생겨 五臟이 虛해지는 증상이 나타납니다.

4. 小腸과 腎의 易理

小腸과 腎의 生理 활동은 어떤 易理를 바탕으로 합니까?

小腸의 離卦 3爻의 地支納甲 : 亥水－腎水

성질	3爻의 亥水가 陽爻이니 腎의 陽氣
관계	小腸의 火氣와 腎의 水氣 : 水克火
생리	腎의 陽氣가 小腸의 火氣를 조절 腎의 陽氣가 小腸으로 유입

小腸과 腎은 '水克火'의 원리로 상생을 이루고, 小腸과 상응하는 離火의 地支納甲에서 腎에 해당하는 亥水가 3爻[陽爻]에 있는데, 이는 腎의 陽氣와 小腸의 기운이 상통함을 표명합니다.

小腸은 자신이 갖고 있는 陽火의 기운을 조절해 주는 腎을 위해 좋은 精의 재료가 되는 新血을 만들어 보답합니다. 그리고 腎은 小腸이 진액과 혈액을 만들고 남은 물을 받아 처리하여 小腸에 보답합니다.

小腸은 腎을 통하여 命門火를 받아 소화물을 분해 흡수하여 진액을 생산하는데, 腎이 虛하여 眞陽이 부족하면 小腸이 虛冷하여 腹鳴, 腹痛, 泄瀉 등의 증상이 나타나기 쉽습니다.

5. 小腸과 肺의 易理

小腸과 肺의 生理 활동은 어떤 易理를 바탕으로 합니까?

小腸의 離卦 4爻의 地支納甲 : 酉金－肺金

小腸과 肺는 '火克金'의 원리로 상생을 이루고, 小腸과 상응하는 離火의 地支納甲에서 肺에 해당하는 酉金이 4爻[陽爻]에 있는데, 이는 肺의 陽氣와 小腸의 기운이 상통함을 표명합니다.

성질	4爻의 酉金이 陽爻이니 肺의 陽氣
관계	小腸의 火氣와 肺의 金氣 : 火克金
생리	小腸의 火氣가 肺의 陽氣를 조절 肺의 陽氣가 小腸으로 유입

小腸은 자신의 熱氣를 大腸에 공급하여 소화물을 乾燥시킬 수 있게 도와주어 大腸의 기능을 조절하고 肺를 편안하게 합니다. 이런 과정에서 小腸은 자신의 熱氣를 大腸을 통해 肺에 전달합니다.

肺는 天의 陽氣를 받아 小腸에 전달하여 小腸의 기능을 활성화합니다. 만약 肺氣가 부족하여 下陷되면 小腸도 압박을 받아 진액의 흡수가 부족하여 수분을 처리하지 못해 腹鳴, 泄瀉 등이 나타나기 쉽습니다.

第4節 心臟의 기능

1. 心臟과 血液

心臟과 血液과 혈액 속의 伏火를 어떻게 이해할 수 있을까요?

1) 血液과 心·小腸

心臟은 役軍인 小腸을 시켜서 16曲에서 음식물의 精微한 물질을 太陽寒水의 작용으로 흡수하여 血液의 기초를 만들고, 이를 '水生木'의 원리로 肝으로 가서 溫風과 升發의 기운을 받아 완전한 혈액으로 성숙합니다.

2) 血液의 이해

血液은 陰으로 水에 속하고, 水와 상응하는 坎卦(☵) 中爻의 陽은 혈액 속에 熱氣가 內在된 것을 표명하고, 이 熱氣를 '榮氣'라 하며, 榮氣는 혈관 속에서 순행하므로 '陰氣'라고도 합니다.

3) 心臟과 血液

心臟은 離火와 상응하고, 離卦는 天干納甲 己土의 영향을 많이 받으므로 심장의 熱氣는 脾에 있습니다[5]. 혈액은 脾가 중심이 되어 땅에서 생산된 음식물[地味]을 섭취하여 胃腸과 小腸에서 消化 分解 吸收 작용을 거쳐 생산 됩니다. 그리고 脾는 心臟의 자식으로 地味를 흡수하여 심장의 役軍인 小腸에서 혈액을 만들어 부모의 은혜에 보답합니다. '地二生火'하여 熱氣가 땅[土]에서 생기므로 離火가 土氣를 많이 받습니다. 따라서 地味로부터 만들어진 혈액은 땅의 熱氣를 간직하므로 離火에 속하는 심장이 혈액을 관리합니다.

4) 血의 伏火

血液은 陰液이지만 심장의 熱氣를 받아 생산되므로 坎水의 易理로 火氣를 內藏하는데, 혈액 속에 있는 熱氣를 '伏火'라 합니다. 만약 伏火에서 나오는 熱氣가 없어 몸이 冷하면 혈액이 부족한 것이고, 몸이 더워 熱氣가 많으면 혈액이 풍족한 것입니다. 어릴 때는 혈액이 많아서 몸이 덥고, 노인은 혈액이 부족하여 추위를 쉬이 느낍니다.

2. 心과 '君主의 官'

心臟과 君主의 직책과 血氣를 어떻게 이해할 수 있습니까?

1) 君主의 직책

心臟에서 '心'은 '火'가 누워 있는 모양으로 심장이 火를 주재함을 나타내고, 火는 生·老·病·死 근본이 됩니다. 그리고 心臟은 神이 居住하는 곳으로 生命의 근원이 되기도 합니다.

君主는 심장이 생명의 源泉이어서 붙인 직책이며, 심장은 陽中의 陽으로 離火(☲)와 여름의 기운과 상응하여 陽氣[熱氣]가 많아 熱氣를 혈액에 담아 전신에 공급하여 군주의 德인 火氣를 베풉니다. 태양빛의 陽氣[熱氣]는 만물과 人身의 德이 되는데

---

5) 脾土와 心火는 12양생법에서 亥에서 같이 胞함[火土同胞].

심장은 火를 주관해서 天에서 생기는 寒氣[6]를 막고, 地에서 생기는 寒氣를 막아 臟腑가 심장의 德인 君火로 건강을 유지합니다. 그래서 심장이 火를 주관하여 臟腑를 기르므로 심장을 '君主의 官'이라 합니다.

2) 心臟과 血氣

태양이 주는 熱[陽氣]과 땅에서 상승하는 火[7]가 만물을 소생하여 번성시키는 근본이 되고, 人身은 熱氣를 가지고 태어나서 죽을 때까지 熱氣를 얻기 위해 활동하며, 생명의 근원인 命門의 火가 꺼지면 사망합니다.

심장은 전신의 혈관을 지배하므로 血氣가 왕성하면 혈관에 熱氣가 많아 전신이 따뜻하고, 血氣가 부족하면 혈관에 熱氣가 적어 몸이 冷합니다. 그리고 심장에 작용하는 陽氣[熱氣]의 過不足은 얼굴에 나타나서 陽氣가 과잉하면 얼굴이 붉고, 양기가 부족하면 얼굴이 蒼白해집니다.

심장의 熱氣가 많아지면 혈관에 열기가 과잉되어 고혈압과 '熱生風'으로 뇌혈관 질환이 나타나고, 心血이 부족하면 心神이 안정을 잃어 不安하고 焦燥하여 驚悸, 不眠 등의 정신질환이 생깁니다.

3. 心臟의 眞陰과 五火

心臟의 眞陰과 五火를 어떻게 이해할 수 있습니까?

1) 眞陰과 眞陽

地氣가 상승하는 것은 땅속에 있는 熱의 작용이고, 天氣가 하강하는 것은 하늘에 있는 寒의 작용입니다. 그래서 땅에서 상승하는 熱을 '眞陽'이라 하고, 하늘에서 하강하는 寒을 '眞陰'이라 합니다.

地氣가 상승하는 眞陽을 坎卦(☵)의 내부 陽氣의 작용으로 표시하고, 天氣가 하강하는 眞陰을 離卦(☲)의 내부 陰氣의 작용으로 표시합니다. 따라서 眞陽은 坎水

6) '天一生水'하여 寒氣의 근원이 天에 있음.
7) '地二生火'에서 火의 근원이 땅에 있음.

	熱			
	巽	離火의 中爻 하지 天氣하강 眞陰	坤	
溫	震	太極	兌	凉
	艮	坎水의 中爻 동지 地氣상승 眞陽)	乾	
		寒		

後天八卦寒熱溫冷

에서 상승하는 陽氣가 되고, 眞陰은 離火에서 하강하는 陰氣가 됩니다. 그래서 眞陰과 眞陽의 升降이 心血과 腎氣가 교류하는 '水昇火降'으로 나타납니다.

心과 腎은 上下에서 天地의 기운과 상응하여 昇降하고, 肝과 肺는 좌우에서 東西의 기운과 상응하여 교류하므로 氣가 先行되고 氣를 따라 血이 순행합니다.

2) 몸의 五火

몸에는 五火가 있는데, 足少陽 膽의 '暴火'와 足少陰 腎의 '虛火'는 평소에 動하지 않고, 발병이 되었을 때 생기므로 五火에 넣지 않고, 少陰과 少陽이 '五火'를 주관합니다.

① **君火** : 手少陰 心의 君火로 혈관을 통해 전신으로 전달되는 火
② **伏火** : 手少陰으로 혈액 속에 갖추어져 있는 火
③ **命門火** : 足少陰 腎의 命門火로 心包를 통해 전신에 전달되는 火
④ **三焦火** : 足少陰 腎의 命門火로 三焦를 통해 전신에 流動되는 火
⑤ **民火** : 膀胱이 足少陰 腎으로부터 받은 火를 膀胱經의 腧穴을 따라 전신에 공급하는 太陽의 火

4. 心包의 역할

心臟과 心包의 관계를 어떻게 이해할 수 있습니까?

1) 心臟과 心包

心包와 三焦는 형체가 없는 臟腑로 表裏를 이루고, 心臟은 몸의 君主로 안정을 취해야 하므로 心包가 厥陰風木의 기운으로 심장의 일을 대행을 합니다. 따라서 心包는 심장의 대행기관으로 심장의 君火를 전신으로 베푸는 심장의 內政을 맡아 처리하는 곳입니다. 그리고 심장은 外政을 일꾼인 小腸에 맡겨 처리하고, 자신은 직접 火를 주관하지 않아 항상 안정을 유지하여 몸을 편안하게 합니다.

2) 心包의 활동

心包는 심장의 君火를 이용하여 몸을 따뜻하게 하고, 濕을 건조시켜 上體로 들어가는 습기를 막고, 몸의 寒을 물리쳐 혈액의 응결을 방지합니다. 또한 心包는 심장에 寒과 熱이 과도하게 들어가지 못하도록 막아 심장의 少陰君火를 유지시켜 줍니다.

心包는 심장을 대신하여 君火와 心熱과 風氣를 筋과 肌肉에 주입하여 筋의 신축을 자유롭게 하고 肌肉을 長大하도록 도와줍니다. 그리고 心包는 심장이 주관하는 혈관을 조정하여 체온을 정상화시키고, 심장의 榮氣를 風[厥陰]의 힘으로 조종하여 상하 좌우로 유동시켜 五臟의 균형을 잡습니다.

3) 心包의 임무

군주는 내정의 안정을 위해 국민이 의식주 걱정 없이 편안하게 생활을 할 수 있게 노력해야 합니다. 몸은 氣血로 생명을 영위하므로 심장은 氣血을 순환시키는 것이 가장 중요한 일입니다. 따라서 心臟은 몸의 안정을 위해 天에서 하강하는 風寒의 邪氣를 막아야 할 책임을 心包에 대행시킵니다.

風寒의 邪氣는 手太陽 小腸에서 음식물로부터 들어오고, 足太陽 膀胱에서 腠理로부터 들어옵니다. 이때 심장을 대행하는 心包가 命門의 火를 小腸과 膀胱으로 보내 邪氣의 침입을 일선에서 막아 心臟을 안정시키는 것이 心包의 중요한 일입니다.

4) 心包와 心腎의 水火

腎의 水는 心(☲)의 眞陰에서 나오고, 心의 火는 腎(☵)의 眞陽에서 나옵니다. 腎의 眞陽에서 생성된 命門의 火를 이용하여 心包는 심장의 혈액을 厥陰의 기운[風氣]으로 고동치게 하여 전신으로 순환시키는 역할을 합니다.

腎은 水를 주관하여 '水生木'의 원리로 肝에 들어가 風을 생하고, '水克火'의 원리로 腎의 寒氣가 心으로 들어가는 것을 心包가 차단시킵니다. 따라서 心包는 厥陰으로 봄의 震卦(☳)와 상응하여 溫氣를 내포한 風木의 기운으로 小腸과 항상 협조하여 심장의 일을 대행하고 심장이 받을 모든 벌을 대신 받습니다.

5. 心包의 君火와 命門

心包의 君火와 命門의 관계를 어떻게 이해할 수 있습니까?

心包와 命門火

心包는 심장의 대행기관으로 심장의 內政을 대신하려면 少陰君火가 필요한데, 심장의 君火는 전신의 안정을 위해 필요하므로, 足少陰 腎의 君火가 가장 적합합니다.

腎은 땅과 상응하여 하늘에서 하강하는 물[水]도 저장하고, '地二生火'하여 火의 근원도 되므로, 腎에는 항상 水火가 존재합니다. 따라서 腎의 君火를 행사하는 곳은 命門이므로 心包가 命門의 君火를 받아 심장의 일을 대신하기 때문에, 心包의 기운은 命門의 火에서 발현합니다.

命門은 다른 臟腑와 같이 특별히 부서를 맡지는 않았지만 오직 심장의 內政을 맡아 수행합니다. 그래서 심장은 군주로 안정을 취하여 직접 활동하지 않고, 君火를 臟腑에 공급하는 內政을 命門火를 간직한 心包에게 위임합니다. 따라서 命門은 心包와 三焦에게 君火를 제공하여 심장을 도와주기 때문에 臟腑의 기능에 직접 간여하는 것과 같습니다.

巳亥 厥陰에서, 心包를 巳月의 厥陰에 배속하여 亥月의 肝[8])이 하는 일에 心包가

8) 六經생성의 巳亥 厥陰風木에서 巳月은 心包, 亥月은 肝巳에 배속.

협조합니다. 그래서 肝은 心君을 위하여 心包의 도움을 받아 散血하고 藏血하는 일을 수행합니다. 따라서 혈액이 순환하는 원동력은 命門에서 나온 火가 '熱生風'의 원리로 바람을 일으키면 心包가 혈액을 고동치게 하는 데 있습니다.

다른 臟腑는 신체의 각 부분을 맡아서 관장하지만 命門은 특별히 맡은 것이 없는 것은 심장의 일을 대신하기 때문으로 命門의 盛衰 여부는 심장이 주도하는 혈액의 色澤으로 나타납니다.

6. 心包와 顏色

> 心包와 顏色과 命門의 氣은 어떤 관계가 있습니까?

心臟이 혈액을 주도하고, 肝이 주관하는 色은 혈액의 虛實에 따라 얼굴에 나타납니다. 腎은 '水生木'의 원리로 命門의 君火를 肝으로 보내 肝의 활동을 도와줍니다. 만약 腎이 허약하여 母情을 자식인 肝에 주지 못하여 肝虛가 되면 혈액의 해독과 藏血과 散血의 기능에 영향을 미쳐 五臟의 榮華가 나타나는 얼굴에 色이 변화합니다.

命門의 중요한 역할은 심장을 대신한 心包를 통하여 기혈의 조화를 顏色으로 표현하는 데 있습니다. 만약 肝虛하면 青色, 心虛하면 紅色, 脾虛하면 黃色, 肺虛하면 白色, 腎虛하면 黑色으로 나타나는데 이는 모두가 心臟을 대신하여 命門이 작용한 것입니다.

命門이 병들면 초기에는 해당 臟腑의 本色이 나타나다가 명문의 火가 부족하여 회복되지 않으면 점차 명문이 소속된 腎의 本色인 黑色으로 변하는데 이는 모두 命門의 氣가 쇠퇴하였기 때문입니다.

命門의 氣가 쇠약할 때 過勞나 風寒의 毒으로 肝이 손상하면 青色, 七情으로 肺가 손상하면 白色, 飮食傷으로 胃가 손상하거나 酒傷으로 脾를 손상하면 黃色, 藥毒이나 色傷으로 腎이 손상하면 黑色으로 변화합니다. 이 모든 顏色의 변화는 命門의 氣가 쇠약하여 생기는 반응입니다.

臨終이 다가오면 顏色이 검은색으로 변하는데, 이는 腎精이 枯渴되어 命門의 火

氣가 부족하여 본래의 血色을 유지하지 못한 때문입니다. 따라서 임상에서 예후를 판단하는 방법이 命門 三焦의 脈診에 있고, 남자는 우측의 尺脈에서 확인하고 여자는 좌측의 尺脈에서 확인합니다.

7. 心包와 三焦

心包와 三焦와 命門은 어떤 관계가 있습니까?

1) 心包와 命門과 三焦의 관계

六經의 相合에서 手厥陰心包와 手少陽三焦가 상합합니다. 脈法에서 命門과 三焦가 상합하여 남자는 右尺에서, 여자는 左尺에서 봅니다. 여기서 보면 심장을 대행하는 心包와 腎의 命門과 三焦의 기능은 모두 腎의 火에서 나오는 것입니다.

三焦는 決瀆의 직책으로 少陽相火를 이용하여 水를 유통시키는 역할을 합니다. 그리고 三焦의 火는 命門에서 생기고 상승하여 下焦·中焦·上焦를 이룹니다. 上焦는 상부에 있는 心·肺의 호흡과 순환 작용을 주도하고, 中焦는 중간에 있는 脾·胃의 소화 작용과 小腸의 분해 흡수 작용을 주도하며, 下焦는 배변과 腎·膀胱의 이뇨 작용을 주도합니다. 또 三焦는 氣血의 순환, 음식물의 소화, 진액과 혈액의 유통, 배변· 배뇨에 관여하고, 모든 水液의 통로를 相火의 작용으로 조정합니다. 그리고 相火는 君火를 보필하는 火로 命門의 火에 근본을 두고 無形으로 전신을 유동하면서 君火의 기운이 고루 펴지게 도와줍니다. 따라서 체내의 모든 순환 작용은 君火의 기운을 보급하기 위함인데 心臟이 안정을 취하고 있어 心包와 三焦의 노력으로 이루어집니다. 만약 腎虛하여 命門의 火와 心包, 三焦의 기운이 떨어지면 모든 氣血의 운행에 차질이 생기고 대사 작용이 원활하지 못하면 血栓이 생겨 각종 질병의 원인이 됩니다.

2) 命門과 三焦

命門은 생명의 근본으로 腎에서 나오는 眞陽을 말하고, 命門의 火는 相火로 君火를 도와주는 역할을 합니다. 命門은 '精血의 海'이고, 脾胃는 '水穀의 海'이므로

命門과 脾胃가 臟腑의 근본이고, 臟腑 기능과 성장 발육, 생육 번식은 腎水와 命門火에 근본이 있습니다. 따라서 命門에 근원을 둔 無形의 三焦는 심장의 君火를 지켜주는 무형의 心包와 배합하여 심장의 氣血 순환을 도와주므로 생명을 유지하는 근본은 腎精과 腎氣에 있습니다.

命門은 생명의 關門으로 脈法에서 명문 脈이 건실하면 회복이 좋고, 명문 맥이 무력하고 미약이면 회복이 어렵습니다. 따라서 명문에서 심장으로 들어간 火氣가 天鼎·司空·印堂穴로 상승하면 얼굴색이 좋아지고, 腎氣가 왕성한 젊은 시기에는 命門火가 왕성하므로 和色이 좋고, 나이가 들어 命門火가 쇠약하면 화색이 없어집니다.

8. 心 · 腎의 水升火降

> 心의 眞陰과 腎의 眞陽의 水昇火降을 설명해 주십시오.

腎의 眞陽[命門火]이 상승할 때 腎의 水가 氣化되어 올라가 心臟의 熱氣를 식혀주는데, 이것이 腎의 眞陽에서 생기므로 水昇이라 합니다. 만약 심장의 熱氣가 부족하여 水氣가 많아지면 '水克火'하여 심장에 부담이 생기고, 심장은 水氣를 '火克金'하여 肺로 보내면 喘急이 됩니다.

심장의 眞陰이 하강할 때 心의 火가 함께 내려가 腎의 寒氣를 녹여주는데, 이것이 心의 眞陰에서 생기므로 火降이라 합니다. 만약 腎의 水가 부족하여 火氣가 많아지면 腎水는 더욱 말라서 陰虛火動이 생깁니다. 따라서 심장의 火는 腎[坎卦中爻]에서 상승한 眞陽이 필요하고, 腎의 水는 心臟[離卦 中爻]에서 하강한 眞陰이 필요합니다. 腎氣가 심장으로 상승할 때 肝氣의 도움을 받아 溫氣를 보강하고, 心氣가 腎으로 하강할 때 肺氣의 도움을 받아 燥氣가 보강되므로 心腎의 水昇火降에는 肝과 肺의 기운이 작용합니다.

그리고 심장은 火降 작용으로 眞陰을 腎으로 보내 精을 굳건하게 하고 津液을 생산하여 骨髓를 충실하게 만듭니다. 命門이 腎을 따뜻하게 하지만 명문을 따뜻하게 해주는 근본은 心·腎의 君火에 있습니다.

9. 心臟과 肝・脾・肺・腎

心과 肝・脾・肺・心包・腎에 대해 설명하여 주십시오.

肝은 風을 주관하여 膽을 시켜 風寒이 心臟으로 들어가는 것을 차단하고, 脾는 濕을 주관하여 胃를 시켜 혈액의 근원인 濕을 만들어 심장을 돕습니다.

심장의 혈액이 전신을 순환하면 濁氣가 생기는데, 肺는 탁기를 받아 呼氣를 이용하여 체외로 배출하고, 淸氣를 흡입하여 淸血을 만들어 줍니다. 그리고 肺는 氣를 주관하여 혈액을 전신으로 순환하는 陽氣를 新氣와 함께 심장으로 보내 돕습니다.

腎은 水氣를 상승시켜 唾液을 나오게 하여 '心의 苗'인 舌의 건조를 막아 심장이 자신에게 眞陰을 보내준 것에 보답합니다. 한편으로 心包는 心을 대신하여 심장으로 침범하는 안팎의 邪氣를 모두 처리하여 榮氣가 혈관 속에서 전신을 滋養하고, 衛氣가 혈관 바깥에서 전신을 보호하도록 도와줍니다.

심장은 君主이므로 肝·腎·脾·肺에 혈액을 공급하여 心君의 德인 熱氣를 베풀고, 四臟은 心君에게 복종하여 일사불란하게 각자의 임무를 수행합니다. 그래서 심장은 상·하, 좌·우에서 들어오는 風·寒·濕·燥를 자신의 熱氣[君火]로 막아 다른 臟을 도와줍니다. 따라서 다른 臟腑의 病證은 해당 臟腑에만 나타나지만, 심장의 병증은 어느 臟腑에 병이 생겨도 심장에 즉각 반응이 나타납니다.

심장은 몸의 君主로 다른 臟의 과실은 모두 心이 책임을 지고 五臟의 天인 肺로부터 罰을 받습니다. 처음에는 肺의 벌을 心包가 대신 받지만 끝판에는 심장이 벌을 받습니다. 예를 들어 肝이 잘못하면 脇痛이 오래되어 吐血하고, 脾가 잘못하면 食積 복통이 오래되어 便血하고, 肺가 잘못하면 기침, 喘息이 오래되어 喀血하고, 腎이 잘못하면 腰痛이 오래되어 尿血하는 등의 血病이 나타나는 것은 심장이 罰을 받은 것입니다.

第5節 小腸의 기능

1. 小腸의 形象과 胃腸·大腸

> 小腸의 形象과 胃腸 · 大腸의 관계를 어떻게 이해할 수 있습니까?

小腸은 심장의 牡臟으로 심장과는 멀리 떨어져 있으나 음식물로부터 手太陽 寒水의 작용으로 地味를 받아 혈액을 만들어 心臟을 보필합니다. 그리고 小腸은 天干의 丙火와 地支의 五火를 간직하여 心君이 행하는 모든 일을 관장해서 臟腑를 지배하고 胃腸과 大腸을 상하로 연결하여 陰·陽을 調整합니다.

小腸의 위쪽에는 足陽明의 胃腸이 있고, 아래쪽에는 手陽明의 大腸이 있는데, 위장은 위에 있어 陽이 되고, 대장은 아래에 있어 陰이 됩니다. 따라서 小腸은 위장과 대장의 중간에서 위장의 陽과 대장의 陰을 조정하여, 위장에서 내려오는 消化物을 곧장 대장으로 전송하지 않고 일정한 시기까지 氣血로 분리시켜서 血은 肝으로 보내고 氣는 心肺로 보내고 난 뒤 찌꺼기만 대장으로 수송합니다. 그래서 소장의 陽氣가 왕성하여야 위장이나 대장의 기능이 정상적으로 유지됩니다. 일반적으로 속이 冷하고 몸이 虛冷하다는 것은 小腸의 陽火인 熱氣가 부족하다는 말입니다. 그렇기 때문에 따뜻한 음식물을 섭취해야 소화기관의 질병을 미연에 막을 수 있습니다.

2. 小腸과 '受盛의 官'

> 小腸이 受盛의 직책을 가진 것을 어떻게 이해해야 합니까?

小腸은 胃를 통과한 소화물을 받아 자신의 熱氣[火氣][9]와 太陽[巨陽]의 陽氣를 이용하여 소화물질을 熟盛시켜 氣血을 생산하므로 '受盛의 직책'을 가집니다.

소화물이 小腸의 16曲을 통과하는 시기와 위치에 따라 소화물의 숙성 정도가 다르게 나타납니다. 그래서 소장은 受盛의 직책으로 輕淸한 영양물질은 소장의 上

---

9) 小腸은 丙火와 五火를 간직하여 몸에서 熱氣가 가장 왕성한 곳에 해당.

部에서 흡수하고, 重濁한 것은 下部에서 흡수하여 섭취한 음식물의 腐熟을 완성하고 淸濁을 분리하여 소변과 대변으로 나누어 수송합니다.

3. 小腸의 太陽寒水

小腸의 寒水를 어떻게 이해해야 합니까?

小腸은 辰戌의 太陽寒水에 속하는데, 辰月[純陽無陰]의 많은 陽氣는 巨陽으로 太陽이 되고, 큰 陽氣로 戌月의 寒水[純陰無陽]를 처리할 수 있는 능력이 생깁니다. 따라서 소장은 많은 熱氣를 이용하여 물을 氣化시키는 능력이 있고, 이 熱을 이용하여 자신의 주인인 심장을 위해 물과 섞여 있는 소화물[寒水에 해당]을 받아들여 五味와 함께 혈액의 주성분인 수분을 흡수하여 氣血을 생산합니다.

小腸은 심장의 役軍이지만, 음식물을 받아 소화를 시작하는 胃腸과 영양 물질을 분해 흡수하는 小腸과 燥熱한 기운으로 마지막 수분을 처리하는 大腸은 모두 심장을 위해 노력하는 諫議의 직책을 지닌 脾의 조종을 받습니다. 그리고 음식물을 통하여 들어오는 寒氣나 天氣를 통해서 들어오는 寒氣가 臟腑에 영향을 미치므로 小腸은 太陽寒水와 巨陽[陽火 ; 太陽]의 힘으로 寒氣를 흡수하고 陽火를 이용하여 寒氣를 막을 수 있습니다. 따라서 소장은 下焦에서 상승하는 水氣를 점검해서 필요한 것은 받아들이고 필요하지 않은 것은 내보내는 일을 하고, 심장을 위해 腎에서 發散하는 正氣[命門火]를 상승시켜 上焦를 건실하게 하는 역할도 담당합니다.

4. 小腸의 16曲

小腸의 16曲과 작용을 어떻게 이해할 수 있습니까?

小腸은 六腑 중에서 가장 긴[약 6~7m] 腸으로 음식물에 함유된 중요한 영양물질을 太陽寒水의 작용으로 흡수되는 것을 16曲[10)]으로 표명하여 春夏秋冬의 氣와

10) 1·6은 水의 生數와 成數로 16曲은 水分의 흡수를 표명.

	16曲	臟腑		卦
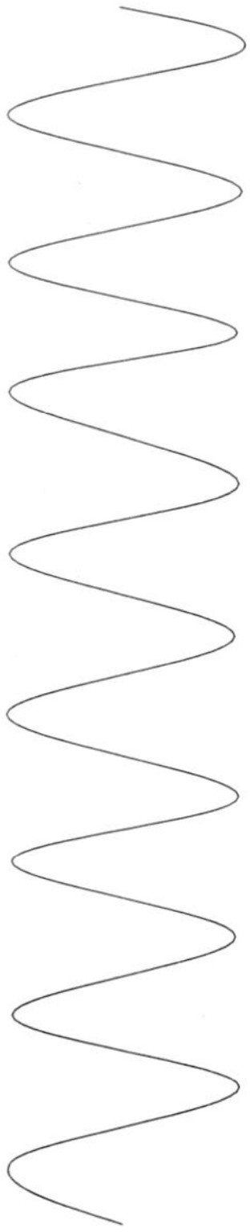	1	辛味	肺	兌卦
	2			
	3			
	4	甘味 : 脾		
	5	苦味	心	離卦
	6			
	7			
	8	甘味 : 脾		
	9	酸味	肝	震卦
	10			
	11			
	12	甘味 : 脾		
	13	鹹味	腎	坎卦
	14			
	15			
	16	甘味 : 脾		

상통함을 나타냅니다.

1) 小腸 16曲과 八卦와 五臟 배속

小腸의 16曲을 4등분하여 4曲을 한 단위로 先天八卦의 순서에 따라 동서남북의 四正方卦[11]인 震木·兌金·離火·坎水의 卦를 배속하여, 五臟의 배열에 따라 肺·心·肝·腎을 배속하고, 辰·戌·丑·未의 土에 속하는 坤土는 4·8·12·16曲에 脾를 배속합니다. 小腸의 16曲을 위에서부터 4曲씩 나누어 肺·心·肝·腎의 순서로 배속된 3曲에서 해당 臟의 味를 흡수합니다.

11) 東方은 震卦, 西方은 兌卦, 南方은 離卦, 北方은 坎卦를 배속.

2) 小腸 16曲과 五味의 흡수

① 1曲에서 3曲과 4曲

1曲에서부터 3번째의 曲은 兌金의 肺와 상응하여 辛味를 흡수하고, 4번째의 曲은 坤土의 脾와 상응하여 甘味를 흡수합니다.

② 5曲에서 7曲과 8曲

5曲에서부터 7번째의 曲은 離火의 心臟과 상응하여 苦味를 흡수하고, 8번째의 曲은 坤土의 脾와 상응하여 甘味를 흡수합니다.

③ 9曲에서 11曲과 12曲

9曲에서부터 11번째의 曲은 震木[12]의 肝과 상응하여 酸味를 흡수하고, 12번째의 曲은 坤土의 脾와 상응하여 甘味를 흡수합니다.

④ 13曲에서 15曲과 16曲

13曲에서부터 15번째의 曲은 坎水의 腎과 상응하여 鹹味를 흡수하고, 16번째의 坤土의 脾와 상응하여 甘味를 흡수합니다.

3) 小腸 16曲과 五臟의 病症

① 1曲부터 3曲 사이가 傷한 경우

1曲에서부터 3曲 사이에 異常이 생기면 肺가 傷하여 肩臂痛이 생기고, 4曲에 이상이 생기면 脾가 傷하여 腹痛이나 泄瀉가 있습니다.

② 5曲부터 7曲 사이가 傷한 경우

5曲에서부터 7曲 사이에 이상이 생기면 心臟이 傷하여 胸痛이 생기고, 8曲에 이상이 생기면 脾가 傷하여 腹痛이나 泄瀉가 있습니다.

③ 9曲부터 11曲 사이가 傷한 경우

9曲에서부터 11曲 사이에 이상이 생기면 肝이 傷하여 脇痛이 생기고, 12曲에 이

12) 肝은 巽卦와 상응하지만, 四正方卦에서는 震卦가 肝과 상응.

상이 생기면 脾가 傷하여 복통이나 설사가 있습니다.

④ 13曲부터 15曲 사이가 傷한 경우

13曲에서부터 15曲 사이에 이상이 생기면 腎이 傷하여 腰痛이 생기고, 16曲에 이상이 생기면 脾가 傷하여 腹痛이나 泄瀉가 있습니다.

5. 小腸과 六氣

小腸과 六氣의 관계를 어떻게 이해할 수 있습니까?

小腸은 陽火[午火]와 手太陽의 寒水를 간직하고, 風·寒·暑·濕·燥 五氣를 모두 가지고 있습니다. 그래서 小腸의 氣가 六腑와 상통하여 小腸이 병들면 胃·小腸·大腸·膀胱에 病이 함께 생깁니다.

小腸에 熱이 있으면 喘急, 小便赤澁, 項强 등이 나타나고, 小腸에 寒이 있으면 小腹痛, 腰痛, 惡寒, 發熱 등이 나타납니다.

嘔吐는 胃에서 생기고, 頭痛은 小腸에서 생기며, 腹痛은 大腸에서 생기고, 小便의 異常은 膀胱에서 생기며, 寒熱의 往來는 三焦에서 생깁니다.

6. 小腸과 膀胱의 津液

小腸과 膀胱의 津液 관계를 어떻게 이해할 수 있습니까?

小腸은 胃에서 들어오는 음식물[水穀]의 수송보다 氣의 상하 유통에 더욱 신경을 씁니다. 그래서 小腸은 외부에서 들어오는 六氣의 변화와 내부에서 생기는 七情의 변화에 항상 긴장하여 一線에서 방위하는 前哨兵의 역할을 수행합니다.

小腸은 太陽[巨陽]의 힘으로 正氣가 밑으로 陷沒하는 것을 막고, 淸濁을 분리하여 小便을 정상적으로 생산합니다. 正氣가 虛하여 아래로 내려와 膀胱을 누르면 소변을 저장하지 못하므로, 小腸의 手太陽이 膀胱의 足太陽을 도와 正氣의 下陷을 막습니다.

膀胱은 진액을 흡수하여 협력 관계에 있는 小腸으로 수송하여 內部의 진액을 관장하고, 大腸으로 보내어 外部의 진액을 관장하여 心臟의 過熱을 막아줍니다. 小腸은 방광과 협력하여 太陽의 開門으로 들어오는 風寒의 邪氣를 巨陽의 힘으로 물리쳐서 津液을 정화시킵니다.

7. 小腸과 五味와 血液

> 小腸과 血液과 五味는 어떤 관계가 있습니까?

섭취한 각종 음식물의 영양물질은 대부분 물에 함유되어 消化 작용을 통해 필요한 滋養分을 흡수하기 위해 六腑가 서로 협력을 합니다. 그 중에서 小腸은 가장 많은 午火의 熱氣를 內藏하고 있습니다. 그리고 水分을 처리하기 위해서 胃腸·小腸·大腸은 서로 협력하여 자신들이 가진 陽明의 燥熱과 巨陽과 午火의 熱氣를 이용하여 음식물을 氣化시켜 氣血을 생산하는 데 협력합니다.

胃腸의 闌門에서 陽明의 燥熱한 기운을 내포한 소화물이 小腸으로 들어오면, 소장은 많은 熱氣를 이용하여 소화물을 氣化시켜 분해하고 흡수합니다. 小腸에서의 분해 흡수 작용은 모두 午火와 太陽의 성질 때문에 가능하며 흡수한 수분에는 五臟의 자양분인 辛味·苦味·甘味·酸味·鹹味가 간직되어 혈액의 중요한 성분이 됩니다.

血液은 소장이 熱氣로 분해 흡수한 소화물 중의 각종 영양물질과 수분을 陽火의 赤色으로 변화시켜 熱氣를 간직하여 血의 伏火가 생깁니다. 伏火를 지닌 혈액은 肝을 거쳐 心臟으로 보내어져 肺와 肝과 心臟의 작용으로 전신을 운행합니다. 그리고 小腸은 흡수한 水分에서 血液으로 변화시키지 못한 것은 물을 처리하는 腎으로 보내고 나머지는 大腸으로 내려 보내어 淸濁을 분리합니다.

第6節 心臟과 五臟의 臭

1. 心臟과 臭

心이 體臭를 주관함은 어떤 易理를 바탕으로 합니까?

心臟은 離卦(☲)와 상응하고, 五行으로 火에 속하여 불[火]로 물건을 태우면 반드시 냄새가 납니다. 그리고 火氣는 여름에 왕성하고, 여름은 다른 계절에 비하여 火의 작용으로 냄새가 많이 납니다.

겨울에는 火氣가 변하여 寒氣가 많아지면 만물에 냄새가 잘 나지 않으므로 냄새는 火에서 생기고 火에 속하는 心臟이 냄새[臭]를 주관합니다. 그리고 냄새는 肺에 배속된 코[鼻]를 자극하여 느끼지만 좋고 나쁨을 느끼는 것은 마음[心]이 움직여서 나타나므로 심장이 냄새를 주관합니다.

五臟	肝	心	脾	肺	腎
臭	腥	焦	香	臊	腐

2. 肝의 腥臭

肝이 腥臭를 주관 하는 이치는 어디에 근거합니까?

비린내는 싱싱한 생선과 육류의 고기에서 나는 냄새이므로 동물의 피와 근육에는 비린내[腥臭]가 있습니다. 생선이나 肉고기는 태양의 빛을 받아 건조해지면 노린내[臊臭]가 나고, 일광을 받지 못하고 차단되면 비린내[腥臭]가 납니다.

물속의 물고기나 山野의 동물도 모두 피와 근육이 피부로 싸여 태양빛이 차단된 깊은 곳에 있어서 비린내가 생깁니다. 따라서 肝은 五臟에서 깊은 곳에 있어서 태양빛이 차단되기 때문에 비린내[腥臭]를 주관합니다.

3. 心의 焦臭

心臟이 焦臭를 주관하는 이치는 어디에 근거합니까?

물건이 탈 때 냄새가 코를 통하여 肺로 들어가면 肺의 氣가 제일 먼저 손상을 받습니다. 다음에는 肺의 아래에 있는 心臟이 그 영향을 받습니다. 따라서 火氣로 물건이 타는 냄새는 코를 통하여 肺 다음으로 火氣를 간직한 心臟으로 전달되면 심장의 火가 타기 때문에 심장이 타는 냄새[焦臭]를 주관합니다.

4. 脾의 香臭

脾가 香臭를 주관 하는 이치는 어디에 근거합니까?

물건에서 향기로운 냄새[香臭]가 나면 사람의 마음을 맑게 하고, 香臭는 꽃과 초목에서 많이 나와 거슬림과 거부감이 없으므로 사람들이 모두 좋아합니다. 꽃과 초목이 모두 땅에서 생기고, 사람도 땅[土]에서 꽃과 초목을 곁에 두고 생활합니다. 따라서 땅에서 생기고 자란 초목과 꽃은 땅[土]의 성질이 있어서 土에 속하는 脾가 향내[香臭]를 주관합니다.

5. 肺의 臊臭

肺가 臊臭를 주관하는 이치는 어디에 근거합니까?

물건에 濕氣가 없어져서 건조하면 가벼운 노린내가 나고, 습기가 많아서 부패하면 독한 냄새가 납니다. 肺는 臟腑의 맨 위쪽에 위치하여 태양의 빛을 가장 많이 받아 乾燥하기 쉽습니다. 따라서 습기가 없어 메마른 털[毛]이 탈 때 나는 노린내는 냄새 중에 가장 가벼워 먼저 위쪽에 있는 肺의 기운을 자극하므로 肺가 노린내[臊臭]를 주관합니다.

6. 腎의 腐臭

腎이 腐臭를 주관하는 이치는 어디에 근거합니까?

생물이 日光을 받아 燥해지면 臊臭가 나고, 햇빛을 받지 못하고 차단되면 腥臭가 나다가 끝내는 썩는 腐臭가 생깁니다. 그리고 腎이 五臟에서 맨 아래에 있으므로 햇빛이 완전 차단되므로 腐臭를 주관합니다.

태양빛이 잘 들어오지 않아 濕氣가 많은 곳에 있는 물건은 본질이 변하여 색깔과 형태가 변하면 썩는 냄새가 납니다. 고기가 腐敗하여 惡臭가 나는 것은 고기의 피와 근육이 부패한 때문입니다. 따라서 아래의 습기가 많은 곳에 있는 물건은 반드시 썩고, 부패하면 반드시 악취가 나는데, 腎은 五臟의 가장 아래에 있어서 썩는 냄새[腐臭]를 주관합니다.

第7節 心臟의 聲 · 色 · 臭 · 味 · 液

1. 心臟과 笑聲

환자가 웃음 소리[笑聲]를 내는 것을 설명하여 주십시오.

환자가 웃음소리를 지나치게 내면 肺氣가 動하여 '金侮火'의 원리에 따라 心으로 들어가 心氣가 허약해진 것입니다. 그러므로 먼저 心氣를 補하고, 후에 침입한 肺氣를 瀉합니다. 이런 경우 소리[聲]를 주관하는 肺가 弱하여 動하였지만, 心을 공격한 결과이므로 肺를 瀉하는 것입니다. 웃음소리가 없어진 후 肺와 心을 補하면 됩니다.

2. 心臟과 赤色

얼굴과 피부에 赤色이 나타나는 것을 설명하여 주십시오.

환자의 얼굴이나 피부에 붉은색[赤色]이 나타나는 것은 色을 관리하는 肝氣가 動하여 '木生火'의 원리로 心으로 들어가 心氣가 허약해진 것입니다. 그러므로 먼저 心氣를 補하고, 후에 침입한 肝氣를 瀉합니다. 이런 경우 色을 주관하는 肝이 약하여 動하였지만 心을 공격한 결과이므로 肝을 瀉하는 것입니다. 面色이 회복된 후 肝과 心을 補하면 됩니다.

3. 心臟과 苦味

입맛에 변화가 생겨 쓴맛을 좋아하거나 싫어하는 것을 설명하여 주십시오.

환자의 입맛에 변화가 생겨 쓴맛을 좋아하거나 싫어하는 것은 입맛[味]을 관리하는 脾氣가 動하여 母로 들어가 心氣가 허약해진 것입니다. 그러므로 먼저 心氣를 補하고, 후에 침입한 脾氣를 瀉합니다. 이런 경우 입맛[味]을 주관하는 脾가 약하여 動하였지만 心을 공격한 결과이므로 脾를 瀉하는 것입니다. 입맛이 회복된 후 脾와 心을 補하면 됩니다.

4. 心臟과 汗液

體液에서 땀[汗] 많이 나는 것을 설명하여 주십시오.

환자가 땀을 지나치게 흘리는 것은 體液을 관리하는 腎氣가 動하여 '水克火'의 원리로 心에 들어가 心氣가 허약해진 것입니다. 그러므로 먼저 心氣를 補하고, 후에 침입한 腎氣를 瀉합니다. 이런 경우 체액을 주관하는 腎이 약하여 動하였지만 心을 공격한 결과이므로 腎을 瀉하는 것입니다. 땀이 그친 후 腎과 心을 補하면 됩니다.

5. 心氣의 虛弱

心氣가 허약하면 聲·色·臭·味·液의 변화는 어떻게 나타납니까?

心臟은 神을 간직하여 생명을 지키기 때문에 평소 다른 질병으로 심장에 병이 생길 경우는 많지 않습니다. 그렇지만 다른 臟이 虛하여 심장에 영향을 주어 심장이 動하면 熱氣가 쌓여 혀[舌]나 얼굴이 붉어지고, 神이 불안하면 가슴이 두근거리고 잘 놀라며, 몸에서 나무를 태우는 듯한 냄새가 납니다.

추운데도 조금 움직이면 땀을 많이 흘려 피곤해 하고, 말[言]을 한번 시작하면 그칠 줄 모르는데, 이는 체내에 熱氣가 많고 陰氣가 부족한 경우입니다. 따라서 苦味를 섭취하여 심장의 熱氣를 식혀주면 됩니다.

第8節 心臟의 藏神과 機能系

1. 心臟의 神

心이 神을 주관하는 이유를 어떻게 이해할 수 있습니까?

神은 심장의 정신 활동을 나타내는 것으로 마음의 主體가 됩니다. 그리고 심장과 상응하는 離卦가 後天에서 남방의 9數 자리에 있고, 離卦[☲]는 상하의 爻가 陽爻로 熱의 기운이 상승하여 높은 곳에 있는 모양입니다.

남방의 離火는 天地의 熱氣가 왕성하여 만물이 번성할 수 있는 조화의 기운과, 만물의 생명력이 되는 君火의 기운이 있습니다.

따라서 君火의 신비로운 기운은 神의 작용을 나타내고, 심장은 南方의 離火와 상응하여 神을 간직합니다. 그리고 離卦의 熱氣에서 조화가 나오고, 조화는 神이 주재하며, 離卦는 心臟과 상응하므로 심장이 조화를 주재하는 神을 간직합니다.

또한, 神은 심장이 주관하는 血脈에서 血과 함께 전신으로 순환하여 氣血의 조화를 이루고, 神은 七情의 변화에 시달리는데 마음의 안정을 취하여 心神이 편하면 五

巽木[4]	離火[9] 神 : 心	坤土[2]
震木[3] 魂 : 肝	[5] 意 : 脾	兌金[7] 魄 : 肺
艮土[8]	坎水[1] 志 : 腎	乾金[6]

五臟藏神과 後天九宮數

臟의 神이 편안하여 건강을 유지할 수 있습니다.

2. 心臟의 喜

心臟이 喜를 주관하는 이유를 어떻게 이해할 수 있습니까?

심장은 여름의 더운 기운인 火를 간직하고, 여름은 더운 火氣가 사방에 펴져 熱氣가 많아지는 계절로 離卦[☲]에 해당합니다. 離卦는 상하의 爻가 陽爻로 陽氣가 외부로 펴져 있고, 내부에 陰氣를 간직한 모양입니다.

기쁨[喜]은 내부에는 만족한 마음으로 안정이 되고, 외부로는 火氣가 펴져 나오는 모양으로, 離卦의 내부가 陰으로 안정되고, 외부는 陽으로 陽氣가 밖으로 펴져 나오는 것과 같습니다.

사람이 가장 기쁠 때는 먹을 것이 풍부할 때와, 아기가 태어났을 때인데, 음식을 걱정 없이 잘 먹고 마음이 안정되어 氣血이 풍족하면 몸이 안정되어 기쁜 마음이 넘쳐 나서 喜心이 일어납니다. 따라서 입맛이 좋아 음식을 잘 먹으면 氣血이 충족되어 순행이 잘되며 만족감으로 기쁨이 오고, 心臟은 몸의 군주로 血을 관장하므로 심장이 喜[기쁨]를 주관합니다.

3. 心臟과 舌

心臟과 舌의 관계를 어떻게 이해할 수 있습니까?

上七竅는 五臟의 소식통으로 五臟의 氣가 五腑로 통하는 통로의 역할을 합니다. 上七竅는 가로로 놓인 眼과 口가 있고, 세로로 놓인 鼻와 耳가 있습니다. 그리고 上七竅 중에서 혀[舌]는 입안에 감춰져 있어 外部 六氣와 직접 접촉되지 않습니다.

혀[舌]는 입안에서 자유롭게 움직일 수 있고 굉장히 유연합니다. 혀[舌]가 굳지 않고 부드러운 이유는 剛性의 寒은 없고 軟性의 熱이 모여 있기 때문입니다. 그러므로 혀[舌]는 熱을 주관하는 심장에 배속시킵니다.

혀[舌]는 脾가 주관하는 입[口]에서 手足 陽明의 기운이 흐르는 상하의 齒床이 보호하고, 혀[舌]가 熱氣로 乾燥되는 것을 방지하기 위해 唾液[腎液]이 항상 혀를 적셔 줍니다.

혀[舌]를 바깥에 노출시키지 않은 것은, 君火인 少陰이 申月[13]에서 亥月로 이동하여 숨은 것과 같은 이치입니다.

4. 心臟과 面

心臟과 面의 관계를 어떻게 이해할 수 있습니까?

胃가 面을 주관한다는 것은, 胃腸의 經脈이 얼굴에 많이 분포하여 있기 때문에 붙인 것입니다. 그리고 胃는 血을 주관하여 血이 얼굴로 상승하면 血色이 顔面에 나타나는데, 胃熱이 많으면 열이 胃經을 따라 얼굴로 상승하여 面赤이 생깁니다.

심장이 얼굴[面]을 주관한다는 것은, 얼굴에는 많은 혈관이 분포하고 혈관을 주관하는 심장의 榮華가 얼굴[面]에 나타나기 때문입니다. 따라서 얼굴의 察色은 顔面의 血色을 통해 心血의 盛衰와 胃經의 熱을 파악할 수 있습니다.

---

13) 少陰은 三陰에 속하고, 三陰의 근원은 三合五行의 申·子·辰 水局에 있기 때문. 申月[少陰]·子月[太陰]·辰月[厥陰]에 배속.

5. 心臟과 胸

心臟과 胸의 관계를 어떻게 이해할 수 있습니까?

胸廓은 肺와 心臟이 거주하는 곳으로 氣道와 食道가 통과하는 곳입니다. 그러므로 胸을 凶한 곳이라 하는데, 그 이유는 호흡을 통하여 風寒의 邪氣가 항상 氣道로 들어오고, 음식물을 통하여 寒濕이 들어오기 때문입니다.

胸部에 있는 肺와 心臟은 항상 寒氣를 싫어하고, 몸의 陽氣와 熱을 주관하는데 방해가 되는 寒氣를 물리치기 위해 熱氣를 가진 心臟이 胸을 관리합니다. 그리고 심장은 흉곽 전체를 보호하는 肺가 寒氣에 노출되지 않게 자신의 君火를 제공합니다.

흉부의 아래에 있는 橫隔膜은 心肺의 아래에서 背·脊·胸·腹과 더불어 밀착되어 있습니다. 그래서 횡격막은 肺를 통해 들어오는 寒氣와 食道를 통해 들어오는 寒氣가 아래로 내려가지 못하게 막고, 腸에서 올라오는 熱氣와 濁氣가 心肺를 熏蒸하지 못하게 막아 心肺를 보호합니다.

6. 心臟과 血管

心臟과 血管의 관계를 어떻게 이해할 수 있습니까?

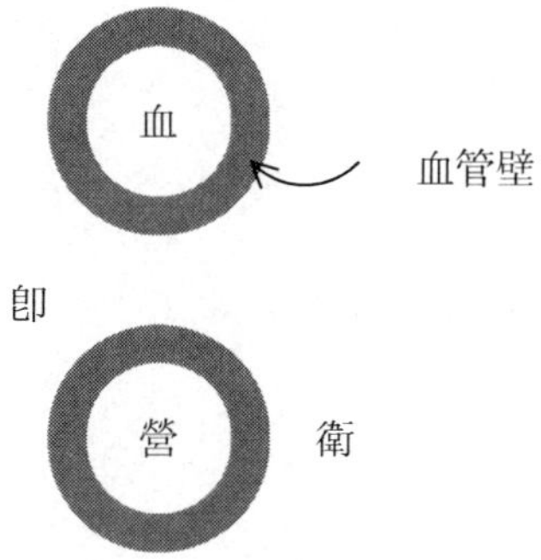

혈관은 離卦(☲)의 모양과 같이 외부는 강건한 陽氣[陽爻]로 싸여 있고, 내부는 유연한 陰血[陰爻]을 담고 있습니다. 離卦와 상응하는 심장을 중심으로 혈관이 전

신에 연결되어 전신에 혈액이 가지 않는 곳이 없습니다. 따라서 심장의 君火도 혈액과 함께 전신으로 운행됩니다.

혈관은 혈액을 담아 혈액이 순환할 수 있도록 하므로 혈관 속에는 火氣가 함께 순행하므로 火의 성질을 가진 心臟이 혈관을 관리합니다.

또 심장이 혈관을 주관하는 것은, 심장이 少陰의 亥月 기운을 받아 冷한 기운을 혈관에 주입하여 熱氣가 많은 혈액이 혈관의 바깥으로 넘치지 않고 순환할 수 있도록 합니다.

第3章 脾 · 胃

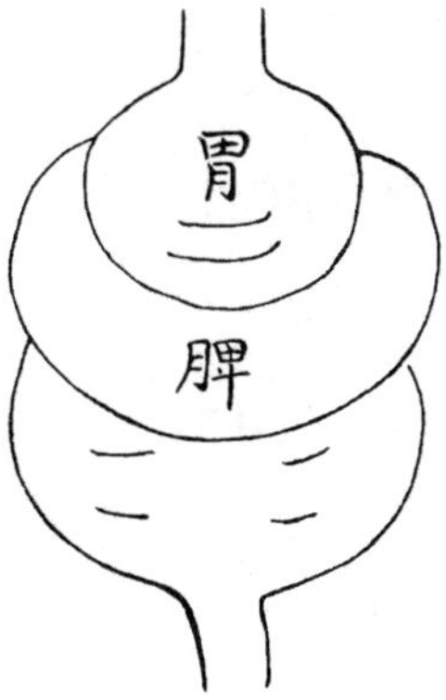

脾 · 胃

第1節 脾 · 胃의 五行

1. 土의 易理

土를 이해하는데 도움 되는 易理는 어떤 것이 있습니까?

陰土는 坤卦, 陽土는 艮卦의 先天八卦와 後天八卦에서 사계절의 寒熱溫凉으로 이해할 수 있습니다. 선천팔괘는 팔괘가 생성될 때의 本性이 되고, 후천팔괘는 팔괘가 생성된 후의 性質이 됩니다. 따라서 卦의 본성과 성질은 九宮數의 五行과 계절[方位]의 寒熱[六氣]이나 24節侯의 기후[寒·熱·溫·凉] 등으로 이해하면 됩니다.

1) 坤土의 선천팔괘 : 陰木의 생성[本性]

① 坤土 : 북방 겨울의 寒氣에서 생성

② 陰土[坤卦] : 本性은 寒氣를 간직

2) 艮土의 선천팔괘 : 陽木의 생성[本性]

① 艮土 : 서북방의 凉寒에서 생성

② 陽土[艮卦] : 本性은 凉寒을 간직

兌金	乾金	巽木
離火		坎水
震木	坤土	艮土

先天八卦

▶

	남방	
동방		
	북방 寒氣	서북 凉寒

土의 本性

3) 坤土의 후천팔괘 : 陰土의 활동과 성질

① 坤土 : 서남방 長夏의 濕熱에서 활동

② 陰土[坤卦] : 성질은 濕熱이 왕성

4) 艮土의 후천팔괘 : 陽土의 활동과 성질

① 艮土 : 동북방의 溫寒에서 활동

② 陽土[艮卦] : 성질은 溫寒이 왕성

巽木	離火	坤土
震木		兌金
艮土	坎水	乾金

後天八卦

▶

	남방	長夏 濕熱
동방		서방
동북 溫寒		

土의 性質

5) 坤土와 艮土의 전체적인 이해

[절후, 방위, 육기, 선천팔괘, 구궁수리, 후천팔괘]

① 상단 : 節侯, 방위

② 중간 : 六氣의 성질, 卦는 선천팔괘

③ 하단 : 數와 五行은 九宮數의 五行, 후천팔괘

입하. 동남 溫熱[兌] 4金. 巽木	하지. 남방 熱暑[乾] 9金. 離火	입추. 서남 濕熱[巽] 2火. 坤土
춘분. 동방 風溫[離] 3木. 震木	태극 濕 : 四季 5土. 중앙	추분. 서방 燥凉[坎] 7火. 兌金
입춘. 동북 溫寒[震] 8木. 艮土	동지. 북방 寒盛[坤] 1水. 坎水	입동. 서북 凉寒[艮] 6水. 乾金

土와 先 · 後天八卦

6) 坤土의 전체적인 이해

① 절후 : 立秋 절후의 기질

② 방위 : 長夏의 濕熱을 좋아함

③ 육기 : 長夏의 濕熱이 왕성한 성질

④ 선천 : 겨울의 寒氣에서 생성

⑤ 후천 : 長夏 절기의 濕熱에서 활동

⑥ 수리 : 내부에 1水를 간직하고, 2火에서 활동

7) 艮土의 전체적인 이해

① 절후 : 立春 節侯의 기질

② 방위 : 동북방의 溫寒을 좋아함

③ 육기 : 立春의 溫氣가 생겨나는 성질

④ 선천 : 늦가을의 凉氣[燥氣]에서 생성

⑤ 후천 : 초봄의 溫寒에서 활동
⑥ 수리 : 내부에 6水를 간직하고, 8金에서 활동

8) 土의 天干 地支 변화 五行

土 : 天干, 地支, 五行은 運氣學의 기초 이론

天干	地支	天干化合五行	地支對沖五行	三合五行
戊·己	辰·戌 丑·未	甲己化土	丑未太陰濕土	中央土

① 天干 : 戊土[陽土]. 己土[陰土]
② 地支 : 辰戌[陽土]. 丑未[陰土]
③ 天干相合 : 甲己가 化合하여 土가 됨
④ 地支相合 : 丑未가 相合하여 太陰濕土
⑤ 地支三合 : 辰·戌·丑·未가 중앙에서 작용

2. 土와 脾·胃의 五行 歸類

土와 脾·胃의 五行 歸類는 무엇입니까?

아래의 도표와 같습니다.

卦	五行	臟	腑	氣	部位	五官	五體	五華	五精	五志	五役
坤	土	脾	胃	濕	腹部	口	肌肉	脣	意智	憂思	味

聲	色	臭	味	液	季節	五變	五方	五穀	五果	五菜	五畜
歌	黃	香	甘	涎	長夏	化	中央	조 粟	棗	해바 라기 葵	牛

3. 土氣의 盛衰와 脾 · 胃

土氣의 盛衰와 脾 · 胃의 기운은 어떤 관계가 있습니까?

1) 土의 12養生法 : 戊土[胃腸], 己土[脾]

2) 土는 火土同胞로 해석1)

12養生	胞	胎	養	生	浴	帶	冠	旺	衰	病	死	葬
脾 [己土]	子	亥	戌	酉	申	未	午	巳	辰	卯	寅	丑
胃腸 [戊土]	亥	子	丑	寅	卯	辰	巳	午	未	申	酉	戌

土는 水土와 火土가 同胞하는데 여기서는 火土同胞로 설명합니다. 土의 盛衰는 12胞胎法[養生法]의 胞에서 受精하여 生에서 출생되고, 旺에서 왕성하였다가 土[葬]로 들어갑니다. 이에 따라 陰土는 子에서 胞하여 역행[↺]으로 酉에서 생성되어, 巳에서 왕성하고, 丑[葬]으로 들어갑니다. 그리고 陽土는 亥에서 胞하여 순행[↻]으로 寅에서 생성되어, 午에서 왕성하고, 戌[葬]로 들어갑니다. 따라서 陰土에 속하는 脾의 기운은 膀胱[子水]의 기운을 바탕으로 胞를 이루어 肺[酉金]에 의지하여 생성되고, 心[巳火]의 도움으로 왕성해집니다. 그 후 脾의 기운은 점점 쇠퇴하여 自入[丑土 ; 葬]합니다.

陽土에 속하는 胃腸의 기운은 小腸[午火]의 기운을 바탕으로 胞를 이루어 肺[酉金]에 의지하여 생성되고, 脾[丑土]의 도움으로 왕성해집니다. 그 후 胃腸의 기운은 점점

臟·腑	胞	生	旺	葬
脾[↺]	子[膀胱]	酉[肺]	巳[心]	丑[脾]
胃[↻]	亥[腎]	寅[膽]	午[小腸]	戌[胃]

1) 脾·胃의 기운은 '火生土'로 心藏에서 받기 때문에 火土同胞로 해석.
脾·胃와 腎·膀胱의 관계는 水土同胞로 해석.

쇠퇴하여 自入[戌土 ; 葬]합니다.

4. 土의 濕氣와 脾 · 胃

土의 濕氣와 脾胃의 기운은 어떤 관계가 있습니까?

脾와 胃腸은 長夏와 중앙의 土에 속하고, 長夏는 여름의 暑熱에서 가을의 燥氣로 변하는 과정에 있어 濕熱이 왕성한 시기입니다. 그리고 辰·戌·丑·未月의 土氣는 生·長·化·收·藏하는 근본이 되고, 長夏의 왕성한 濕熱은 만물을 번성시키는 역할을 합니다. 따라서 脾와 胃腸은 長夏의 濕熱이 많은 성질로 몸의 溫·熱·凉·寒[2]한 기운을 조절할 수 있는 능력을 가지게 됩니다.

長夏는 많은 熱氣와 높은 濕度로 만물이 成熟하는 시기이므로 脾와 胃腸도 長夏의 기운과 상응하여 濕熱을 內藏합니다. 長夏는 많은 熱氣와 풍부한 水量으로 濕熱이 많아지는 시기이므로 脾와 胃腸도 長夏의 기운과 상응하여 이때 濕熱을 內藏하고 기능도 활발해집니다.

長夏의 濕熱은 春夏에 상승한 熱氣와 濕氣가 모여서 많아진 것입니다. 그러므로 濕熱은 脾와 胃腸이 섭취한 음식물을 腐熟시켜 津液을 생산할 수 있는 기운이 됩니다. 따라서 脾와 胃腸의 濕熱[濕土]은 心·肺와 肝·腎의 기운이 脾胃를 통하여 升降하는 데 근본을 둡니다. 그러므로 脾와 胃腸은 心·肺와 肝·腎의 기운을 받아야만 자신의 기운을 유지할 수 있습니다.

5. 脾 · 胃의 土性과 甘味

脾胃의 土性과 甘味의 관계는 어떠합니까?

土性에 속하는 脾와 胃腸은 坤土와 艮土의 생성 원리에 따라 土氣를 내포하고 많은 濕氣를 주관합니다. 坤土가 위치한 西南方과 艮土가 있는 東北方에서 왕성한

2) 春夏秋冬의 대표적인 기운.

濕氣가 土氣를 만들고, 땅에서는 土氣가 甘味를 만드는데, 甘味를 섭취하면 脾와 胃腸의 기운이 생성됩니다. 甘味는 물질의 기운을 통하게 하여 긴장을 풀어주는 성질이 있습니다. 따라서 甘味는 풀어주는 기운으로서 굳어지려는 土氣의 성질을 지닌 脾와 胃腸이 지나치게 단단하지 못하도록 조절합니다. 그러므로 甘味는 脾와 胃腸의 기능을 보강하여 脾와 胃腸이 관리하는 각종 부위의 기능을 활성화시킵니다. 그러나 甘味를 지나치게 섭취하면 脾와 胃腸이 느슨하여 消化障碍, 泄瀉 등의 異常이 나타납니다.

6. 脾와 胃의 배열

脾와 胃腸의 배열에는 어떤 의미가 있습니까?

臟腑의 배열에서 脾·胃와 肝·膽은 肺·大腸과 心·小腸에 비해 너무 가까이 붙어 있습니다. 그리고 脾는 胃腸과 인접하여 臟腑의 중심에 있으므로 脾·胃를 몸의 중앙이라 합니다.

그렇지만 脾는 부인으로 牝藏이 되고, 胃腸은 남편으로 牡藏이 되어 夫婦 관계를 이룹니다. 그러나 脾와 胃腸은 같은 土性으로 臟腑의 중심 역할을 합니다. 그래서 脾는 坤土와 상응하여 五臟 기운의 중심이 되고, 胃腸은 艮土와 상응하여 五味를 받아들이는 중심 역할을 수행합니다.

7. 脾와 胃의 협력

脾와 胃腸은 가까이서 어떤 협력을 합니까?

脾와 胃腸은 臟腑의 중앙에 위치하여 몸의 중심이 되므로 脾가 있는 곳을 黃庭이라 하고, 상부에 있는 心·肺의 기운과 하부에 있는 肝·腎의 기운이 교류하는 중심 마당이 됩니다.

脾는 心臟의 명령을 받아 五臟의 양식인 津液을 생산하기 위해, 心臟의 아래에서 胃腸을 일꾼으로 두고 활동합니다. 그래서 脾는 五臟이 필요로 하는 五味를 고루 섭취할 수 있게 항상 입맛을 스스로 조절합니다.

또한, 脾는 심장을 위해 心君의 德인 혈액을 생산하기 위해 胃腸·小腸·大腸을 지휘하여 음식물의 消化, 分解, 吸收를 책임집니다. 따라서 脾는 臟腑의 중심에서 上下의 陽氣와 陰氣가 충돌 없이 교류할 수 있게 고심합니다.

胃腸은 臟腑의 중앙에 있지만, 六腑 중에서는 제일 위쪽에 있고 아래에는 小腸이 연결되어 있습니다. 胃腸은 脾의 명령으로 음식물을 섭취하여 幽門과 噴門을 足陽明의 闔門 작용으로 닫아 消磨를 합니다.

이때 脾의 관리로, 胃腸은 陽明의 燥熱과 中焦와 膽의 少陽相火를 이용하여, 水穀을 熏蒸시켜 氣化 작용으로 衛氣, 榮氣, 宗氣를 상부의 心·肺로 昇淸시킵니다. 그 다음 胃腸은 幽門을 개방하여 소화물을 小腸으로 내려 보냅니다. 따라서 脾와 胃腸은 臟腑의 중심에서 이런 임무를 수행하기 위해 가까이 붙어 있으면서 협력하여 다른 臟腑의 奴婢 역할을 自任합니다. 만약 근심 걱정이 많아 생각이 복잡해지면 脾氣가 역할을 못하여 입맛을 잃어서 五臟의 元氣가 떨어집니다.

第2節 脾의 易理

1. 脾와 陰土[地數 : 十]

陰土와 地數 10을 통하여 脾를 이해하는데 도움이 되는 易理는 무엇입니까?

입하	2·7 하지	長夏 입추
3·8 춘분	[5·10] 太極 和平	4·9 추분
입춘	1·6 동지	입동

節氣 · 河圖九宮數

4 입하	9 하지	2 長夏
3 춘분	5 [10] 調節	7 추분
8 입춘	1 동지	6 입동

節氣 · 洛書九宮數

十의 陰土는 河圖[先天]에서 4계절의 기운을 조절하는 중앙[太極]에 있고, 洛書[後天]에서는 春·夏·秋·冬으로 스며들어 밖으로 나타나지 않지만 중앙에 內在합니다. 그러므로 陰土는 사계절의 변화를 주도하는 기운을 體로 하고, 四季의 辰·戌·丑·未를 用으로 하므로 中和의 기운과 四季의 濕氣를 간직합니다.

河圖의 天數와 地數 생성에서 十은 地에서 成하므로 陰土에 속하고, 天干의 己土와 地支의 丑·未가 陰土에 속합니다. 陰土인 '十'의 모양에서 내부의 '十'은 四方을 뜻하고 사방은 땅인 土를 상징합니다. '土'의 모양에서 '十'의 아래에 '一'이 있는 것은, 사방의 '十'과 天一이 합한 것으로 十土[陰土]는 사방의 모든 곳에 흙[土]이 있고 天에서 하강한 물[水]이 있음을 나타낸 것입니다.

陰土[十土]는 河圖[先天]에서 중앙의 太極 기운을 바탕으로 생성되고, 洛書[後天]에서 四方에서 辰·戌·丑·未의 기질이 있습니다. 따라서 脾는 太極의 和平한 기질로 五味를 주관하고, 中和의 土氣[濕氣]를 肝·心·肺·腎이 필요할 때 공급하여 五臟의 平和를 도모합니다.

2. 脾와 長夏의 濕氣

> 脾와 長夏의 易理를 설명하여 주시겠습니까?

脾는 長夏와 상응하고, 長夏를 상징하는 坤卦(☷)는 세 개의 爻가 모두 陰으로 되어 있습니다. 脾도 胃腸·小腸·大腸을 총 지휘하여 소화 과정에서 음식물이 잘 통과하도록 도와줍니다. 그래서 陰土인 脾와 상응하는 坤卦의 상·중·하가 모두 열려 있는 것은 脾의 역할을 표명한 것입니다.

坤卦가 있는 서남방의 長夏 절기는 장마철과 小暑·大暑가 있어 많은 熱氣와 濕度가 높은 시기입니다. 그러므로 脾는 臟腑의 중앙에서 濕熱을 간직하였다가 心肺의 기운과 肝腎의 기운이 脾를 통하여 교류할 때 필요한 臟腑에 공급합니다.

3. 脾와 坤土[坤卦]

脾는 어떤 易理로 설명할 수 있습니까?

脾는 陰土에 속하고, 陰土는 坤卦와 상응하므로 坤卦의 天干納甲 乙木 癸水와 地支納甲 未·巳·卯·丑·亥·酉의 易理로 脾와 다른 장부의 관계를 설명합니다.

1) 脾와 坤卦

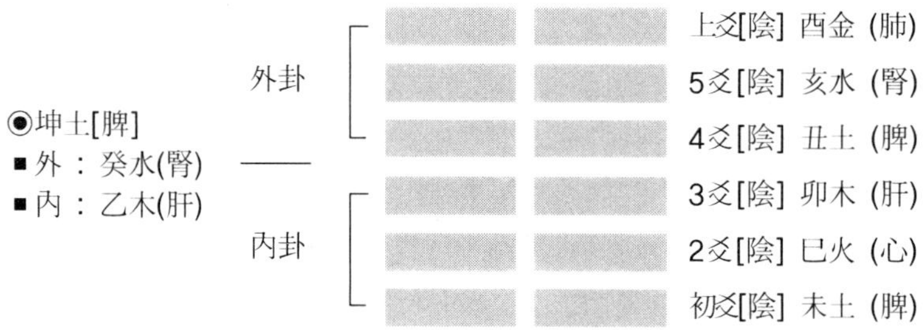

2) 坤卦의 天干納甲 : 內卦 ; 乙木[陰木 ; 肝]

外卦 ; 癸水[陰水 ; 腎]

3) 坤卦의 地支納甲 : 未 · 巳 · 卯 · 丑 · 亥 · 酉와 脾의 관계

初爻	2爻	3爻	4爻	5爻	上爻
陰爻	陰爻	陰爻	陰爻	陰爻	陰爻
未土	巳火	卯木	丑土	亥水	酉金
脾陰	心陰	肝陰	脾陰	腎陰	肺陰

4. 脾氣의 形成

脾는 어떤 易理로 臟腑의 기운과 相通합니까?

脾氣의 形成

① 脾와 坤卦의 天干納甲 : 內卦 : 乙木[陰木 ; 肝]
外卦 : 癸水[陰水 ; 腎]

坤卦의 天干納甲 乙木 癸水와 脾의 관계
干納甲이 卦象에 미치는 작용은 전체적이다. 坤卦에서 天干納甲 乙木은 坤土를 제어하여 조절하는 역할을 하고, 癸水는 坤土 기운을 조정한다. 따라서 脾가 肝의 木氣와 腎의 水氣로 消化를 주도한다.

坤卦와 상응하는 脾는 '木克土'의 원리로 肝의 조절을 받고, '土克水'의 원리로 腎을 조절합니다. 만약 肝氣가 약하면 脾濕이 盛하여 脾實이 되기 쉽고, 肝氣가 너무 강하면 脾氣가 위축되어 脾虛가 되기 쉽습니다. 그리고 腎氣가 너무 實하면 '水侮土'로 脾氣가 위축되고, 腎氣가 약하면 脾가 腎을 견제하지 않아 脾氣가 강해집니다. 따라서 脾는 항상 肝과 腎의 영향을 받습니다.

② 脾와 坤卦의 地支納甲 : 未·巳·丑·亥·酉

初爻[陰]	未土 : 脾	脾와 동일
2爻[陰]	巳火 : 心의 陰氣	脾는 火生土 : 心의 기운을 받음
3爻[陰]	卯木 : 肝의 陰氣	脾는 木克土 : 肝의 조절을 받음
4爻[陰]	丑土 : 脾	脾와 동일
5爻[陰]	亥水 : 腎의 陰氣	脾는 土克水 : 腎을 조절함
上爻[陰]	酉金 : 肺의 陰氣	脾는 土生金 : 肺에게 기운을 전함

坤卦의 地支納甲에서 脾는 心[2爻—巳火]과 '火生土'의 원리로 상통하여 脾는 心臟의 火氣를 받습니다. 그리고 肝[3爻—卯木]과 '木克土'의 원리로 상통하여 脾

는 肝의 조절을 받고, 腎[5爻—亥水]과 '土克水'의 원리로 상통하여 脾가 腎氣를 조절합니다.

脾는 肺[上爻—酉金]와 '土生金'의 원리로 상통하여 肺에게 濕氣를 제공합니다. 따라서 脾는 心·肝·肺·腎의 기운과 상통하여 정상 기능을 발휘합니다.

5. 脾의 氣質

脾의 氣質에는 어떤 易理가 있습니까?

입하[溫熱] 巽木[陰木] [동남] 4金 선천 : 兌金	하지[熱火] 離火[陰陽] [남방] 9金 선천 : 乾金	長夏[濕熱] 坤土[陰土] [서남] 2火 선천 : 巽木
춘분[風溫] 震木[陽木] [동방] 3木 선천 : 離火	太極 5·10 土	추분[燥凉] 兌金[음金] [서방] 7火 선천 : 坎水
입춘[寒溫] 艮土[陽土] [동북] 8木 선천 : 震木	동지[寒水] 坎水[陰陽] [북방] 1水 선천 : 坤土	입동[凉寒] 乾金[陽金] [서북] 6水 선천 : 艮土

① 1번째 줄 : 節氣의 六氣 성질
② 2번째 줄 : 後天八卦. [ ]는 후천팔괘와 五行
③ 3번째 줄 : [ ]는 方位. 九宮數의 五行
④ 4번째 줄 : 先天八卦

脾와 상응하는 坤土(☷)는 陰土로 濕氣를 상징하고, 先天은 冬至 절기에 해당하는 北方의 寒氣가 많은 곳에서 생성되었으나, 後天에서는 寒氣가 싫어 長夏 절기에 해당하는 서북방의 濕熱한 곳에서 활동을 합니다.

後天에서 坤卦가 있는 서남방은 先天八卦의 巽卦와 九宮數의 二火가 있는 곳이므로 坤土는 風의 성질과 火의 기운을 내포하고, 長夏의 濕熱한 기운을 간직합니다. 따라서 坤土과 상응하는 脾는 선천적으로 風과 火의 성질이 있으므로 風熱을 싫어하고 濕熱을 좋아하는 기질이 있습니다. 그래서 陰土[坤土]에 속하는 脾는 濕熱과 火氣[二火]를 이용하여 혈액의 생산을 총 지휘합니다.

6. 脾와 心臟의 易理

脾와 心臟의 生理 활동은 어떤 易理를 바탕으로 합니까?

脾의 坤卦 2爻의 地支納甲 : 巳火-心火

성질	2爻의 巳火가 陰爻이므로 心臟의 陰氣
관계	脾의 土氣와 心臟의 火氣 : 火生土
생리	心臟의 火氣가 脾의 土氣를 생성 心臟의 火氣가 脾로 유입

脾와 心臟은 '火生土'의 원리로 상생을 이루고, 脾와 상응하는 坤土의 地支納甲에서 心臟에 해당하는 巳火가 2爻[陰爻]에 있는데, 이는 心臟의 陰氣와 脾의 기운이 상통함을 표명합니다.

脾는 心君의 자식으로 心臟이 필요로 하는 혈액을 생산하는 총괄적 책임을 지고 불철주야 불평 없이 노력하는 奴婢와 같습니다. 그리고 脾는 胃腸·小腸·大腸을 통솔하여 心君이 명령한 五味를 五臟의 필요에 따라 받아들여 津液과 血液을 만들어야 하므로 많은 경험과 책임이 필요하여 黃庭의 別號를 가지고 心臟에 直言을 할 수 있습니다.

心臟은 統血 작용으로 자신에게 혈액을 제공하여 전신에 心君의 德[君火]을 보내줄 수 있게 해주는 脾를 위해, 전신의 肌肉에 血管[심장이 관리]을 분포하여 혈액을 보내 脾를 위로하고, 脾가 津液을 생산하기 위해 필요한 熱氣를 공급하여 脾의 노고에 보답합니다.

7. 脾와 肝의 易理

脾와 肝의 生理 활동은 어떤 易理를 바탕으로 합니까?

脾의 坤卦 3爻의 地支納甲 : 卯木-肝木

성질	3爻의 卯木이 陰爻이므로 肝의 陰氣
관계	脾의 土氣와 肝의 木氣 : 木克土
생리	肝의 陰氣가 脾의 土氣를 생성 脾의 土氣가 肝으로 유입

脾와 肝은 '木克土'의 원리로 조화를 이루고, 脾와 상응하는 坤土의 地支納甲에서 肝에 해당하는 卯木이 3爻[陰爻]에 있는데, 이는 肝의 陰氣와 脾의 기운이 상통함을 표명합니다.

脾와 肝은 '木克土'의 원리로 脾에는 항상 肝의 薰風이 들어옵니다. 그리고 脾는 전신의 濕氣를 관리하므로 습기가 많아지기 쉽습니다.

肝이 보내주는 바람[風氣]으로 濕氣를 날려 보내 脾가 적당한 습도를 유지하여 혈액의 수분 함량을 조절합니다. 그래서 脾는 肝의 노고에 보답하기 위해 肝木이 生育할 수 있게 土質을 양호하게 만듭니다[肝系의 肝과 脾를 참고].

8. 脾와 腎의 易理

脾와 腎의 生理 활동은 어떤 易理를 바탕으로 합니까?

脾의 坤卦 5爻의 地支納甲 : 亥水-腎水

성질	5爻의 亥水가 陰爻이므로 腎의 陰氣
관계	脾의 土氣와 腎의 水氣 : 土克水
생리	脾의 土氣가 腎의 陰氣를 조절 腎의 陰氣가 脾로 유입

脾와 腎은 '土克水'의 원리로 조화를 이루고, 脾와 상응하는 坤土의 地支納甲에서 腎에 해당하는 亥水가 5爻[陰爻]에 있는데, 이는 腎의 陰氣와 脾의 기운이 상통함을 표명합니다.

脾는 土氣를 이용하여 腎이 몸의 물[水]을 순조롭게 처리할 수 있도록 항상 조절합니다. 만약 腎이 물[水]을 처리하지 못해 넘치면 '水侮土'의 원리로 脾에 들어가면 脾土는 물에 잠겨 기능을 상실하므로 腎을 조절해 줍니다.

腎은 자기를 염려해주는 脾를 위해 命門의 火를 脾로 보내 脾濕을 조절하고, 脾가 주관하는 消化를 돕는 地熱을 보강시켜 줍니다. 그리고 한편으로 腎水를 脾로 보내 濕土를 주관하는 脾가 메마르지 않게 도와줍니다. 따라서 脾土와 腎水는 養生法에서 胞를 같이하여 水土同胞의 이치가 생깁니다.

先天八卦에서 脾의 坤土 자리를 後天에서 坎水에 맡겨 물[水]을 처리하게 하는 것도 坤土의 배려 때문입니다. 따라서 浮腫 등의 腎病은 脾土의 異常으로 생기는 경우가 많습니다.

9. 脾와 肺의 易理

脾와 肺의 生理 활동은 어떤 易理를 바탕으로 합니까?

脾의 坤卦 上爻의 地支納甲 : 酉金-肺金

성질	上爻의 酉金이 陰爻이므로 肺의 陰氣
관계	脾의 土氣와 肺의 水氣 : 土生金
생리	脾의 土氣가 肺의 陰氣를 조절 肺의 陰氣가 脾로 유입

脾와 肺는 '土生金'의 원리로 상생을 이루고, 脾와 상응하는 坤土의 地支納甲에서 肺에 해당하는 酉金이 上爻[陰爻]에 있는데, 이는 肺의 陰氣와 脾의 기운이 상통함을 표명합니다.

脾와 肺는 太陰으로 同系의 관계에 있고, '土生金'으로 脾는 肺의 母가 되어 항상 자식을 걱정하기에 이유 없이 肺를 도와줍니다. 원래 肺는 燥氣에 건조해지기 쉬워 六經에서 太陰 기운을 배정받아 燥氣를 방지합니다.

그러나 肺가 약하여 濕氣가 부족하면 즉시 脾濕이 肺를 도와 윤택하게 하고, 肺濕이 지나치면 脾가 濕을 받아 처리합니다. 그리고 肺는 그 보답으로 天氣를 脾로 보내 새로운 氣血의 생산을 총괄하는 脾를 도와 新血에 淸氣가 넘치게 만들어 줍니다.

第3節 胃의 易理

1. 胃와 陽土[天數 : 五]

胃腸을 이해하는데 도움이 되는 易理는 어떤 것입니까?

	2·7	
3·8	[5·10]	4·9
	1·6	

河圖九宮數

4	9	2
3	[5]	7
8	1	6

洛書九宮數

五의 陽土는 河圖[先天]에서 中央에 있고, 洛書[後天]에서도 중앙에 있습니다. 그러므로 陽土는 중앙에서 동·서·남·북의 木·金·火·水의 변화가 이루어질 수 있게 조절하는 위치에 있습니다.

河圖의 天數와 地數 생성에서 五는 天에서 生하므로 陽土이고, 天干의 戊土와 地支에서 辰·戌이 陽土에 속합니다.

'五'字의 상하 '二'는 火를 뜻하고, 가운데의 '九'는 金을 뜻하여, 土 속에는 火가 있고 金이 매장되어 있음을 암시합니다.

陽土[五土]는 先天과 後天에서 중앙의 和平한 기운을 바탕으로, 사계절의 변화를 주도하는 기질이 있습니다. 따라서 臟腑의 중앙에 있는 胃腸은 陽土에 內藏된

火를 이용하여, 섭취한 음식물을 腐熟시켜 衛氣·榮氣·宗氣를 생산하고, 胃腸을 보필하는 足陽明의 燥熱한 기운을 제공받습니다.

2. 胃腸과 艮土[艮卦]

胃腸은 어떤 易理로 설명할 수 있습니까?

胃腸은 陽土에 속하고, 陽土는 艮卦와 상응하므로 艮卦의 天干納甲 丙火와 地支納甲 辰·午·申·戌·子·寅의 易理로 胃腸과 다른 臟腑의 관계를 설명합니다.

1) 胃腸과 艮卦

◉艮土[胃]
■ 丙火(小腸)
外卦
內卦
上爻[陽] 寅木 (膽)
5爻[陰] 子水 (膀胱)
4爻[陰] 戌土 (胃)
3爻[陽] 申金 (大腸)
2爻[陰] 午火 (小腸)
初爻[陰] 辰土 (胃)

2) 艮卦의 天干納甲 : 丙火[陽火 ; 小腸]

3) 艮卦의 地支納甲 : 辰 · 午 · 申 · 戌 · 子 · 寅과 艮土의 관계

初爻	2爻	3爻	4爻	5爻	上爻
陰爻	陰爻	陽爻	陰爻	陰爻	陽爻
辰土	午火	申金	戌土	子水	寅木
胃腸陰	小腸陰	大腸陽	胃腸陰	膀胱陰	膽陽

3. 胃腸氣의 形成

胃腸은 어떤 易理로 臟腑의 기운과 相通합니까?

胃腸氣의 形成

① 胃腸과 艮卦의 天干納甲 : 丙火

艮卦의 天干納甲 丙火와 胃腸의 관계
天干納甲이 卦象에 미치는 작용은 전체적이다. 艮卦에서 天干納甲 丙火는 艮卦를 제어하여 조절하는 역할을 한다. 따라서 胃腸의 氣 흡수와 消化는 小腸[丙火]의 영향을 받는다.

② 胃腸과 艮卦의 地支納甲 : 辰·午·申·戌·子·寅

初爻[陰]	辰土 : 胃腸	胃腸과 동일
2爻[陰]	午火 : 小腸의 陰氣	胃腸은 火生土 : 小腸의 기운을 받음
3爻[陽]	申金 : 大腸의 陰氣	胃腸은 土生金 : 大腸의 기운을 생성
4爻[陰]	戌土 : 胃腸의 陽氣	胃腸과 동일
5爻[陰]	子水 : 膀胱의 陰氣	胃腸은 土克水 : 膀胱의 기운을 조절
上爻[陽]	寅木 : 膽의 陰氣	胃腸은 木克土 : 膽의 조절을 받음

艮卦의 地支納甲에서 胃腸은 小腸[2爻—午火]과 '火生土'의 원리로 상통하여 小腸의 기운을 받고, 大腸[3爻—申金]과는 '土生金'의 원리로 상통하여 胃腸은 大腸의 기운을 도와줍니다.

膀胱[5爻—子水]과는 '土克水'의 원리로 상통하여 胃腸은 膀胱의 기운을 조절해 주고, 膽[上爻—寅木]과는 '木克土'의 원리로 상통하여 胃腸은 膽의 조절을 받습니다. 따라서 胃腸은 小腸·大腸·膀胱·膽의 기운과 상통하여 정상 기능을 발휘합니다.

4. 胃腸의 氣質

胃腸의 氣質에는 어떤 易理가 있습니까?

입하[溫熱] 巽木[陰木] [동남] 4金 선천 : 兌金	하지[熱火] 離火[陰陽] [남방] 9金 선천 : 乾金	長夏[濕熱] 坤土[陰土] [서남] 2火 선천 : 巽木
춘분[風溫] 震木[陽木] [동방] 3木 선천 : 離火	太極 5·10 土	추분[燥凉] 兌金[陰金] [서방] 7火 선천 : 坎水
입춘[寒溫] 艮土[陽土] [동북] 8木 선천 : 震木	동지[寒水] 坎水[陰陽] [북방] 1水 선천 : 坤土	입동[凉寒] 乾金[陽金] [서북] 6水 선천 : 艮土

① 1번째 줄 : 절기의 六氣 성질

② 2번째 줄 : 後天八卦. [ ]는 후천팔괘와 五行

③ 3번째 줄 : [ ]는 방위. 九宮數의 五行

④ 4번째 줄 : 先天八卦

胃腸과 상응하는 艮卦(☶)는 陽土로 濕氣를 상징하고, 先天은 立冬 절기에 해당하는 서북방의 燥氣와 凉氣가 왕성한 곳에서 생성되었으나 後天에서는 燥凉이 싫어 立春 절기에 해당하는 동북방의 溫氣가 생겨나는 곳에서 활동을 합니다.

후천에서 간괘(艮卦)가 있는 동북방은 先天八卦의 震卦와 九宮數의 八木이 있는 곳으로서 艮土는 木의 기운을 내포하고, 초봄의 溫氣를 간직합니다. 따라서 艮土와 상응하는 胃腸은 선천적으로 燥氣와 凉氣를 간직하므로 燥凉의 기운을 싫어하고, 溫氣를 좋아하는 기질이 있습니다. 그래서 陽土 속하는 胃腸은 燥溫과 火熱의 작용으로 消磨하고 輕淸한 衛氣·榮氣·宗氣를 생산합니다.

5. 胃腸과 小腸의 易理

胃腸과 小腸의 生理 활동은 어떤 易理를 바탕으로 합니까?

성질	2爻의 午火가 陰爻이므로 小腸의 陰氣
관계	胃腸의 土氣와 小腸의 火氣 : 火生土
생리	小腸의 陰氣가 胃腸의 土氣를 생성 胃腸의 土氣가 小腸으로 유입

胃腸과 小腸은 '火生土'의 원리로 상생을 이루고, 胃腸과 상응하는 艮土[陽土]의 地支納甲에서 小腸에 해당하는 午火가 2爻[陰爻]에 있는데, 이는 小腸의 陰氣[3]가 항상 胃腸에 들어옴을 표명합니다.

평소 小腸은 자신의 上口와 인접한 胃腸에게 午火의 熱氣를 보내 胃腸이 水穀을 醸造하여 氣化 작용을 할 수 있게 도와줍니다. 그래서 胃腸은 자신의 燥熱과 心臟의 君火와 小腸의 午火와 命門의 相火를 받아 水穀을 消磨하고 氣化시켜 자신의 임무를 수행합니다.

胃腸은 자신이 받아들인 水穀을 消磨하고 肅殺의 기운으로 淸潔하게 만들어, 小腸이 津液을 흡수하여 血液을 생산하는 데 차질이 없는 상태의 소화물을 小腸으로 내려 보내 小腸에 보답합니다. 따라서 胃腸에서 消磨 작용이 잘 이루어지지 못하면 小腸에서 津液의 흡수가 차질이 생겨 氣血이 부족하고, 小腸의 熱氣가 부족하면 胃腸에서부터 소화가 되지 않아 腹滿, 腹鳴, 泄瀉 등이 생깁니다.

6. 胃腸과 大腸의 易理

胃腸과 大腸의 生理 활동은 어떤 易理를 바탕으로 합니까?

胃腸과 大腸은 '土生金'의 원리로 相生을 이루고, 胃腸과 상응하는 艮土[陽土]의

3) 手太陽의 寒水에서 나오는 小腸의 熱氣를 말함.

성질	3爻의 辛金이 陽爻이므로 大腸의 陽氣
관계	胃腸의 土氣와 大腸의 金氣 : 土生金
생리	胃腸의 土氣가 大腸의 陽氣를 생성 大腸의 陽氣가 胃腸으로 유입

地支納甲에서 大腸에 해당하는 辛金이 3爻[陽爻]에 있는데, 이는 胃腸의 土氣가 大腸의 陽氣를 생하고, 大腸의 陽氣가 胃腸으로 들어옴을 표명합니다.

胃腸과 大腸은 같은 陽明의 燥氣를 간직합니다. 그리고 胃腸은 '土生金'의 원리로 陽土의 기운과 燥氣를 大腸으로 보내 陽明의 燥氣가 풍부하게 만들어줍니다. 그러면 大腸은 많은 燥氣를 이용하여 小腸에서 氣血을 생산하고 남은 重濁한 消化物의 수분을 흡수하여 津液을 생산하고 大便으로 만듭니다.

大腸은 자신에게 陽明의 燥氣를 보내어 주는 胃腸을 위하여, 大腸으로 들어온 음식물의 찌꺼기에서 수분을 흡수하여 津液을 만들어 皮膚와 肌肉[4]을 윤택하게 하여 胃腸에 보답합니다. 그리고 大腸은 大便을 정기적으로 방출하여 胃腸과 小腸의 濁氣를 청소하여 胃腸에 보답합니다.

7. 胃腸과 膀胱의 易理

胃腸과 膀胱의 生理 활동은 어떤 易理를 바탕으로 합니까?

성질	5爻의 子水가 陰爻이므로 膀胱의 陰氣
관계	胃腸의 土氣와 膀胱의 水氣 : 土克水
생리	胃腸의 土氣가 膀胱의 陰氣를 조절 膀胱의 陰氣가 胃腸으로 유입

胃腸과 膀胱은 '土克水'의 원리로 조화를 이루고, 胃腸과 상응하는 艮土[陽土]의 地支納甲에서 膀胱에 해당하는 子水가 5爻[陰爻]에 있는데, 이는 胃腸의 土氣가

4) 肺·大腸이 皮膚를 관리하고, 脾·胃가 肌肉을 관리.

膀胱의 陰氣를 조절하고, 膀胱의 陰氣가 胃腸으로 들어옴을 표명합니다.

胃腸과 膀胱은 '土克水'의 원리로 陽土[5]가 膀胱으로 모이는 물을 막는 기운을 제공하여 小便[陰水]을 저장할 수 있게 합니다. 한편으로 胃腸은 陽明의 燥熱도 함께 膀胱으로 보내 방광에서 津液이 熏蒸될 수 있게 조절합니다.

한편 膀胱은 腎의 命門 火氣와 太陽의 陽氣를 胃腸으로 보내 胃腸의 消磨 작용을 도와 胃腸에 보답합니다. 그리고 膀胱은 陽明의 燥熱로 자신의 활동을 도와주는 胃腸을 위해 전신의 肌肉에 津液을 보냅니다. 따라서 膀胱은 胃腸의 土氣와 燥熱을 공급 받아 小便을 저장하고 津液을 흡수하는데, 만약 胃腸에 장애가 생겨 膀胱을 조절하지 못하면 排尿에 이상이 생겨 小便不利나 浮腫을 초래합니다.

8. 胃腸과 膽의 易理

胃腸과 膽의 生理 활동은 어떤 易理를 바탕으로 합니까?

성질	上爻의 寅木이 陽爻이므로 膽의 陽氣
관계	胃腸의 土氣와 膽의 木氣 : 木克土
생리	膽의 陽氣가 胃腸의 土氣를 조절 胃腸의 土氣가 膽으로 유입

胃腸과 膽은 '木克土'의 원리로 조화를 이루고, 胃腸과 상응하는 艮土[陽土]의 地支納甲에서 膽에 해당하는 寅木이 上爻[陽爻]에 있는데, 이는 膽의 陽氣가 胃腸의 土氣를 조절하고, 胃腸의 土氣가 膽으로 들어옴을 표명합니다.

胃腸과 膽은 '木克土'의 관계로 膽의 相火가 수시로 들어와서 冷物에 의해 胃의 燥熱이 떨어지는 것을 방지하여 줍니다. 그리고 胃腸은 음식물 외에 수시로 마시는 냉수로 寒邪에 노출됩니다. 그로 인해 胃腸에 寒氣가 많아지면 小腸으로 傳導되어 腹痛과 泄瀉 등이 생기는데, 膽의 相火가 이를 예방하여 줍니다.

5) 陽土인 艮山이 물[水]을 막아주는 기운.

胃腸은 陽土의 기운으로 陽木의 膽이 물[水]에 젖지 않게 협조하여 강건한 中正의 지위를 유지하는 데 도움을 주어 膽에 보답합니다.

木의 肝·膽과 土의 脾·胃는 相接하여 木의 뿌리가 흙[土]에 내리는 모습으로 서로 의지하여 기운을 조절합니다[肝系의 膽과 胃腸 참고].

第4節 脾의 기능

1. 脾와 黃庭

脾의 형상과 黃庭에는 어떤 의미가 담겨 있습니까?

脾는 五臟의 중앙에서 胃腸의 뒤쪽에 인접하여 있고, 모양은 半月形으로 馬蹄[말발굽]처럼 넓적해서 넓이가 3寸 길이가 5寸이라 했는데, 이는 3×5=15로 土의 평방 수치로 脾의 총면적을 말한 것이고, 3은 木의 數로 木이 土에 근거함을 표현하였습니다. 그리고 말[馬]의 4足과 1足의 爪甲이 5개 이므로 4×5=20이 되는데, 20은 土의 複數로 脾가 土임을 표명한 것입니다.

黃庭은 『黃庭經』[6]에 나오는 말로 家屋의 한복판의 마당을 뜻하고, 脾가 이곳 黃庭에 위치하여 水穀을 消磨하여 五臟을 滋養하는 역할을 합니다. 따라서 각자 떨어져서 독립하여 임무를 수행하는 것 같지만, 자세히 살펴보면 相扶相助하여 하나의 단체를 이루어 활동하는데, 중심의 黃庭에 脾가 있습니다.

섭취하는 음식물을 한의학에서 水穀으로 표현한 것에는 중요한 의미가 있습니다. 그것은 음식물에서 물[水]이 가장 중요하고, 다음으로 五穀이 귀중하다는 것을 강조한 것이므로, 먹거리가 넘쳐나는 우리의 현실에서 불치병과 난치병이 점점 많아지는 이유를 깊이 생각할 필요가 있다고 봅니다.

---

6) 『黃庭經』은 上古 때부터 전해오는 脾를 主題로 지은 經文으로 靜坐法·深呼吸法 등의 黃庭治法이 있는데 難治病에 응용하였음.

2. 脾와 '諫議의 官'

脾가 諫議의 직책을 가진 것을 어떻게 이해합니까?

脾는 五臟의 奴婢로 五臟의 糧食인 津液을 생산합니다. 그렇지만 脾는 母인 心君의 명령에만 순종하고, 다른 臟의 요구에는 복종하지 않습니다. 그리고 脾는 心臟의 명령으로 섭취한 음식으로부터 五臟의 양식인 氣血과 津液을 생산하여 巳時에 각 臟이 脾로 들어오는 순서에 따라 분배하여 줍니다. 따라서 脾는 心君에게 자신의 일과 다른 臟의 일을 諫言할 수 있어서 脾가 諫議의 직책을 가집니다.

과거 宮中의 職制에 있던 諫議大夫는 君王이 잘못하는 일을 못하게 만류하는 벼슬로, 君王이라도 諫言을 받아들이게 하는 막중한 직책입니다. 그래서 脾는 生冷한 음식이 熱을 주관하는 心臟에게 害가 되므로 이런 음식을 거부하는 것이 가장 중요합니다. 그러나 心君의 본성은 冷한 것을 좋아해서 가끔 脾도 모르게 冷水나 冷物을 먹으면, 吐瀉나 四肢不遂 등의 怪疾에 걸리는 경우가 많습니다. 이것을 보면 생명의 근원이 되는 少陰君火를 기르기 위해서 찬 음식을 당연히 피해야 할 것입니다. 그렇지 않고 生冷한 음식을 많이 먹으면 脾가 冷氣를 막지 못해 痰과 瘀血인 血栓이 생겨 血管질환과 腫瘍의 원인이 됩니다.

3. 黃庭의 脾와 黃庭老婆

脾의 黃庭과 黃庭老婆는 어떤 의미가 담겨 있습니까?

1) 黃庭과 脾

脾는 五臟의 중앙에 있는데, 이곳을 黃庭이라 합니다. 그래서 脾가 黃庭에 거주하므로 위에 있는 陽臟의 心·肺 기운과 아래에 있는 陰臟의 肝·腎 기운이 중앙에 있는 脾에서 교류합니다. 그리고 河圖에서 중앙[五·十]을 黃庭이라 하는데, 중앙 土의 색인 黃色과 중앙의 마당[뜰, 庭]을 상징하여 黃庭이라 한 것으로 脾가 黃庭이 됩니다.

사계절의 기후[六氣] 변화는 辰·戌·丑·未月의 土氣가 작용하여 나타나는 것입니다. 이와 같이 五臟의 기운이 교류하는 것도 脾의 土氣가 작용한 것이고, 脾가 몸의 중앙인 黃庭에 있기 때문에 몸의 모든 기운[氣]이 脾로 모여 상통합니다.

2) 脾의 黃庭老婆

老婆는 老母로 一家에서 가장 경험이 풍부한 사람입니다. 八卦家族에서 坤卦는 老母이고, 坤卦와 상응하는 脾는 老母의 풍부한 경험을 토대로 음식물을 섭취하여 氣血을 생산하는 일을 총괄합니다.

脾는 奴婢의 '奴'字와 같아 '五臟의 노비가 된다'는 뜻으로, 黃庭에 있는 脾를 경험이 풍부하여 집안의 모든 일을 처리하는 할머니[老婆]로 상징하여 黃庭老婆라 부르고, 脾가 五臟의 일꾼임을 표명한 것입니다.

4. 脾와 肺·心·肝·腎

脾는 肺·心·肝·腎의 관계에서 어떤 역할을 합니까?

脾와 상응하는 坤卦(☷)는 陰爻로만 구성되어 상·중·하가 모두 뚫려 있어 동·서·남·북 四方의 氣가 자유롭게 출입할 수 있음을 나타냅니다. 그래서 脾도 五臟의 중앙에 위치하여 心의 火氣가 腎으로 가고, 腎의 寒氣와 命門 火가 心으로 가고, 肝의 風氣가 肺로 가고, 肺의 燥氣가 肝으로 가는 데 모두 脾를 자유롭게 출입합니다. 그러므로 五臟의 氣에 이상이 생기면 즉시 脾胃에 영향을 주어 먼저 입맛이 변하고, 脾胃의 異常은 다른 臟腑의 기능에도 이상을 초래합니다.

脾는 五臟의 氣가 교류하는 마당[黃庭]으로 4臟[肺·心·肝·腎]의 양식[水穀의 氣]을 공급하는 창고 역할을 합니다. 그래서 脾는 4臟의 간섭을 절대로 허용하지 않고, 4臟에게 식량을 공급하므로 다른 臟의 일을 간섭합니다. 그러므로 肺·心·肝·腎의 病에 4臟을 직접 치료하지 않고 脾와 胃를 치료하는 경우가 많은데 脾胃의 土氣를 보강하면 건강을 유지할 수 있습니다.

5. 脾와 肝氣 · 肺氣

脾의 黃庭에서 교류하는 肝과 肺의 기운은 脾에 어떤 역할을 합니까?

五臟에서 좌우[東西]의 氣가 상통하면 肝氣는 좌측으로 돌아 肺로 가고, 肺氣는 우측으로 돌아 肝으로 갑니다. 그리고 상하[南北]의 氣가 교류하면 心氣는 우측으로 돌아 하강해서 腎으로 가고, 腎氣는 좌측으로 돌아 상승해서 心으로 갑니다.

肝·肺와 心·腎의 氣가 움직여 다른 臟의 기운과 상통할 때, 모두 중앙의 마당[庭]을 통과하므로, 중앙에 있는 脾를 黃庭이라 하고 주인을 黃庭老婆라 합니다.

脾의 黃庭에 모이는 肝·肺·心·腎의 氣에서, 心·腎의 氣가 교류할 때 별다른 충돌이 없는 것은 脾와 心은 '土生金'으로 편안하고, 脾는 腎과 '土克水'의 관계로 腎에 대한 부담이 없습니다. 그렇지만 脾는 '木克土'의 원리로 항상 肝과 불편한 관계이고, 肺는 '金克木'으로 肝을 견제하므로 脾는 肝과 肺의 투쟁을 항상 염려합니다. 그래서 肝의 木氣와 肺의 金氣가 서로 氣味가 맞지 않아 자주 충돌이 생기는데, 이때마다 경험이 풍부한 老母격인 脾가 중재의 역할을 담당하여 분쟁을 조절합니다. 따라서 몸의 모든 氣는 脾胃의 氣인 水穀의 氣에서 나온다고 한 東垣[7)]의 표현은, 모든 氣의 근원이 脾胃의 중앙 土氣에 있음을 표명한 것입니다.

6. 脾의 運化[轉化 · 運輸] 작용

脾의 轉化와 運輸 작용을 어떻게 이해하면 됩니까?

運化는 轉化와 運輸를 뜻하는데, 脾가 運化를 주관하는 것은 脾의 土氣에 있습니다. 脾土는 水土가 同胞하여 脾가 命門의 火를 이용하여 水穀을 氣와 津液으로 轉化합니다.

脾土는 火土가 同胞하여 脾의 책임으로 생산한 血液을 心臟이 관리하는 혈관[血脈]을 이용하여 전신으로 運輸합니다.

---

7) 李東垣 : 본명은 李杲, 金元 四大家 중의 한 사람. 《脾胃論》 외에도 많은 저술이 있음.

음식물이 胃腸에 들어가면 脾의 轉化 작용으로 여러 가지 소화 효소에 의해 소화된 영양물질과 津液을 흡수[8]하여 氣, 血, 津液, 精의 원료를 만듭니다. 그리고 脾는 運輸 작용으로 胃腸에서 흡수한 輕淸[精微]한 衛氣·榮氣·宗氣를 門脈系를 통하여 心·肺로 散布하고, 重濁한 영양물질과 진액을 림프계를 통하여 전신의 肌肉[脾主]으로 수송합니다[9].

脾는 津液[脾濕 ; 消化酵素]을 胃腸에 보내고, 胃腸은 음식물에서 흡수한 精微한 氣와 津液을 脾로 보냅니다. 그러면 脾는 중앙 土氣[脾氣]의 運輸 작용으로 臟腑와 四肢의 각 부분을 滋養합니다. 따라서 脾는 생명 활동을 유지하기 위하여 필요한 영양물질을 생성하여 공급하므로 脾가 後天의 근본이 되고, 腎은 先天의 근본이 됩니다.

7. 脾의 統血 작용

脾의 統血 작용을 어떻게 이해하면 됩니까?

1) 血脈과 土氣

心臟은 血管을 주관하고, 血管에는 心氣[熱氣]가 분포되어 心臟과 상응하는 離卦의 天干納甲 己土의 기운이 작용합니다. 己土는 陰土로 물[水]을 가두어 흘러 보내는 능력이 있고, 己土의 기운이 있는 血管은 血液을 가두어 흘러 보낼 수 있습니다.

脾가 주관하여 생산한 血液에는 脾土의 기운이 많아 水土同胞를 이루고, 土氣가 많은 血管으로 혈액[水]이 스며들어 전신을 순환하므로 脾가 統血할 수 있습니다.

2) 脾氣의 作用

脾의 運化가 순조로우면 氣 · 血 · 津液이 충분히 생성되어 혈액과 함께 전신으로 순환합니다. 血管에 있는 脾土[己土]의 氣가 固攝 작용으로 혈액을 끌어당겨 유출되지 않고 순행할 수 있어서 脾가 統血합니다[10].

---

8) 胃腸의 점막에서 혈액과 림프관을 통하여 津液을 흡수함.
9) 心臟의 박동과 肺의 宣散과 肅降에 의해 전신의 肌肉으로 수송.
10) 血管의 평활근과 血小板에 의한 혈관벽의 정상성 유지기능과 止血 인자의 생성과 공급에 脾가 관

脾氣[土氣]가 충실하면 氣의 溫煦 작용으로 足陽明의 肅殺기운이 증강하여 방어력이 증진되므로 脾는 면역력과 밀접한 관계가 있습니다.

第5節 胃腸의 기능

1. 胃腸의 形象과 土氣

> 胃腸의 形象과 土氣의 작용을 어떻게 이해하면 됩니까?

胃腸은 土에서 생긴 음식물을 모두 받아들이는데, 폭을 1.5尺, 길이를 2.6尺이라 하였습니다. 여기서 폭의 1.5는 土를 표명한 것이고, 길이의 2.6에서 2의 火는 火土同胞를 나타내어 熱[火]한 水穀을 받아들일 수 있음을 표명하고, 6의 水는 水土同胞를 나타내어 冷[水]한 水穀도 받아들일 수 있음을 표명하였습니다. 따라서 胃腸은 폭의 數를 통하여 땅에서 생산된 음식물을 받아들임을 암시하고, 길이의 數에서 水·火로 만들어진 음식물을 받아들임을 나타내었습니다. 그리고 음식물이 胃腸을 거쳐 小腸에서 淸濁으로 분류되어 小便과 大便으로 변화하는 조화의 근본은 중앙의 土氣에 있음을 표현하였습니다.

脾와 胃는 모두 土를 주관하지만 土의 주인은 脾이므로 脾가 직접 土를 생하고, 土가 직접 濕을 생합니다. 그리고 脾와 胃는 肌肉[一身의 土]을 주관하여 血管과 筋骨을 감싸고, 肌肉을 피부가 덮고 보호하여 肌肉이 中央土의 작용을 하며, 脾胃가 肌肉을 관리하여 활동의 원동력을 제공합니다.

胃는 脾의 지시로 음식물을 받아들이므로 '水穀의 海'가 되어 腐熟과 降濁을 주관하고, 脾는 胃와 小腸과 大腸을 통솔하여 消化 吸收와 昇淸을 총괄합니다.

胃는 성질이 燥熱하므로 潤을 좋아하고 燥를 싫어하며, 脾는 성질이 濕熱하므로 燥를 좋아하고 濕을 싫어합니다. 脾의 기능이 저하하면 津液의 運輸가 정체되어 濕과 痰이 생기기 쉽고, 胃의 기능이 저하하면 腐熟과 降濁이 어려워 食滯가 생기기

여하므로 脾가 統血함.

쉽습니다.

2. 胃腸과 '倉廩의 官'

胃腸이 倉廩의 직책을 가진 것을 어떻게 이해합니까?

胃와 상응하는 艮卦의 天干納甲이 丙火이기에, 胃는 선천적으로 火氣가 있어서 몸을 번영시킬 능력이 있습니다. 그래서 胃는 음식물을 수납하고, 闌門의 작용으로 일시 저장하여, 熱火와 燥熱한 기운을 이용해서 능히 消磨시켜 氣血의 토대를 만들 수 있습니다.

五味를 가진 여러 가지 음식물[水穀]이 胃에 들어가므로, 胃는 여러 가지 물건이 모이는 市場과 같고, 여러 가지 물건을 수납하는 큰 창고와 같으므로 太倉이라 하여 '倉廩의 직책'을 가집니다. 그래서 心君은 胃에 倉廩의 직위를 부여하고, 水穀을 消磨할 수 있는 陽火의 힘을 제공하여 衛氣·榮氣·宗氣를 생산하게 하였습니다. 한편으로 心君은 脾에 諫議의 직위를 부여하고, 津液의 생산을 총괄하게 하여 脾胃가 합심으로 氣血과 津液을 생산하여 君火를 보필하게 하였습니다. 따라서 몸이 건강할 때는 倉廩의 직위에 있는 胃가 燥熱의 肅殺하는 힘으로 음식물과 함께 들어온 邪氣의 침입을 막을 수 있습니다. 그렇지만 몸이 피곤할 때는 燥熱과 陽火의 작용이 약하여 邪氣를 감당할 수 없으므로 內傷이 생겨 心君을 不安하게 합니다.

3. 胃腸과 三焦의 三門

胃腸의 三門과 三焦의 三門을 어떻게 이해하면 됩니까?

三焦의 三門을 옛날 人家의 三門에 비교하면 噴門은 대문 밖의 外門으로 사립문[11]에 해당하고, 幽門은 大門에 해당하며, 蘭門은 房門에 해당합니다.

大腹은 臟腑가 거처하는 집으로 三焦의 氣가 출입하는 上脘·中脘·下脘의 三門이 있습니다. 그리고 胃腸에도 噴門·幽門·蘭門의 三門이 있습니다.

11) 옛날 집 대문 밖 뜰[外庭]에 사립짝으로 성글게 만든 門.

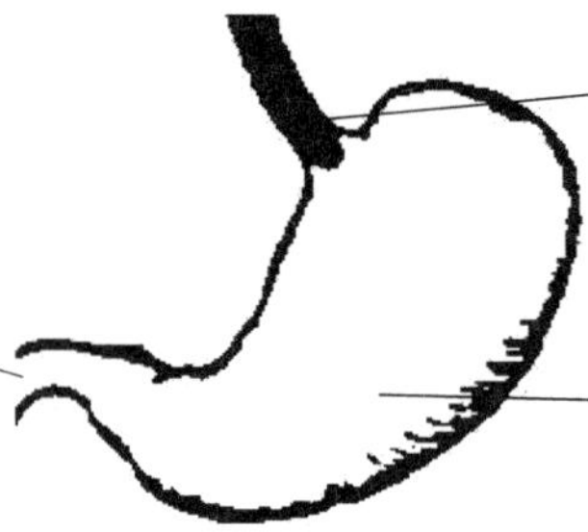

胃의 上口는 噴門으로 上脘에 해당됩니다. 胃의 중앙과 深部는 幽門으로 中脘에 해당되며, 胃의 하부 出口는 蘭門으로 下脘에 해당됩니다.

胃의 上口는 食道로 이어져 咽과 연결되어 음식을 받아들이고, 胃에서 생긴 濁氣를 밖으로 분출시키므로 噴門이라 합니다. 胃의 중앙부와 심부는 깊어서 日光을 잘 받지 못하며 깊고 멀어 幽遠하다는 뜻으로 幽門이라 합니다.

胃의 하부 출구는 小腸과 연결되어 小腸의 熱氣가 胃로 들어오고 胃에서 소화된 음식물은 小腸으로 들어갑니다. 그런데 胃는 熱하므로 小腸의 熱이 들어올 때는 닫아서 못 들어오게 하여 小腸과의 경계선을 지킨다는 뜻으로 攔門이라 합니다. 그러나 攔門은 胃腸의 음식물이 小腸으로 나갈 때는 열어서 소통시킵니다.

음식물이 胃腸에 들어가면 먼저 蘭門[12]을 닫아 足陽明의 燥熱한 기운으로 消磨를 시작합니다. 噴門은 食道와 胃腸의 경계인 胃의 입구로 음식물을 받아들이고, 幽門은 胃의 만곡 부위로 음식물이 들어오면 용적을 넓혀 消磨를 하고, 蘭門에 음식물이 들어오면 완전히 소화가 되므로 胃를 水穀의 큰 창고라 합니다.

三焦의 三門과 胃腸의 三門이 다른 점은, 三焦는 無形의 기관이므로 氣의 三門이 되고, 胃는 有形의 기관이므로 血의 三門이 됩니다. 따라서 胃에는 氣血이 공존하므로 스트레스로 三焦의 氣가 막히면 소화가 안 되고, 胃腸에 장애가 생기면 三焦의 氣가 滯하여 腹滿이 생깁니다. 만약 食滯가 上脘에 있으면 吐하고, 中脘에 있으면 胃痛이 생기며, 下脘에 있으면 泄瀉가 일어납니다. 寒冷한 음식물을 먹고 食傷이 噴門에서 일어나면 太陽證, 幽門에서 일어나면 陽明證, 攔門에서 일어나면 少陽證의 증상이 동반합니다.

12) 盲腸 부위를 攔門이라 하는데, 여기서는 胃腸의 蘭門으로 胃와 十二指腸의 경계를 뜻함.

4. 胃腸과 飮食의 量

胃腸과 飮食의 量에 대하여 설명하여 주십시오.

아침저녁으로 하루 2번의 식사를 기준으로 하면, 1번에 곡식이 1.5升, 물이 1升으로 1일 水穀의 양이 5升이 정량이며, 이것을 초과하면 過食이라 하고, 적게 먹으면 飢渴이라 합니다. 그러나 식사량은 가벼운 飽滿感을 느끼는 것을 기준으로 하는 것이 좋습니다. 여기서 5升의 5는 土의 生數로 五穀과 五味를 胃腸이 받아들이는 것을 표명한 것입니다. 따라서 대변도 아침저녁으로 1일 2회로 보는 것이 정상인데, 이는 하루 섭취한 음식물의 찌꺼기를 당일 방출하여 혈액 내에 痰과 瘀血이 생기지 않게 함입니다. 그래야만 氣血의 순환이 좋아 건강을 유지할 수 있습니다.

5. 胃腸과 水穀의 海

胃腸과 '水穀의 海'에 대하여 설명하여 주십시오.

사람은 음식물로부터 氣血을 얻는데, 음식물은 五臟六腑가 필요로 하는 氣血과 津液의 생산 재료이며, 모두 胃가 받아들여 腐熟하므로 胃를 水穀과 氣血의 바다[海]라고 합니다.

胃는 陽明燥金의 燥熱하고 肅殺한 기운으로 음식물에 섞여 있는 邪氣를 물리치고 腐熟시켜 衛氣·榮氣·宗氣를 생산하여 心肺로 昇淸시키고, 남은 소화물을 小腸으로 전송하여 五味를 함유한 血液을 생산합니다.

臟腑가 胃에서 氣를 얻고, 血을 통해 五味를 받는데 酸味는 肝, 苦味는 心, 甘味는 脾, 辛味는 肺, 鹹味는 腎으로 들어가서 五臟의 기운을 滋養합니다. 따라서 臟腑가 필요로 하는 氣血과 津液을 생산하기 위해서는 음식물이 모두 胃腸에 모여 腐熟의 과정을 거쳐야 되기에 胃腸을 '水穀의 海' 또는 '氣血의 海'라고 합니다.

6. 胃의 降濁과 脾의 昇清 작용

胃腸의 降濁과 脾의 昇淸 작용에는 어떤 易理가 담겨 있습니까?

중앙 土에 속하는 脾胃의 관계에서 胃는 陽으로 氣를 주도하고, 脾는 陰으로 血을 주도합니다. 따라서 胃氣는 陽으로 動하여 음식물을 소화시키고 소화물을 小腸으로 전도하고, 脾血은 陰으로 靜하여 津液을 생산합니다.

胃腸은 陽土인 戊土의 기운이 있고, 坎卦의 天干納甲이 戊土이므로 坎水의 작용으로 降濁할 수 있습니다. 또한 脾는 陰土인 己土의 기운이 있고, 離卦의 天干納甲이 己土이므로 離火의 작용으로 昇淸할 수 있습니다.

음식을 먹으면 胃가 陽明의 燥氣를 이용해서 水穀에서 精微한 氣를 흡수하여 正氣[13]가 먼저 생산되고, 正氣를 心肺로 상승시켜 혈액과 함께 전신의 經脈으로 순환합니다.

음식물이 胃에 들어가면 胃는 實하고 小腸은 虛[空]한데, 음식물이 小腸으로 내려가면 小腸은 實하고 胃는 虛해집니다. 따라서 胃가 충만하면 小腸이 虛하고, 小腸이 충만하면 胃가 虛하여 虛實이 교체하므로 氣가 升降하여 병이 생기지 않습니다.

胃에서 음식물의 輕淸한 氣가 소화 흡수된 후 胃의 降濁 작용으로 소화물이 攔門을 거쳐 小腸으로 수송되면, 小腸에서 丙火와 太陽寒水의 작용으로 소화물을 분해하고, 수분과 영양물질을 흡수하여 혈액을 만들어 門脈系를 통해 肝으로 수송합니다.

脾는 昇淸 작용으로 小腸에서 흡수한 영양물질을 頭部로 수송하여 思惟 활동을 추진시키고, 橫紋筋과 平滑筋의 긴장을 유지시켜 줍니다. 따라서 脾胃의 활동은 命門에서 상승하는 火가 충실하여야 正氣 생산을 잘 할 수 있으므로 脾胃의 昇淸과 降濁 작용의 근본은 心腎의 君火에 둡니다.

13) 胃腸에서 흡수하는 衛氣·榮氣·宗氣.

7. 脾 · 胃의 水昇火降

> 脾胃의 土氣와 水昇火降에는 어떤 易理가 담겨 있습니까?

1) 脾·胃의 水·火

脾는 太陰으로 子月의 寒水를 간직하고, 脾의 坤土가 長夏의 濕熱한 기운이 있어서 脾는 寒水를 내포하고 濕熱을 주관합니다.

胃는 陽明으로 燥金을 간직하고, 胃의 艮土가 春의 溫한 기운이 있어서 胃는 熱火를 내포하고 溫氣를 주관합니다.

脾의 水[太陰 ; 子月]와 胃의 火[陽明 ; 午月]는 水火의 旣濟로 교류합니다. 따라서 脾에 寒濕이 과다하면 胃가 燥熱을 공급하여 조화시키고, 胃에 燥熱이 과다하면 脾가 寒濕을 공급하여 조화시켜 서로 협력하여 氣血과 津液의 토대를 만들어 心君을 보필합니다.

2) 脾·胃와 命門火

地中에는 내부의 鎔巖層에서 올라오는 火氣가 있는데 이를 '地中의 火'라 하고, 이 火에 의하여 地中의 水氣를 상승시킵니다.

땅[土]은 天에서 내린 水를 간직하여 생긴 濕氣와 地中의 火氣가 있어 생명력을 가지게 됩니다. 이와 같이 土와 상응하는 脾·胃가 음식물을 소화시켜 氣血을 생산할 수 있는 근원이 되는 것은 모두 地中의 火에 해당하는 腎의 命門火가 상승하기 때문입니다.

3) 脾·胃와 水昇火降

'天一生水'하여 水氣가 하강하고, '地二生火'하여 火氣가 상승하는 것과 같이, 腎의 命門火가 상승하고 心의 陰血이 하강하여 水昇火降이 이루어집니다.

腎의 命門火가 肝으로 상승하여 肝血이 心臟으로 들어갈 때, 艮土의 작용과 같이 胃의 土氣가 조절합니다. 그리고 心臟의 陰血이 肺로 들어가서 腎으로 하강[14]

14) 天氣를 가진 肺氣가 地氣를 가진 腎으로 하강하는 것은 天地의 氣가 교류하기 때문임.

할 때, 坤土의 작용과 같이 脾의 土氣가 조절합니다. 이와 같이 土에 해당하는 脾·胃의 작용이 있어야 心·腎의 水昇火降이 이루어집니다.

脾·胃가 心·腎의 水昇火降을 조절하는 이치를 後天八卦에서 艮卦와 坤卦의 위치로 표명하였습니다. '水生木'으로 坎水가 직접 震木을 생하지 못하고 艮土의 조절을 거쳐 생하게 하였고, '火克金'으로 離火가 직접 兌金을 만들지 못하고 坤土의 조절을 거쳐 만들게 한 것입니다.

8. 胃와 顔色

胃腸과 顔色의 관계를 어떻게 이해할 수 있습니까?

五臟이 虛하면 五臟의 色이 가장 먼저 얼굴[面]에 나타나고, 六腑가 병들면 증상이 가장 먼저 胃腸에 나타납니다. 그러므로 顔色이 좋다는 것은 臟腑가 건강하다는 것이고, 안색이 나쁘다는 것은 臟腑에 이상이 있다는 것입니다.

얼굴에는 五臟의 소식통인 上七竅가 있어 五臟이 주관하는 七情에서 일어난 감정의 변화가 얼굴에 나타납니다. 얼굴[面]에는 手足 三陽經의 起穴과 終穴이 있고, 上七竅가 모여 있어 臟腑의 기운이 모이는 곳입니다.

1) 顔面病과 足陽明胃經

足陽明胃經은 大腸經의 終穴인 迎香에서 상행하여 두 눈의 내측부인 鼻根에서 양측 經脈이 교차하고, 膀胱經의 睛明을 지나 하행하여 承泣에서 起始하여 四白을 지나 人中에 들어갑니다. 그 후에 口角의 地倉을 지나 任脈의 承漿에서 交會하고, 全額角의 頭維와 神庭에 도달합니다. 따라서 胃經이 顔面의 대부분을 거치므로 胃病이 顔面에 나타나는 경우가 많습니다.

2) 面部의 명칭

① 天中 : 鼻에서 髮際까지의 부위
② 天庭 : 天中 아래 부위, 즉 이마 부위

③ 司空 : 天庭 아래 부위

④ 印堂 : 兩 眉間의 중앙 부위

⑤ 山根 : 印堂 아래, 즉 兩眼 사이 부위

⑥ 明堂 : 별명은 鼻準, 山根 아래 부위

⑦ 人中 : 明堂 아래 부위

⑧ 地閣 : 즉 頷을 말함. 承漿 아래 부위

3) 顔面과 五臟

얼굴을 河圖의 원리에 따라 구분하면 이마[額]는 天庭으로 心에 속하고, 턱[頷]은 地閣으로 腎에 속하고, 鼻는 얼굴의 중앙에 있어 脾에 속하고, 좌측의 볼[頰]은 肝에 속하고, 우측의 볼은 肺에 속하여 그 부위의 色을 보고 五臟의 虛實을 진단할 수 있습니다.

4) 顔面의 察色

肝病은 面部에 청색이 나타나고, 心病은 舌端에 홍색이 나타나며, 脾病은 面과 脣에 황색이 나타나고 肺病은 鼻에 백색이 나타나고, 腎病은 이마와 턱 부위에 흑색이 나타납니다.

중앙의 土에 속하는 鼻의 아래를 明堂이라 하고, 明堂의 색이 靑黑하면 痛症이 있는 것이고, 黃赤하면 熱이 있는 것이며, 白色이 나타나면 寒이 있는 것으로 봅니다.

5) 六腑의 寒熱과 面部

① 胃腸에 風이 들어가면 口眼喎斜가 된다.

② 小腸에 熱이 들어가면 人中에 汗出한다.

③ 小腸에 寒이 들어가면 人中이 暗한다.

④ 大腸에 熱이 들어가면 鼻乾, 面赤한다.

⑤ 大腸에 寒이 들어가면 面白, 鼻塞한다.

⑥ 膽에 熱이 들어가면 面黃, 目黃한다.

⑦ 膽에 寒이 들어가면 面靑한다.

⑧ 膀胱에 熱이 들어가면 面赤, 目赤한다.

⑨ 膀胱에 寒이 들어가면 面寒한다.

第6節 脾와 五臟의 味

1. 脾와 味

脾가 맛[味]을 주관하는 것에는 어떤 易理를 바탕으로 합니까?

脾는 陰土로 坤卦(☷)와 상응하고, 땅[土]에는 山河와 草木이 있어 흙[土]과 돌[金石]과 물[水]과 나무[木]가 보이고, 地下水가 솟아오르고, 火山이 터져 불[火]이 치솟는 것을 보면 땅속에 물[水]과 불[火]이 있음을 알 수 있습니다. 이와 같이 金·木·水·火가 土에 있으므로 五行은 모두 土에 저장되어 있습니다. 자식이 출생하면 엄마가 젖으로 자식을 양육하는 것과 같이 땅[地 ; 土]은 五味를 생산하여 만물을 生育하므로 五味는 土가 주관합니다. 따라서 坤土의 성질이 있는 脾가 五味를 주관합니다.

脾는 陰이므로 자기의 기운이 충실하면 안정되어 외부로 움직이지 않지만 허약하면 자신의 濕氣가 외부로 뛰쳐나가 다른 臟을 덮쳐 자신이 주관하는 맛에 변화를 가져옵니다. 따라서 脾가 건실하면 맛에 변화가 없고 허약하면 특정한 맛을 나타냅니다. 예를 들면 脾氣가 虛하여 肝으로 들어가면 肝氣가 피해를 입어 酸味를 좋아하거나 극히 싫어합니다.

五臟	肝	心	脾	肺	腎
味	酸味	苦味	甘味	辛味	鹹味

2. 肝과 酸味

肝이 酸味를 주관하는 이치는 어디에 근거합니까?

酸味는 鹹味에 甘味를 가미한 맛[15]으로 草木의 맛은 甘·酸·苦·辛한데 그 본성은 酸味에 있습니다. 그리고 과일[果實]이 성숙하기 전에는 맛이 酸하고, 성숙하면 단맛[甘]으로 변화합니다. 따라서 酸味는 과일의 초기 맛이고, 甘味는 성숙된 후의 맛인데 未熟한 果實이 점점 자라고, 다 자라 성숙하면 맛만 변하고 형태는 자라지 않습니다.

木에 속하는 肝은 津液을 생산하여 다른 臟에 공급하므로 草木의 진액에서 생긴 酸味를 肝이 주관합니다. 肝이 木性을 주관하므로 五味 중에서 草木에서 생긴 酸味가 肝으로 들어가는 것입니다.

또한 肝은 몸의 측면인 험난한 곳에 감추어져 있어 미숙한 모양이고, 酸味도 木이 성숙하기 전에 생기므로 木性인 肝이 酸味를 주관합니다. 일반적으로 성숙한 것이 잘 보이는 곳에 노출되는 것은 잘 보여 變身을 원하기 때문입니다.

3. 心과 苦味

心臟이 苦味를 주관하는 이치는 어디에 근거합니까?

苦味는 鹹味가 더욱 진전된 맛[16]인데, 鹹味가 가라앉아 뭉치면[沈結] 소금[鹽]이 되고, 소금이 氣로 변하면 상승하여 熱性이 되므로 苦味에도 짠 맛의 熱氣가 남습니다.

쓴맛의 苦味는 탄 맛이므로 기운이 火에 속하지만, 물건이 타고 남은 결과는 黑色이므로 水에 속하고, 맛[味]은 결과에 있기 때문에 苦味는 水에 근본을 둡니다. 따라서 苦味는 寒을 만들어 心火가 너무 극성하게 타지 못하게 조절하여 주므로 心臟이 苦味를 주관합니다. 그리고 心臟의 火가 動하면 熱하고, 靜하면 寒하여 君

15) 김치 국물 맛.
16) 간장이나 짠 맛이 지나치면 쓰므로 苦味는 鹹味가 지나친 맛.

火가 안정되므로, 心臟은 水에 근본이 있는 苦味를 섭취하여 心火가 망동하는 것을 막아 자신의 안정을 도모합니다. 따라서 苦味에 있는 火의 기운은 心包가 대신 받아 처리하고, 苦味의 무거운 水의 기운은 心臟이 받아 心君의 안정을 유지시킵니다.

4. 脾와 甘味

脾가 甘味를 주관하는 이치는 어디에 근거합니까?

甘味는 酸味와 鹹味가 적고 가벼운 맛으로 중앙 土의 맛입니다. 土에서 나오는 맛은 단맛[甘]이 많아 곡식의 맛이 달고, 초목이 발생할 때의 맛이 단맛이므로 甘味는 싱그럽고 담백하여 성숙한 맛입니다.

土의 본성은 五味를 사용하여 만물을 生育시킵니다. 그래서 土에 의지하는 동물과 식물은 五味를 먹어 生, 長, 養합니다. 그리고 幼兒를 甘味인 젖으로 기르고, 사람은 土에서 생산한 五穀의 甘味로 生育합니다. 따라서 土性에 속하는 脾가 五味 중에서 甘味를 주관합니다.

5. 肺와 辛味

肺가 辛味를 주관하는 이치는 어디에 근거합니까?

辛味는 짠맛에 근본을 두지 않고, 쓴맛[苦味]에도 따라가지 않아 그 기운은 위로 떠서[浮] 가볍고[輕], 그 본성은 매워서[烈] 먹으면 정신이 번쩍 들어 醉하지 않고, 辛味가 熱을 얻으면 더욱 매워집니다.

五味의 근본은 모두 짠맛에 있지만 辛味는 그렇지 않습니다. 苦味와 鹹味가 同系이고, 酸味와 甘味가 相類하며, 甘味와 鹹味가 상통합니다. 그런데 오직 辛味는 苦味를 따르지 않고 鹹味와도 종류가 같지 않아 五味 중에서 가장 독특한 맛입니다. 그래서 辛味는 土에 근본을 두지 않고, 그 氣가 본래 天에 있으므로 天으로 돌아가고 땅으로 하강하지 않습니다. 따라서 天氣를 흡입하는 肺가 天으로 올라가는

辛味를 주관합니다.

天에 속하는 肺가 辛味를 주관하고, 天으로 상승하는 辛味가 다른 臟으로 들어가지 않고 肺로 들어가는 이유는 모든 것이 근본으로 돌아가기 때문입니다.

6. 腎과 鹹味

肺가 鹹味를 주관하는 이치는 어디에 근거합니까?

짠맛[鹹味]은 바다[水] 밑의 海底[土]에서 생겨 五味의 바탕이 되고, 土가 味의 바탕이므로 짠맛은 무거워서 밑으로 가라앉아 견고하지만, 土의 熱을 받으면 부드러워서 단단히 뭉치지 못하여 물[水]이 생깁니다. 그리고 짠맛은 무거워 아래로 내려가므로 위에 있는 다른 臟에는 鹹味가 들어 갈 수 없고, 腎은 五臟의 가장 아래에 있어서 짠맛을 받아들이므로 鹹味를 주관합니다. 그래서 짠맛은 다른 臟腑가 원하지 않고 미워하는데, 鹹味가 지나치게 心臟으로 들어가면 死하고, 肺로 들어가면 肺가 터지고[裂], 脾로 들어가면 脾가 붓고[腫], 肝으로 들어가면 肝이 꺾이게[折] 됩니다. 따라서 평소에 음식을 싱겁게 먹는 것이 건강을 유지하는 데 가장 중요합니다. 그러나 腎이 鹹味를 취하는 것은 짠맛보다 더 精한 것이 없고, 鹹味보다 더 強한 것이 없기 때문입니다. 따라서 鹹味는 바다[水]에서 생기고, 물[水]이 정지하여 고요하면 거울처럼 되며, 물[水]의 성질은 아래로 흐르면서 불평하지 않지만, 물[水]이 공격하면 天下에 감당할 것이 없으므로 水를 주관하는 強臟의 腎이 鹹味를 주관합니다.

7. 五味와 五臟

五味의 성질과 五臟과는 어떤 관계가 있습니까?

1) 五味의 성질

① 酸味는 氣가 매끄럽지 못하여[澁] 위로 솟고[湧] 주위로 넘치는[越] 성질이 있습니다.

② 苦味는 氣가 무거워[重] 아래로 내려가서[降] 가라앉는[沈] 성질이 있습니다.

③ 甘味는 氣가 느슨[緩]하여 부드럽고[柔] 잘 화합[和]하는 성질이 있습니다.

④ 辛味는 氣가 극렬하여 위로 뜨고[浮] 흩어지는[散] 성질이 있습니다.

⑤ 鹹味는 氣가 무거워[重] 아래로 내려가[降] 초기에는 부드럽다가[軟] 후에는 굳건하게[堅] 되는 성질이 있습니다.

五味	辛未 : 肺	苦味 : 心	甘味 : 脾	酸味 : 肝	鹹味 : 腎
성질	烈·浮·散	重·降·沈	緩·柔·和	澁·湧·越	重·降·軟·堅

2) 五味의 성질과 五臟

① 肝은 酸味를 주관하므로 性이 매끄럽지 못하여[澁] 솟고 넘치기를 좋아합니다.

② 心臟은 苦味를 주관하여 性이 沈하므로 잠기려[沈]합니다.

③ 脾는 甘味를 주관하므로 性이 부드러워 느슨[緩]해지기를 좋아합니다.

④ 肺는 辛味를 주관하므로 性이 輕하여 떠 있기[浮]를 좋아합니다.

⑤ 腎은 鹹味를 주관하므로 性이 重하여 굳으려[堅]합니다.

3) 五味와 五臟의 病

五臟의 본성을 거역하는 味가 五臟에 들어가면 病이 되므로, 五臟은 자기가 좋아하는 맛을 받아들이려 하고, 거역하는 맛은 받아들이려 하지 않기 때문에 음식을 골고루 먹는 것이 질병을 예방하는 길입니다.

① 肝은 澁한 기운을 좋아하므로 가벼운 맛인 辛味가 들어가면 肝氣가 급박하여 脇痛이 생깁니다.

② 心臟은 沈한 기운을 좋아하므로 솟아오르는 맛인 辛味가 들어가면 心氣가 안정되지 못하여 怔忡이 생깁니다.

③ 脾는 완만한 기운을 좋아하므로 무거운 맛인 苦味와 鹹味가 들어가면 脾氣가 혼탁하여 水氣를 제어하지 못해 浮腫이 생깁니다.

④ 肺는 金으로 가벼운 기운을 좋아하므로 무거운 맛인 苦味가 들어가면 肺氣가 鬱滯하여 喘息이 생깁니다.

⑤ 腎은 굳건한 기운을 좋아하므로 유연한 맛인 甘味가 들어가면 腎精이 빠져나가 腰痛과 骨多孔症 등이 생깁니다.

第7節 脾의 聲·色·臭·味·液

1. 脾의 歌聲

환자가 노랫소리[歌聲]를 내는 것을 설명해 주십시오.

환자가 노래를 자주 부르면 肺氣가 動하여 母인 脾로 들어가 脾氣가 허약해진 것입니다. 그러므로 먼저 脾氣를 補하고, 후에 침입한 肺氣를 瀉합니다. 이런 경우 소리[聲]를 주관하는 肺가 약하여 動하였지만, 脾를 공격한 결과이므로 肺를 瀉하는 것입니다. 노랫소리가 없어진 후 肺와 脾를 補하면 됩니다.

2. 脾의 黃色

얼굴, 피부에 黃色이 나타나는 것을 설명해 주십시오.

환자의 얼굴이나 피부에 黃色이 나타나는 것은 色을 관리하는 肝氣가 動하여 木克土의 원리로 脾에 들어가 脾氣가 허약해진 것입니다. 그러므로 먼저 脾氣를 補하고, 후에 침입한 肝氣를 瀉합니다. 이런 경우 色을 주관하는 肝이 약하여 動하였지만 脾를 공격한 결과이므로 肝을 瀉하는 것입니다. 面色이 회복된 후 肝과 脾를 補하면 됩니다.

3. 脾의 香臭

몸에서 香臭가 나는 것을 설명하여 주십시오.

환자의 몸에서 香臭가 나는 것은 냄새[臭]를 관리하는 心氣가 動하여 '火生土'

의 원리로 脾에 들어가 脾氣가 허약해진 것입니다. 그러므로 먼저 脾氣를 補하고, 후에 침입한 心氣를 瀉합니다. 이런 경우 냄새[臭]를 주관하는 心이 약하여 動하였지만, 脾를 공격한 결과이므로 心을 瀉하는 것입니다. 體臭가 회복된 후 心과 脾를 補하면 됩니다.

4. 脾의 涎物

> 體液 중 涎物이 많이 나는 것을 설명하여 주십시오.

환자가 涎物을 올리는 것은 체액[液]을 관리하는 腎氣가 動하여 '水侮土'로 脾에 들어가 脾氣가 허약해진 것입니다. 그러므로 먼저 脾氣를 補하고, 후에 침입한 腎氣를 瀉합니다. 이런 경우 체액[液]을 주관하는 腎이 약하여 動하였지만 脾를 공격한 결과이므로 腎을 瀉하는 것입니다. 涎物이 그친 후 腎과 脾를 補하면 됩니다.

5. 脾氣의 虛弱

> 脾氣가 허약하면 聲 · 色 · 臭 · 味 · 液의 변화는 어떻게 나타납니까?

脾가 허약하면 반대로 胃腸이 實하여 胃熱이 생깁니다. 胃熱이 생기면 혼자 콧노래를 흥얼흥얼 잘 부르고, 눈의 흰자위나 온몸이 누르스름한 황색을 띱니다.

體臭는 향긋한 냄새[香臭]가 나고, 胃腸의 작용이 지나치게 좋아져 단것[甘味]을 좋아하고, 입안에 침[涎]이 많아집니다.

脾가 意와 智를 간직하기에, 脾氣가 허약하면 뜻[意]이 약하여 줏대가 없어 보이고, 생각들이 잘 정리가 되지 않습니다. 그리고 기억력도 떨어집니다.

第8節 脾의 藏神과 機能系

1. 脾의 思

> 脾가 思를 주관하는 이유를 어떻게 이해합니까?

脾는 土氣와 長夏의 기운을 간직하고, 長夏는 濕熱이 많아 만물이 무성하게 자라는 시기로 坤卦와 상응합니다. 坤卦(☷)는 上·中·下가 모두 陰爻로 뚫려 있어 모든 기운이 자유롭게 출입이 가능한 모양이므로, 무엇이든지 받아들일 수 있기에 변화가 많은 것을 상징합니다. 따라서 坤土의 성질을 가진 脾가 마음의 많은 변화를 가져오는 생각[思]을 주관합니다.

坤土[西南 ; 長夏]인 땅은 만물이 生·長·化·收·藏하는 토대가 되어 많은 변화가 생기는 곳입니다. 그리고 思는 마음[心]의 밭[田]으로 土를 상징하고, 땅에서 많은 변화가 생기는 것처럼, 사람도 많은 생각[思]이 일어나 변화가 많으므로 土에 해당하는 脾가 思를 주관합니다.

생각[思]이 많으면 '土克水'의 원리로 腎의 志가 동요되어 생각이 정리되지 못하고 혼란스러워 앞으로 일어날 일들을 걱정하는 慮가 일어납니다.

마음이 움직이면 氣가 움직이고, 氣는 마음의 변화에 따라 七曜의 원리로 散·逆·結·鬱·消·亂·沈 등의 7가지 변화가 생깁니다. 氣의 동요가 심하면 혈액순환에도 장애가 일어나 痰과 瘀血이 생겨 血栓을 일으킵니다. 예를 들어 놀란 뒤에 思慮가 심하면 神의 손상으로 마음이 恐懼하여 腎을 傷하고, 생각이 많아지면 脾가 傷하고 氣가 結합니다.

2. 脾의 意

> 脾가 意를 저장하는 것을 어떻게 이해할 수 있습니까?

'意'字는 마음[心]에서 나오는 소리[音]로, 志의 發心이며, 思와 같은 뜻으로 이해할 수 있습니다. 모든 소리는 중심에서부터 울려 퍼지므로 五行의 소리도 九宮

巽木[4]	離火[9] 神 : 心	坤土[2]
震木[3] 魂 : 肝	[5] 意 : 脾	兌金[7] 魄 : 肺
艮土[8]	坎水[1] 志 : 腎	乾金[6]

五臟藏神과 後天九宮數

數의 중앙에 있는 5土에서 나옵니다.

五行 기운의 중심이 선천[河圖]에서 중앙의 5·10 土이고, 후천[洛書]에서 중앙의 5土입니다. 그래서 五行의 微妙한 움직임도 중앙 土에 근거하여 나타납니다.

그리고 先天의 중앙[太極] 陰土[10土]는 後天에서 長夏[서남방]로 옮겨 왔기 때문에 坤土의 근원이 太極에 있으므로 脾土의 기운도 몸의 중앙에 있습니다.

九宮圖에서 중앙의 5數에 八卦를 배정하지 않고 비워 두었는데, 그 의미가 사람의 중심은 텅 빈 공간임을 암시하는 것이 아닌지 한번 窮究해볼 일입니다.

옛부터 흔히들 잡념이 많은 사람을 보고 五萬 가지 생각을 한다고 하는데, 九宮數의 중앙 5土에 근거하여 나온 말은 아닐까요? 미국 국립과학재단에 따르면 사람들은 하루에 최고 5만 가지 생각을 한다고 하였는데, 5만의 數는 九宮의 5數와 우연의 일치일까요? 이처럼 많은 마음의 변화도 五臟의 神이 움직여 나타나는데 근본이 중앙에 있으므로 脾에 근거하여 나타납니다. 그래서 마음의 소리인 意를 몸의 중심이 되는 脾가 간직합니다.

脾는 五臟의 중심에 위치하여 土에 속하고, 마음을 바탕으로 일어나는 七情도 근본은 臟腑의 중심에서 나오므로 마음[心]의 소리[音]인 뜻[意]도 五臟이 간직한 神의 중심에 있습니다. 그러므로 思念이 많으면 五臟의 神이 안정되지 못하고 內傷이 생겨 五臟病이 발병합니다.

결국 意는 地에 해당하는 腎이 간직한 志를 바탕으로 발현되므로 意와 地가 굳건하여야 心志가 바르게 나타납니다. 따라서 굳은 결심도 腎氣가 충실해야 나오므로 腎精을 기르고 지키는 일이 중요합니다.

3. 脾와 口

脾와 ㅁ의 관계를 어떻게 이해할 수 있습니까?

입[口]에는 두 개의 통로가 있는데, 하나는 氣道[氣管支]와 연결된 喉頭이고, 다른 하나는 食道와 연결된 咽頭입니다. 氣道는 肺로 연결되는 手太陰의 통로이고, 咽頭는 胃를 통해 脾로 연결되는 足太陰의 길입니다.

몸은 생명을 유지하기 위해 매일 땅에서 생산된 水穀을 먹어야 하는데, 음식물은 모두 입을 통과하지 않고는 섭취할 수 없습니다. 그리고 입안에는 舌과 齒牙가 있어서 입은 上七竅 중에서 가장 많은 일을 수행하는 중요한 곳입니다.

『黃庭經』에서는 입을 玉池라 하고, 입안에 있는 혀[舌]를 靈根이라 하여 口·舌이 중요함을 강조합니다. 음식을 섭취하는 것은 입이 하고, 음식의 五味를 아는 것은 혀가 하며, 모든 언어가 口·舌에서 나오므로 上七竅에서 입[口]을 제외한 다른 竅는 한 가지의 일을 하지만 口·舌은 두 가지의 일을 합니다.

또한, 口脣은 脾에 속하고, 혀[舌]는 心에 속하여 火土同胞의 원리를 표명하고, 脾가 건장하면 음식을 잘 먹고 心臟이 튼튼하면 혈액순환이 좋아서 몸이 건강하게 됩니다.

心의 竅가 혀[舌]이므로 혀를 '心의 苗'라 하고, 心氣가 혀에 통함으로 능히 五味를 알고, 脾氣가 입에 통하므로 五穀의 맛을 알고, 胃가 傷하여 陽虛하면 입맛이 없고, 腎이 傷하여 陰虛해도 입맛이 없습니다.

脾는 만물을 싣고 있는 坤土에 속하고, 土는 水火와 同胞하여 水氣와 火氣를 함께 간직합니다. 그래서 口腔에는 火에 속하는 혀[舌]에 心臟의 氣가 모이고, 水에 속하는 齒牙에 腎의 精이 모여서, 혀[舌]와 치아가 조화를 이루어 음식물을 받아들여 잘게 처리하여 脾를 도와줍니다. 따라서 口腔은 水火의 기운을 함께 간직한 음식물을 받아들이고, 土와 상응하여 坤土의 기운을 가진 脾가 입[口]을 주관합니다.

1) 口·舌의 이해

① 舌의 經脈

心經은 舌根에 매여 있고, 脾의 絡脈은 舌傍에 매였고, 肝經은 舌本에 연결되며,

腎의 津液이 舌端으로 올라옵니다.

② 口舌과 五味

입[口]은 脾와 心의 일꾼으로 五臟이 원하는 五味를 心이 脾에게 명령하면, 입이 받아들이고 혀가 선택하여 저작한 후 胃로 보냅니다. 만약 心의 명령에 따르지 않고 脾가 선택하여 胃로 보내면 胃는 즉각 吐하고 토하지 못하면 胃가 病에 걸립니다. 그리고 五味의 분별은 五臟과 六腑가 각기 다르지만 熱이 많으면 음식 맛이 쓰고, 寒이 많으면 짭니다.

2) 口舌의 病

胃熱이 있으면 口臭가 생기고, 肝熱이 있으면 口酸하며, 心熱이 있으면 口苦하거나 口瘡이 생기고, 脾熱이 있으면 口甘하거나 口臭가 생기고, 肺熱이 있으면 口辛하고, 腎熱이 있으면 口鹹합니다.

胃熱	肝熱	心熱	脾熱	肺熱	腎熱
口臭	口酸	口苦瘡	口甘臭	口辛	口鹹

七情의 氣가 울결하면 혀가 부어서 말을 잘 못하고, 心熱이 있으면 舌瘡이 나며, 脾가 風에 傷하면 입술에 痙攣이 생기고, 脾熱이 있으면 입술이 乾燥하여 갈라집니다. 그리고 心血이 부족하면 입술의 색이 희고, 脾氣가 울결하면 입술이 腫脹하므로 口脣의 病에 脾를 치료해야 합니다.

七情鬱結	心熱	脾風	脾熱	血虛	脾鬱
舌腫	舌瘡	口脣痙攣	脣燥	脣白	脣腫

4. 脾와 唇

脾와 脣의 관계를 어떻게 이해할 수 있습니까?

脣은 口의 입구로서 닫으면 一字로 寒을 상징하여 靜하고, 開口하여 열면 二字로 火를 상징하여 動합니다.

一과 二는 水와 火로 陰陽을 표명하므로 입술[脣]은 水·火를 상징하고, 水土同胞와 火土同胞로 水·火를 모두 갖고 있는 坤土와 상응하므로 脾가 口脣을 주관합니다.

음식물을 섭취하기 위해서는 脾에 속하는 脣을 열어 口脣이 협력해야 가능합니다. 따라서 口腔의 출입구인 脣은 脾의 관문이 되므로 脣의 형태로 脾의 盛衰를 판단할 수 있습니다.

5. 脾와 肌肉

脾와 肌肉의 관계를 어떻게 이해할 수 있습니까?

肺에 속하는 皮膚와 心臟에 속하는 血脈과 肝에 속하는 筋과 腎에 속하는 骨이 모두 肌肉 속에 있으므로 肌肉은 각 조직을 감싸는 중앙 土에 해당합니다. 따라서 血管과 筋·骨이 肌肉 속에 있고, 肌肉과 皮膚가 붙어 있는 것은, 土에 의지하여 五行의 기운이 움직이는 것과 같습니다.

肌肉을 중심으로 皮膚와 血管과 筋·骨의 기운이 서로 조화를 이루어 각 조직의 활동이 원활하게 이루어지는 것이 土를 중심으로 五行이 動하는 것과 같습니다.

坤土의 기운과 상응하는 脾를 통하여 五臟의 氣가 교류하고, 肌肉을 통하여 皮膚, 血管, 筋, 骨이 활동하므로 坤土와 상응하는 脾가 肌肉을 주관합니다.

6. 脾와 四肢

脾와 四肢의 관계를 어떻게 이해할 수 있습니까?

사계절의 변화를 주도하는 것은 辰·戌·丑·未의 土氣에 있고, 몸의 動靜을 주도하는 것은 팔다리인 四肢에 있습니다. 그리고 四肢의 활동은 음식물을 찾아 섭취하여 생명을 영위하기 위한 것입니다.

사람이 활동하는 주체가 四肢에 있고, 四肢의 활동력이 사계절의 변화를 주도하는 土氣[17)]에서 나오는 것처럼 五臟의 중심에 있는 脾의 土氣에서 나옵니다.

사계절과 상응하는 四肢는 土에 속하는 脾가 주관하고 四肢는 脾의 일꾼이 됩니다. 또 四肢에 있는 橫紋筋과 臟腑의 平滑筋을 脾가 運化한 영양물질이 자양하므로 건강한 육체를 유지하기 위해서는 脾를 잘 보존해야 합니다. 따라서 욕심의 근본은 식욕에서 시작하므로 먹는 것에 너무 집착하여 과식을 하거나 비만이 두려워 지나친 소식을 하여 脾·胃가 傷하면 肌肉이 허물어져 四肢의 근·골격계 질환이 발생하므로 음식을 골고루 섭취하여 脾를 건실하게 만들어야 합니다.

---

17) 春·夏·秋·冬이 변화할 때 丑·辰·未·戌의 土氣가 작용.

第4章 肺 · 大腸

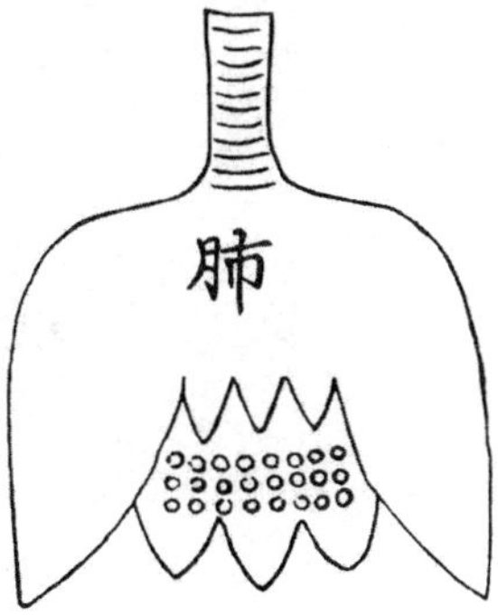

肺

第1節 肺 · 大腸의 五行

1. 金의 易理

> 五行의 金을 이해하는데 도움이 되는 易理는 어떤 것이 있습니까?

陰金은 兌卦, 陽金은 乾卦의 先天八卦와 後天八卦에서 4계절의 寒熱溫涼으로 이해할 수 있습니다. 선천팔괘는 팔괘가 생성될 때의 本性이 되고, 후천팔괘는 팔괘가 생성된 후의 性質이 됩니다. 따라서 卦의 본성과 성질은 구궁수의 五行과 계절[方位]의 寒熱[六氣]이나 24節侯의 기후[寒·熱·溫·凉] 등으로 이해하면 됩니다.

1) 兌金의 선천팔괘 : 陰金의 生成[本性]

① 兌金 : 동남방의 溫熱에서 生成

② 陰金[兌卦] : 本性은 溫熱을 간직

2) 乾金의 선천팔괘 : 陽金의 生成[本性]

① 乾金 : 남방의 熱氣에서 생성

② 陽金[乾卦] : 本性은 熱氣를 간직

兌金	乾金	巽木
離火		坎水
震木	坤土	艮土

선천팔괘

▶

동남 溫熱	남방 熱氣	
동방		
	북방	

金의 본성

3) 兌金의 후천팔괘 : 陰金의 활동과 성질

① 兌金 : 서방의 凉氣에서 활동

② 陰金[兌卦] : 성질은 凉氣가 왕성

4) 乾金의 후천팔괘 : 陽金의 활동과 성질

① 乾金 : 서북방의 凉寒에서 활동

② 陽金[乾卦] : 성질은 凉寒이 왕성

巽木	離火	坤土
震木		兌金
艮土	坎水	乾金

후천팔괘

▶

	남방	
동방		서방 凉氣
	북방	서북 凉寒

金의 性質

5) 兌金과 乾金의 전체적인 이해

[절후, 방위, 육기, 선천팔괘, 구궁수리, 후천팔괘]

① 상단 : 절후, 방위

② 중간 : 六氣의 성질, 괘는 선천팔괘

③ 하단 : 수와 오행은 구궁수의 오행, 후천팔괘

입하. 동남 溫熱[兌] 4金. 巽木	하지. 남방 熱暑[乾] 9金. 離火	입추. 서남 濕熱[巽] 2火. 坤土
춘분. 동방 風溫[離] 3木. 震木	太極 濕 : 四季 5土. 중앙	추분. 서방 燥凉[坎] 7火. 兌金
입춘. 동북 溫寒[震] 8木. 艮土	동지. 북방 寒盛[坤] 1水. 坎水	입동. 서북 凉寒[艮] 6水. 乾金

金과 先·後天八卦

6) 兌金의 전체적인 이해

① 절후 : 秋分 절후의 기질

② 방위 : 서방[가을]의 凉氣[燥氣]를 좋아함

③ 육기 : 秋節의 燥氣가 왕성한 성질

④ 선천 : 立夏의 溫熱에서 생성

⑤ 후천 : 가을의 燥氣에서 활동

⑥ 수리 : 4金[선천]을 간직하고, 7火[후천]에서 활동

7) 乾金의 전체적인 이해

① 절후 : 立冬 절후의 기질

② 방위 : 서북방의 凉寒을 좋아함

③ 육기 : 立冬의 寒氣[水氣]가 생기는 성질

④ 선천 : 여름의 熱氣[暑熱]에서 생성

⑤ 후천 : 늦가을의 凉寒에서 활동
⑥ 수리 : 내부에 9金 간직하고, 6水에서 활동

8) 金의 天干, 地支 변화 五行

金 : 天干, 地支, 五行은 運氣學의 기초 이론

天干	地支	天干化合五行	地支對沖五行	三合五行
庚·辛	申·酉	乙庚合金	卯酉陽明燥金	巳酉丑合金

① 天干 : 庚金[陽金]. 辛金[陰金]
② 地支 : 申金[陽金]. 酉金[陰金]
③ 天干相合 : 乙庚이 화합하여 金이 됨
④ 地支相合 : 卯酉가 상합하여 陽明燥金
⑤ 地支三合 : 巳酉丑이 삼합하여 金이 됨

2. 金과 肺·大腸의 五行 歸類

金과 肺·大腸의 五行 歸類는 무엇입니까?

아래의 도표와 같습니다.

卦	五行	臟	腑	氣	部位	五官	五體	五華	五精	五志	五役
兌	金	肺	大腸	燥	背	鼻	皮膚	毛	魄	悲	聲

聲	色	臭	味	液	季節	五變	五方	五穀	五果	五菜	五畜
哭	白	臊·腥	辛	鼻涕	秋	收	西	稻	桃	蔥	馬

3. 金氣의 盛衰와 肺 · 大腸

金氣의 盛衰와 肺와 大腸의 기운은 어떤 관계입니까?

金의 12養生法 : 辛金[肺], 庚金[大腸]

12養生	胞	胎	養	生	浴	帶	冠	旺	衰	病	死	葬
肺 [辛金]	卯	寅	丑	子	亥	戌	酉	申	未	午	巳	辰
大腸 [庚金]	寅	卯	辰	巳	午	未	申	酉	戌	亥	子	丑

金의 盛衰는 12胞胎法[養生法]의 胞에서 受精하여 生에서 출생되고, 旺에서 왕성하였다가 土[葬]로 들어갑니다. 이에 따라 陰金은 卯木에서 胞하여 역행[↺]으로 子[生]에서 생성되어, 申[旺]에서 왕성하고, 辰[葬]으로 들어갑니다. 그리고 陽金은 寅木에서 胞하여 순행[↻]으로 巳[生]에서 생성되어, 酉[旺]에서 왕성하고, 丑[葬]으로 들어갑니다. 따라서 陰金에 속하는 肺의 기운은 肝[卯木 ; 胞]의 기운을 바탕으로 胞를 이루어 膀胱[子水 ; 生]에 의지하여 생성되고, 大腸[申金 ; 旺]의 도움으로 왕성해집니다. 그 후 肺의 기운은 점점 쇠퇴하여 胃腸[辰土 ; 葬]으로 들어갑니다.

陽金에 속하는 大腸의 기운은 膽[寅木 ; 胞]의 기운을 바탕으로 胞를 이루어 心臟[巳火 ; 生]에 의지하여 생성되고, 肺[酉金 ; 旺]의 도움으로 왕성해집니다. 그 후 大腸의 기운은 점점 쇠퇴하여 脾[未土 ; 葬]로 들어갑니다.

臟·腑	胞	生	旺	死·葬
肺[↺]	卯[肝]	子[膀胱]	申[大腸]	辰[胃]
大腸[↻]	寅[膽]	巳[心臟]	酉[肺]	丑[脾]

4. 金의 凉氣와 肺·大腸

金의 凉氣와 肺와 大腸 기운과는 어떤 관계입니까?

肺와 大腸은 가을[秋]과 西方의 金에 속하고, 가을은 여름에서 겨울로 변하는 과정에 있어 陰氣인 凉氣[燥氣]가 생기는 시기입니다. 따라서 肺와 大腸은 가을의 많은 燥氣와 凉氣의 성질이 있습니다.

가을은 서늘한 기운이 많아져 만물이 수렴하는 시기이므로 肺와 大腸도 가을철의 기운과 상응하여 이때 燥氣를 內藏하고 기능도 활발해집니다. 그래서 가을이 되어 陰氣가 하강하면 山河의 水量이 줄어들므로 가을철의 燥氣를 내장한 肺와 大腸의 기능도 활발해집니다.

가을의 기운인 凉氣[燥氣 ; 金氣]는 夏至 때 생긴 一陰이 많아진 것으로, 가을의 凉氣[金氣]는 夏至에서 冬至로 가는 과정에 생성된 기운입니다. 따라서 肺와 大腸의 凉氣[燥氣 ; 金氣]는 心臟[☲ ; 離卦中爻]의 眞陰이 腎으로 하강하는 중간의 기운으로서 근본을 心臟의 眞陰에 둡니다. 그러므로 肺와 大腸은 心과 小腸의 기운을 받아야만 자신의 기운을 유지할 수 있습니다.

5. 肺·大腸의 金性과 辛味

肺와 大腸의 金性과 辛味의 관계는 어떠합니까?

金性에 속하는 肺와 大腸은 兌金과 乾金의 생성 원리에 따라 金氣를 내포하고 많은 燥氣를 주관합니다. 兌金이 위치한 西方과 乾金이 있는 西北方에서 왕성한 燥氣가 金氣를 만들고, 땅에서는 金氣가 辛味를 만드는데, 辛味를 섭취하면 肺와 大腸의 기운이 생성됩니다. 辛味는 뭉친 것을 發散시키고 따뜻하게 하는 성질이 있습니다. 따라서 辛味는 상승하는 기운으로 하강하려는 金氣의 성질인 肺와 大腸이 지나치게 내려가지 못하게 조절합니다. 그러므로 매운맛[辛味]은 肺와 大腸의 기능을 보강시켜 폐와 대장이 관리하는 각종 부위의 기능을 활성화시킵니다. 그러나 辛味를 지나치게 섭취하면 肺氣가 수렴되지 못해 喘急이나 皮膚의 異常이 나타납니다.

6. 肺와 大腸의 배열

肺와 大腸의 배열에는 어떤 의미가 있습니까?

臟腑의 배열을 보면 陰陽의 夫婦 臟腑가 가까이 붙어 있는 경우도 있고, 멀리 떨어져 있는 경우도 있습니다. 서로 곁에 있는 臟腑는 서로 하는 일이 불명확하고, 거리가 먼 곳에 있는 장부는 하는 역할이 뚜렷하다고 봅니다. 따라서 肺와 大腸은 동일한 金性이지만, 멀리 떨어져 있어 하는 일이 확연히 다릅니다.

肺는 五臟의 가장 위쪽에서 婦人으로 牝藏이 되고, 大腸은 가장 아래쪽에서 男便으로 牡藏이 되어 夫婦 관계를 이룹니다. 그리고 肺는 五臟의 제일 상부에서 五臟을 덮고 있어 五臟의 日傘이 되므로 華蓋라 하고, 大腸은 제일 하부에서 小腸을 에워싸고 六腑를 받쳐줍니다. 이는 마치 肺가 心臟을 감싸 안아 심장의 熱氣를 보호하고, 大腸이 심장의 牡藏인 小腸을 에워싸 小腸의 熱氣를 보호하는 모양과 같습니다. 그래서 肺는 兌金과 상응하여 凉氣로 상부에서 心熱을 보호하고, 大腸은 乾金과 상응하여 剛健한 金氣로 小腸의 熱을 보호합니다.

7. 肺와 大腸의 협력

肺와 大腸은 떨어져 서로 어떤 협력을 합니까?

肺는 天과 가을[秋]와 상응하고 五臟을 日傘과 같이 덮어, 가을의 肅殺하는 작용으로 天氣를 흡입하여 輕淸한 기운으로 변화시킵니다. 그리고 신선한 淸氣는 汚濁한 혈액을 청소하여 心臟으로 보내져 혈액과 함께 전신에 공급하고, 심장이 사용하고 남은 濁氣를 받아 체외로 배출시켜 전신의 氣를 청결하게 만듭니다. 따라서 이런 중요한 일을 수행하기 위해서 肺는 天과 가장 가까이에 있어야 하므로 五臟의 제일 위쪽에 있습니다. 그래서 肺는 天氣를 이용하여 몸의 陽氣를 조종합니다.

大腸은 肺와 멀리 떨어져서 섭취한 음식물에서 氣血을 생산하고 남은 소화물에서 陽明의 燥熱한 기운으로 氣化하여 다시 필요한 津液을 만듭니다. 그런 후 찌꺼기인 痰과 瘀血은 大便으로 만들어 肺의 조종을 받아 땅으로 방출합니다. 따라서

大腸은 혈액을 만들고 남은 臟腑의 五濁한 氣를 대변과 함께 체외로 배출시켜 腸內가 청소되므로 大腸이 內血을 調理합니다. 만약 便秘가 지속되어 痰과 瘀血이 배출되지 못하면 血濁으로 血栓이 생겨 高脂血症으로 인한 고혈압, 동맥경화, 심혈관계 질환 등의 代謝症候群이 발생합니다.

第2節 肺의 易理

1. 肺와 陰金[地數 ; 四]

陰金과 地數 四를 통하여 肺를 이해하는데 도움이 되는 易理는 어떤 것이 있습니까?

입하	2·7 하지	長夏 立秋
3·8 춘분	5·10	[4·9] 추분 凉氣
입춘	1·6 동지	입동

節氣 · 河圖九宮數

[4] 입하 溫熱	9 하지	2 長夏
3 춘분	5	7 추분
8 입춘	1 동지	6 입동

節氣 · 洛書九宮數

四의 陰金은 河圖[先天]에서 秋分 절기의 서방에 있고, 洛書[後天]에서 立夏 절기의 동남방에 있습니다. 그러므로 陰金은 秋分 절기의 燥氣를 體로 하고, 立夏 절기의 溫熱을 用으로 하기에 陰金은 燥氣를 바탕으로 溫熱한 기운을 간직합니다.

河圖의 天數와 地數 생성에서 四는 地에서 생하므로 陰金에 속하고, 天干의 辛金과 地支의 酉金이 陰金에 속합니다. 陰金인 '四'의 모양에서 '口'는 사방의 土를 나타내고, 내부의 '八'은 木으로 목이 왕성하면 火가 생기는 '木生火'의 이치를 나타냅니다. 그리고 火가 왕성하면 土가 생하고, 土가 왕성하면 土中에서 金石이 생기는 '土生金'의 이치도 담겨 있습니다. 그래서 陰金은 제련하지 않은 金으로 土에서 생하기 때문에 陰金은 土氣가 많습니다. 그리고 陰金[四金]은 河圖[先天]에서 西方의 燥氣와 凉氣를 바탕으로 생성되고, 洛書[後天]에서 東南方의 溫熱한 기질이 있습니다. 따라서 肺는 西方의 凉氣로 吸氣하고 東南方의 溫熱한 기질로 呼氣하여 호흡을 주관하고, 肺를 보필하는 手太陰의 濕土의 기운을 받아 肺의 燥氣를 조절합니다.

2. 肺와 가을의 燥氣

肺와 가을의 易理를 설명하여 주시겠습니까?

肺는 가을과 상응하고, 가을을 상징하는 兌卦(☱)는 위에 한 개의 陰이 있고, 아래에 두 개의 陽이 있어 陰氣[寒氣]가 점차 하강하면서 서늘한 기운[凉氣]과 寒氣가 많아지는 모양입니다. 肺도 兌卦의 모양과 같이 위로 뚫려 있어, 天氣를 흡입하여 몸의 내부 熱氣를 식혀줍니다.

兌卦가 있는 西方은 秋分이 있어 밤낮의 길이가 같지만, 일조량이 점점 짧아지면서 서늘한[凉] 기운이 왕성해지는 곳입니다. 그래서 兌卦는 가을의 기후처럼 大地에 熱氣가 물러가고 서늘한 기운이 생겨 陽氣가 줄어들어 만물의 활동이 收斂되는 燥氣를 상징합니다.

가을에는 乾燥한 金氣가 생기면서 草木은 津液의 상승이 줄어들어 단풍이 들고, 燥氣가 많아지면서 낙엽이 지고 津液은 뿌리로 내려가는 현상이 나타납니다. 따라서 가을의 兌卦와 상응하는 肺는 燥氣와 金氣를 간직하고, 天氣를 흡입하여 가을의 기운과 같이 輕淸한 氣를 전신으로 순행시켜 혈액의 순환을 주도하고, 皮膚에 燥氣를 주입하여 수렴하는 작용으로 몸을 보호합니다.

가을에 해당하는 申·酉·戌의 석 달을 '容平'이라고 하는데, 이때 만물이 결실을 이루어 거두어들이는 시기이므로 분산되어 있던 陽氣도 몸속 깊은 부위로 모이므로 일찍 자고 첫닭이 울 때 일어나야 합니다. 만약 이 시기에 의욕을 앞세워 지나치게 활동적인 행동을 많이 하면 陽氣를 發散하여 肺가 허약해집니다.

3. 肺와 金[兌卦]

肺는 어떤 易理로 설명할 수 있습니까?

肺는 陰金에 속하고, 陰金은 兌卦와 상응하므로 兌卦의 天干納甲 丁火와 地支納甲 巳·卯·丑·亥·酉·未의 易理로 肺와 다른 臟腑의 관계를 설명합니다.

1) 肺와 兌卦

外卦
內卦
◉兌金[肺]
■丁火(心)
上爻[陰] 未土 (脾)
5爻[陽] 酉金 (肺)
4爻[陽] 亥水 (腎)
3爻[陰] 丑土 (脾)
2爻[陽] 卯木 (肝)
初爻[陽] 巳火 (心)

2) 兌卦의 天干納甲 : 丁火[陰火 ; 心]

3) 兌卦의 地支納甲 : 巳 · 卯 · 丑 · 丑 · 亥 · 酉와 兌金의 관계

初爻	2爻	3爻	4爻	5爻	上爻
陽爻	陽爻	陰爻	陽爻	陽爻	陰爻
巳火	卯木	丑土	亥水	酉金	未土
心陽	肝陽	脾陰	腎陽	肺陽	脾陰

4. 肺氣의 形成

肺는 어떤 易理로 臟腑의 기운과 相通합니까?

肺氣의 形成

① 肺와 兌卦의 天干納甲 : 丁火[陰火 ; 心]

兌卦의 天干納甲 丁火와 肺의 관계
天干納甲이 卦象에 미치는 작용은 전체적이다. 兌卦에서 天干納甲 丁火는 兌金을 제어하여 조절하는 역할을 한다. 따라서 肺가 心臟의 熱氣를 받아 陽氣를 이용하여 呼吸을 주도한다.

兌卦[陰金]와 상응하는 肺는 '火克金'의 원리로 心臟의 조절을 받습니다. 만약 심장의 火氣가 極盛하면 肺金이 녹아 肺虛가 되기 쉽고, 심장의 火氣가 너무 不足하면 肺의 陽氣가 부족하여 기능이 저하되기 쉽습니다.

② 肺와 兌卦의 地支納甲 : 巳·卯·丑·亥·酉·未

初爻[陽]	巳火 : 心의陽氣	肺는 火克金 : 心에게 조절을 받음
2爻[陽]	卯木 : 肝의陽氣	肺는 金克木 : 肝을 조절함
3爻[陰]	丑土 : 脾의陰氣	肺는 土生金 : 脾의 기운을 받음
4爻[陽]	亥水 : 腎의陽氣	肺는 金生水 : 腎에게 기운을 전함
5爻[陽]	酉金 : 肺	肺와 동일
上爻[陰]	未土 : 脾의陰氣	肺는 土生金 : 脾의 기운을 받음

兌卦의 地支納甲에 肺는 心臟[初爻—巳火]과 '火克金'의 원리로 상통하여 心臟이 肺에게 火氣를 제공합니다. 肝[2爻—卯木]과는 '金克木'의 원리로 상통하여 肺가 肝氣를 조절하고, 脾[3·上爻—丑土·未土]와 '土生金'의 원리로 상통하여 肺는 脾의 陰氣를 받습니다. 그리고 腎[4爻—亥水]과 '金生水'의 원리로 상통하여, 肺는 腎에게 燥氣를 제공합니다. 따라서 肺는 心臟·肝·脾·腎의 기운과 상통하여 정상 기능을 발휘합니다.

5. 肺의 氣質

肺의 氣質에는 어떤 易理가 있습니까?

입하[溫熱] 巽木[陰木] [동남] 4金 선천 : 兌金	하지[熱火] 離火[陰陽] [남방] 9金 선천 : 乾金	長夏[濕熱] 坤土[陰土] [서남] 2火 선천 : 巽木
춘분[風溫] 震木[陽木] [동방] 3木 선천 : 離火	太極 5·10 土	추분[燥凉] 兌金[陰金] [서방] 7火 선천 : 坎水
입춘[寒溫] 艮土[陽土] [동북] 8木 선천 : 震木	동지[寒水] 坎水[陰陽] [북방] 1水 선천 : 坤土	입동[凉寒] 乾金[陽金] [서북] 6水 선천 : 艮土

① 1번째 줄 : 절기의 六氣 성질

② 2번째 줄 : 後天八卦. [ ]는 후천팔괘와 五行

③ 3번째 줄 : [ ]는 방위. 九宮數의 五行

④ 4번째 줄 : 先天八卦

肺와 상응하는 兌金(☱)은 陰金으로 燥氣를 상징하고, 先天은 立夏 절기에 해당하는 동남방의 溫熱한 곳에서 생성되었으나, 後天에서는 溫熱이 싫어 秋分 절기에 해당하는 서방의 서늘한[凉] 곳에서 활동을 합니다.

後天에서 兌卦가 있는 서방은 先天八卦의 坎卦와 九宮數의 七火가 있는 곳이어서 兌金은 坎水의 성질과 七火의 기운을 내포하고, 가을의 燥氣와 서늘한 기운을 간직합니다. 따라서 兌金과 상응하는 肺는 선천적으로 溫熱을 간직하므로 溫熱을 싫어하고 서늘한[凉] 燥氣를 좋아하는 기질이 있습니다. 그래서 陰金[兌金]에 속하는 肺는 燥氣와 火氣를 이용하여 呼吸을 주도합니다.

6. 肺와 心臟의 易理

肺와 心臟의 生理 활동은 어떤 易理를 바탕으로 합니까?

肺의 兌卦 初爻의 地支納甲 : 巳火－心火

성질	初爻의 巳火가 陽爻이므로 心臟의 陽氣
관계	肺의 金氣와 心臟의 火氣 : 火克金
생리	心臟의 陽氣가 肺의 金氣를 조절 肺의 金氣가 心臟으로 유입

肺와 心臟은 五行의 '火克金'의 원리로 조화를 이루고, 肺와 상응하는 兌金[陰金]의 地支納甲에서 心臟에 해당하는 巳火가 初爻[陽爻]에 있는데, 이는 심장의 熱氣와 肺의 기운이 상통함을 표명합니다.

肺는 몸의 天으로 호흡 작용을 통해 신선한 天氣를 받아들여 君主인 心臟을 위하여 보내주고, 심장이 사용한 濁氣를 肺에 보내주면 肺는 心君을 위해 밖으로 배출시킵니다.

心臟은 肺의 노고를 치하하기 위해 濁氣가 肺로 들어갈 때 자신의 熱氣를 함께 보내 金性의 肺氣가 가라앉지 못하게 도와주고, 肺는 자신의 서늘한 기운[凉氣]을 심장에 보내어 心臟의 과열된 熱氣를 식혀줍니다.

7. 肺와 肝의 易理

肺와 肝의 生理 활동은 어떤 易理를 바탕으로 합니까?

肺의 兌卦 2爻의 地支納甲 : 卯木－肝木

성질	2爻의 卯木이 陽爻이므로 肝의 陽氣
관계	肺의 金氣와 肝의 木氣 : 金克木
생리	肺의 金氣가 肝의 陽氣를 조절 肝의 陽氣가 肺로 유입

肺와 肝은 五行의 '金克木'의 원리로 조화를 이루고, 肺와 상응하는 兌金[陰金]의 地支納甲에서 肝에 해당하는 卯木이 2爻[陽爻]에 있는데, 이는 肝의 溫氣와 肺의 기운이 상통함을 표명합니다. 肺와 肝은 '金克木'의 관계로 불편한 사이지만, 肝은 東方의 木氣를 간직하고 肺는 西方의 金氣가 있어서 東西의 기운이 相通하는 것처럼 肝과 肺의 기운은 직접 통합니다.

五行의 관계에서 木은 土를 조절하고, 土는 金을 생하고, 金은 木을 조절하므로 木의 肝과 金의 肺는 脾를 통하여 균형을 이룹니다. 따라서 肝은 肺氣를 받아 散血과 藏血을 할 수 있고, 肺는 肝血을 받아 자신의 陽氣를 유지합니다. 그렇기 때문에 肺와 肝의 도움으로 氣血의 순환이 원활하게 이루어지고, 心·腎의 水昇火降이 순조롭습니다[肝系의 肝과 肺의 생리 참고].

8. 肺와 脾의 易理

肺와 脾臟의 生理 활동은 어떤 易理를 바탕으로 합니까?

肺의 兌卦 3 · 上爻의 地支納甲 : 丑 · 未土−脾土

성질	3·上爻의 丑·未土가 陰爻이므로 脾의 陰氣
관계	肺의 金氣와 脾의 土氣 : 土生金
생리	脾의 陰氣가 肺의 金氣를 생성 肺의 金氣가 脾로 유입

肺와 脾는 五行의 '土生金'의 원리로 상생을 이루고, 肺와 상응하는 兌金[陰金]의 地支納甲에서 脾에 해당하는 丑未의 陰土가 3爻[陰爻]와 上爻[陰爻]에 있는데, 이는 脾의 濕氣와 肺의 기운이 상통함을 표명합니다.

肺와 脾는 太陰으로 同系이면서 肺는 金氣를 간직하고, 脾는 土氣를 간직하여서 '土生金'으로 母子 관계에 있습니다. 그러므로 脾는 항상 肺가 가지고 있는 燥氣가 極盛하여 手太陰의 濕氣가 마르는 것을 염려하여 수시로 脾土의 濕氣를 공급하여 肺를 윤택하게 만들어 줍니다.

肺는 天氣를 흡입하여 脾의 土氣가 풍족하도록 脾에 보답합니다. 또한, 手太陰肺經의 絡脈이 大腸에서 脾胃를 거쳐 中府穴로 상행하기 때문에 肺氣가 脾·胃를 건실하게 만들어 肺는 母[脾]에 보답합니다[脾系의 脾와 肺의 생리 참고].

9. 肺와 腎의 易理

肺와 腎의 生理 활동은 어떤 易理를 바탕으로 합니까?

肺의 兌卦 4爻의 地支納甲 : 亥水－腎水

성질	4爻의 亥水가 陽爻이므로 腎의 陽氣
관계	肺의 金氣와 腎의 水氣 : 金生水
생리	肺의 金氣가 腎의 水氣를 생성 腎의 水氣가 肺로 유입

肺와 腎은 五行의 '金生水'의 원리로 상생을 이루고, 肺와 상응하는 兌金[陰金]의 地支納甲에서 腎에 해당하는 亥水 4爻[陽爻]에 있는데, 이는 腎의 命門 火氣가 肺의 기운이 상통함을 표명합니다.

肺는 태양[日]의 陽氣를 흡입한 天氣와 자신이 간직한 燥氣를 상생의 원리로 腎에 보내어 腎臟이 물을 처리하는 데 도움을 줍니다. 이런 것은 하늘의 건조한 기운이 땅에 있는 수분을 증발시키는 것과 같은 이치입니다. 腎은 자신의 君火[1]를 肺로 보내어 부모인 肺에 보답합니다.

1) 땅속의 鎔巖에서 올라오는 땅의 熱氣와 상응.

第3節 大腸의 易理

1. 大腸과 陽金[天數 ; 九]

> 大腸을 이해하는데 도움이 되는 易理는 어떤 것이 있습니까?

	2·7	
3·8	5·10	[4·9]
	1·6	

河圖九宮數

[4]	[9]	2
3	5	7
8	1	6

洛書九宮數

九의 陽金은 河圖[先天]에서 秋分 절기의 西方에 있고, 洛書[後天]에서 夏至 절기의 南方에 있습니다. 그러므로 陽金은 秋分 절기의 凉氣를 體로 하고, 夏至[五月] 절기의 熱을 用으로 하므로 陽金은 凉氣와 燥熱한 성질을 간직합니다.

河圖의 天數와 地數 생성에서 九는 天에서 成하므로 陽金이고, 天干의 庚金과 地支의 申金이 陽金에 속합니다.

'九'字는 갈고리 모양으로 자른다는 '斬'의 뜻이 있어 肅殺의 氣를 내포하므로 '金克木'의 이치가 있고, 陽金은 제련한 金을 뜻합니다.

陽金[九金]은 河圖[先天]에서 西方의 燥氣와 凉氣를 바탕으로 생성되고, 洛書[後天]에서 南方의 多熱한 기질이 있습니다. 따라서 大腸은 肅殺의 기운으로 찌꺼기인 독소를 제거하고, 燥氣와 多熱한 기운으로 소화물의 찌꺼기를 乾燥시켜 大便을 만들고, 大腸을 보필하는 手陽明의 燥熱한 기운을 제공받습니다.

2. 大腸과 乾金[乾卦]

> 大腸은 어떤 易理로 설명할 수 있습니까?

大腸은 陽金에 속하고, 陽金은 乾卦와 상응하므로 乾卦의 天干納甲 甲木[膽]과

壬水[膀胱]와 地支納甲 子·寅·辰·午·申·戌의 易理로 大腸과 다른 臟腑의 관계를 설명합니다.

1) 大腸과 乾卦

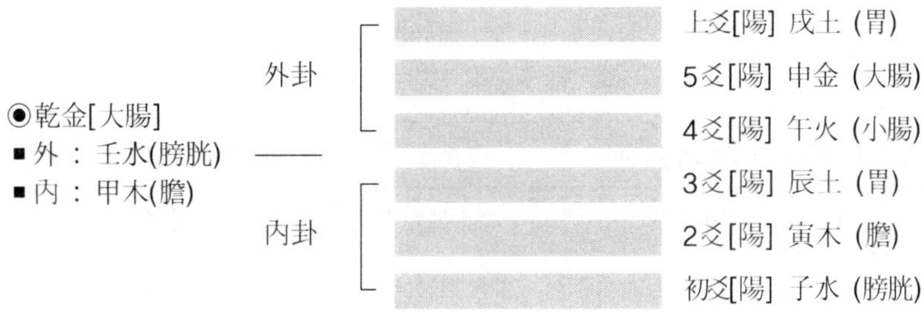

2) 乾卦 天干納甲 : 甲木[陽木 ; 膽]
壬水[陽水 ; 膀胱]

3) 乾卦의 地支納甲 : 子 · 寅 · 辰 · 午 · 申 · 戌과 乾金의 관계

初爻	2爻	3爻	4爻	5爻	上爻
陽爻	陽爻	陽爻	陽爻	陽爻	陽爻
子水	寅木	辰土	午火	申金	戌土
膀胱陽	膽陽	胃腸陽	小腸陽	大腸陽	胃腸陽

3. 大腸氣의 形成

大腸은 어떤 易理로 臟腑의 기운과 相通합니까?

大腸氣의 形成

① 大腸과 乾卦의 天干納甲 : 甲木과 壬水

乾卦의 天干納甲 甲木·壬水와 大腸의 관계
天干納甲이 卦象에 미치는 작용은 전체적이다. 乾卦에서 天干納甲 甲木·壬水는 乾金을 제어하여 조절하는 역할을 한다. 따라서 大腸의 水分 흡수는 膽[甲木]과 膀胱[壬水]의 영향을 받는다.

乾卦와 상응하는 大腸은 膽[甲木]·膀胱[壬水]의 기운과 상통합니다. 따라서 大腸은 燥熱을 이용하여 '金克木'의 원리로 膽의 相火를 조절합니다. 만약 便秘로 大腸에 燥熱이 심하면 膽火도 극성하여 偏頭痛이 생깁니다. 그리고 大腸은 燥熱을 '金生水'의 원리로 膀胱에 보내어 방광이 津液을 생산할 수 있도록 도와줍니다.

② 大腸과 乾卦의 地支納甲 : 子·寅·辰·午·申·戌

初爻[陽]	子水 : 膀胱의 陽氣	大腸은 金生水 : 膀胱에게 기운을 전함
2爻[陽]	寅木 : 膽의 陽氣	大腸은 金克木 : 膽을 조절함
3爻[陽]	辰土 : 胃腸의 陽氣	大腸은 土生金 : 胃腸의 기운을 받음
4爻[陽]	午火 : 小腸의 陽氣	大腸은 火克金 : 小腸의 조절을 받음
5爻[陽]	申金 : 大腸	大腸과 동일
上爻[陽]	戌土 : 胃腸의 陽氣	大腸은 土生金 : 胃腸의 기운을 받음

乾卦의 地支納甲에서 大腸은 膀胱[初爻— 子水]과 '金生水'의 원리로 상통하여 방광에게 燥氣를 제공합니다. 그리고 膽[2爻— 寅木]과는 '金克木'의 원리로 상통하여 大腸이 膽氣를 조절하고, 胃腸[3 · 上爻—辰 · 戌土]과는 '土生金'의 원리로 상통하여 大腸은 胃腸의 陽氣를 받습니다. 그리고 小腸[4爻—午火]과는 '火克金'의 원리로 상통하여 소장은 熱氣를 이용하여 大腸의 기운을 조절해 줍니다. 따라서 大腸은 膀胱·膽·胃腸·小腸의 기운과 상통하여 정상 기능을 발휘합니다.

4. 大腸의 氣質

大腸의 氣質에는 어떤 易理가 있습니까?

大腸과 상응하는 乾卦[☰]는 陽金으로 燥氣를 상징하고, 先天은 夏至 절기에 해당하는 남방의 暑氣와 熱氣가 왕성한 곳에서 생성되었으나 後天에서는 熱氣가 싫어 立冬 절기에 해당하는 서북방의 서늘한[凉寒]한 곳에서 활동을 합니다.

後天에서 乾卦가 있는 서북방은 先天八卦의 艮卦와 九宮數의 六水가 있는 곳이어

입하[溫熱] 巽木[陰木] [동남] 4金 선천 : 兌金	하지[熱火] 離火[陰陽] [남방] 9金 선천 : 乾金	長夏[濕熱] 坤土[陰土] [서남] 2火 선천 : 巽木
춘분[風溫] 震木[陽木] [동방] 3木 선천 : 離火	太極 5 · 10 土	추분[燥凉] 兌金[陰金] [서방] 7火 선천 : 坎水
입춘[寒溫] 艮土[陽土] [동북] 8木 선천 : 震木	동지[寒水] 坎水[陰陽] [북방] 1水 선천 : 坤土	입동[凉寒] 乾金[陽金] [서북] 6水 선천 : 艮土

① 1번째 줄 : 절기의 六氣 성질

② 2번째 줄 : 後天팔괘. [ ]는 後天八卦와 五行

③ 3번째 줄 : [ ]는 방위. 九宮數의 五行

④ 4번째 줄 : 先天팔괘

서 乾金은 土와 水의 기운을 내포하고, 늦가을과 초겨울의 寒冷한 기운을 간직합니다. 따라서 乾金과 상응하는 大腸은 선천적으로 暑熱의 성질이 있으므로 熱氣를 싫어하고 燥氣와 凉氣를 좋아합니다. 그래서 陽金에 속하는 大腸은 燥熱의 작용으로 수분을 흡수하고 소화물을 건조시켜 대변을 만듭니다.

5. 大腸과 膀胱의 易理

大腸과 膀胱의 生理 활동은 어떤 易理를 바탕으로 합니까?

성질	初爻의 子水가 陽爻이므로 膀胱의 陽氣
관계	大腸의 金氣와 膀胱의 水氣 : 金生水
생리	大腸의 金氣가 膀胱의 水氣를 생성 膀胱의 水氣가 大腸으로 유입

大腸과 膀胱은 '金生水'의 원리로 상생을 이루고, 大腸과 상응하는 乾金[陽金]의 地支納甲에서 膀胱에 해당하는 子水가 初爻[陽爻]에 있는데, 이는 膀胱의 陽氣가 항상 大腸에 들어옴을 표명합니다.

大腸과 膀胱은 '金生水'의 원리로 방광은 대장으로부터 燥氣를 받아 방광에 모인 津液을 熏蒸하여 小腸과 大腸에 보내고 나머지를 小便으로 저장하고 있다가 肺氣를 받아 체외로 배출합니다.

膀胱은 陽明의 燥氣를 제공하여 자신의 활동을 도와주는 大腸을 위하여 津液을 보내어 大腸이 피부를 윤택하게 하고, 太陽의 陽氣를 제공하여 大腸의 기운을 건실하게 합니다. 그리고 膀胱은 大腸의 燥氣를 공급받아 진액을 흡수하므로 대장이 허약하여 건조한 기운을 받지 못하면 津液의 생산이 어려워집니다.

大腸과 膀胱은 六腑의 가장 말단에서 섭취한 음식물의 찌꺼기를 처리하는 중요한 임무를 수행하므로 太陽과 陽明의 기운이 항상 상통하는 곳입니다.

6. 大腸과 膽의 易理

大腸과 膽의 生理 활동은 어떤 易理를 바탕으로 합니까?

성질	2爻의 寅木가 陽爻이므로 膽의 陽氣
관계	大腸의 金氣와 膽의 木氣 : 金克木
생리	大腸의 金氣가 膽의 木氣를 조절 膽의 木氣가 大腸으로 유입

大腸과 膽은 '金克木'의 원리로 조화를 이루고, 大腸과 상응하는 乾金[陽金]의 地支納甲에서 膽에 해당하는 寅木이 2爻[陽爻]에 있는데, 이는 膽의 陽氣가 항상 大腸에 들어옴을 표명합니다.

大腸은 자신의 燥氣를 이용하여 膽에서 일어나는 風氣를 조절하여 膽이 '中正의 직책'을 수행할 수 있게 도와줍니다.

膽은 자기의 기운이 넘치지 못하게 조정해 주는 大腸을 위해, 胃腸을 통과하는

消化物에 膽汁을 분사하여 大腸에서 重濁한 음식물의 殘骸를 부드럽게 만들어 순조롭게 水分을 흡수할 수 있도록 도와 大腸에 보답합니다[肝系의 膽과 大腸의 생리 참고].

7. 大腸과 胃腸의 易理

大腸과 胃腸의 生理 활동은 어떤 易理를 바탕으로 합니까?

성질	3·上爻의 辰·戌土가 陽爻이므로 胃의 陽氣
관계	大腸의 金氣와 胃의 土氣 : 土生金
생리	胃의 土氣가 大腸의 金氣를 생성 大腸의 金氣가 胃로 유입

大腸과 胃腸은 '土生金'의 원리로 상생을 이루고, 大腸과 상응하는 乾金[陽金]의 地支納甲에서 胃腸에 해당하는 辰·戌의 土가 3·上爻[陽爻]에 있는데, 이는 胃腸의 土氣가 大腸의 陽氣를 생하고, 大腸의 金氣가 胃腸으로 들어옴을 표명합니다.

大腸은 胃腸과 陽明의 同系로 燥熱의 기질이 있습니다. 그래서 大腸은 자신의 燥氣를 이용하여 水分을 건조시키고, '土生金'의 원리로 胃腸으로부터 陽土의 기운을 공급 받아 水分이 흙[土] 속으로 스며들 듯이 수분을 빨아들입니다.

또한 大腸은 消化物의 重濁한 잔해를 大便으로 만들어 체외로 방출하고 小腸과 胃腸에 남아 있는 濁氣를 청소하여 胃腸에 고마움을 표시합니다. 따라서 便秘가 생기면 胃腸의 濁氣로 인해 消磨 작용이 떨어져 腹滿과 消化障碍가 나타납니다[脾系의 胃腸과 大腸의 생리 참고].

8. 大腸과 小腸의 易理

大腸과 小腸의 生理 활동은 어떤 易理를 바탕으로 합니까?

성질	4爻의 午火가 陽爻이므로 小腸의 陽氣
관계	大腸의 金氣와 小腸의 火氣 : 火克金
생리	小腸의 火氣가 大腸의 金氣를 조절 大腸의 金氣가 小腸으로 유입

大腸과 小腸은 '火克金'의 원리로 조화를 이루고, 大腸과 상응하는 乾金[陽金]의 地支納甲에서 小腸에 해당하는 午火가 4爻[陽爻]에 있는데, 이는 小腸의 陽氣가 항상 大腸에 들어옴을 표명합니다.

大腸은 小腸과 攔門을 경계로 이어져 있습니다. 그러므로 小腸에서 氣血과 津液을 생산하고 淸한 물질은 腎으로 전송하여 小便으로 배출하고, 消化物의 잔해만 大腸으로 전송합니다.

小腸에서 내려오는 重濁한 물질에는 小腸의 熱氣[陽氣]가 많아 大腸의 金性을 부드럽게 조절하여 水分을 흡수할 수 있게 도와줍니다. 그리고 大腸은 소화물의 잔해로부터 燥氣와 小腸의 熱氣로 수분을 津液으로 만들어 小腸으로 보내 16曲의 활동이 원활하도록 도와 小腸에 보답합니다.

第4節 肺의 기능

1. 肺의 8葉과 24竅

肺의 8葉과 24竅에는 어떤 의미가 담겨 있습니까?

肺는 臟腑를 日傘과 같이 좌우로 각각 3개의 葉이 덮고, 좌우에 각각 귀 모양의 耳가 있어 모두 8개의 葉으로 되어 있습니다.

8개의 葉은 冬至·夏至의 二至와 春分·秋分의 二分과 立春·立夏·立秋·立冬의 8節侯를 상징합니다.

8절후는 1년의 기후를 대표하는 節氣로 寒·熱·溫·涼의 성쇠를 표현하고, 8엽은 肺가 8절후의 기후 변화에 능히 적응하여 天氣를 흡입하여 몸의 寒熱을 조절할 수 있음을 밝힌 것입니다.

肺의 좌우에도 각각 12개의 竅가 있어 모두 24개 竅가 있는데 1년 12월을 나타내고, 24節氣를 나타낸 것입니다.

기후의 변화는 5일마다 五行이 한 번 변하므로 5일의 기후를 1候라 하고, 세 번 변하여 3候가 되는 15일의 氣候변화를 1節侯라 하여 1년에는 24節候와 72候가 있게 됩니다.

候, 節, 月, 四時는 모두 기후변화에 따른 寒熱의 차등으로 구분한 것이고, 肺가 8葉과 24竅의 형상을 갖춘 것은 肺는 1년의 어떤 기후 변화에도 적응할 수 있음을 나타낸 것입니다. 따라서 몸은 肺의 24竅[2)]를 통하여 들어오는 어떤 風·寒·暑·濕·燥·火의 六氣 변화에도 적응할 수 있음을 표명한 것입니다.

2. 肺와 '相傳의 官'

肺의 相傳 직책을 어떻게 이해합니까?

相傳는 宰相과 같은 관직으로 肺는 몸의 君主인 心臟을 위해 근접하여 받드는 역할을 수행합니다. 肺는 위로 喉頭와 연결되어 天氣와 상통하고, 한편으로는 心臟과 연결되어 心肺의 기운이 서로 통합니다.

肺의 絡脈은 肺의 중앙부에서 하행하여 胃腸을 거쳐 臍部를 돌아 다시 상행하여 肺의 양쪽 大葉으로 올라가서 어깨를 돌아 脊椎로 내려가면서 중간에서 心系와 아래에서 腎系와 연결됩니다. 따라서 肺는 心君의 명령이 상하의 胃腸과 腎으로 막힘없이 전달될 수 있게 철저히 도와주는 宰相의 역할을 수행합니다. 그리고 肺는 天氣를 흡입하고 濁氣를 배출하여 몸의 氣를 운행시켜 혈액을 순환시키므로 肺가

2) 24竅를 기관지로 이해할 수 있음.

활동하면 心臟이 움직여서 살아 있고, 肺가 정지하면 心臟이 정지하여 죽게 됩니다. 그래서 肺는 호흡 작용으로 君主인 心臟을 보필하는 재상의 역할인 相傅의 직책을 가집니다.

3. 肺의 百脈朝會

肺의 百脈 朝會를 어떻게 이해합니까?

衛氣의 순환은 丑時에 肝經이 활동할 때 期門穴에 모든 臟腑의 氣가 집결하여 寅時에 肺氣가 활동하기를 기다립니다. 寅時는 天地의 陽氣가 생동하는 때로 사람이 잠에서 깨어나면 활동을 시작하기 때문에 肺經의 활동이 활발하여질 때 모든 臟腑의 肺로 모여 氣를 받는 것을 '肺朝百脈'이라 합니다.

4. 肺가 氣를 주관

肺가 氣를 주관하는 것을 어떻게 이해합니까?

肺는 心君의 宰相[相傅]으로 심장을 도와주기 위해 新氣를 받아들여 심장으로 보내고, 심장이 보내온 濁氣를 배출하는 呼吸을 주관합니다. 따라서 肺는 외부의 淸氣를 흡입하여 肅殺 작용을 통해 신선한 氣를 만들어 전신에 공급하여 모든 기능을 발현시키고, 체내의 濁氣를 받아 체외로 배출하는 역할을 하므로 肺가 몸의 氣를 주관합니다.

肺는 하늘의 天氣를 心臟으로 보내어 땅의 地味로 생산된 혈액과 함께 전신의 經脈으로 순행시켜 天地의 기운[3]을 전달합니다. 또 한편으로 肺는 호흡 작용과 함께 宗氣를 이용하여 心臟이 계속 박동할 수 있게 도와주므로 혈액의 순환을 주도합니다.

3) 하늘에서 하강하는 天氣와 땅에서 상승하는 地氣가 혼합된 기운.

5. 衛氣와 榮氣

肺의 衛氣와 榮氣의 순환을 어떻게 이해합니까?

1) 衛氣의 循環

寅時에 일어나서 활동을 시작하면 '肺朝百脈'하여 衛氣의 움직임도 활발하여 衛氣의 순환이 시작됩니다.

寅時에 少陽[寅申]의 氣가 활동하여 측면 좌우의 少陽經脈을 순행하고, 卯時에 陽明[卯酉]의 氣가 활동하여 전면 좌우의 陽明經脈을 순행하고, 辰時에 太陽[辰戌]의 氣가 활동하여 후면 좌우의 太陽經脈을 순행합니다.

衛氣는 寅時부터 申時 전까지 매시[현재 2시간] 三陽經의 六道 순행하여 총 36회 유행하면서 腠理를 통하여 正氣와 함께 들어오는 邪氣의 침입을 막는 역할을 합니다. 실제는 시간에 관계없이 잠에서 깨어나는 시간에 衛氣는 활동하고 榮氣는 안정을 취합니다.

2) 榮氣의 循環

榮氣는 申時부터 활동하지만 활발하지 않고, 亥時[巳亥厥陰]에 厥陰의 氣가 활동하여 좌우의 厥陰經脈을 순행합니다.

子時[子午少陰]에 少陰의 氣가 활동하여 좌우의 少陰經脈을 순행하고, 丑時[丑未太陰]의 氣가 활동하여 좌우의 太陰經脈을 순행합니다. 이때 시간의 기준은 잠에서 깨어나는 시간이 衛氣가 활동을 시작하는 시간이고, 잠이 들면 榮氣가 활동을 시작하여 三陰經의 經脈에서 운행이 시작되는 시간으로 榮氣는 활동하고 衛氣는 안정을 취합니다.

사람이 戌時[오후 7~9시]에 잠이 들어 寅時[오전 3~5시]에 일어나면 衛氣와 榮氣의 순행이 자연과 합일하여 건강한 생활을 할 수 있는 이치입니다. 현대 생활이 자연의 陰陽운행에 따라 수면을 취하기 어렵더라도 오후 9~10시 사이에 잠을 자고, 오전 5~6시 사이에 일어나는 것이 바람직합니다.

6. 肺의 宣散肅降과 水道通調

肺의 宣散肅降과 水道通調를 어떻게 이해합니까?

宣散 작용은 肺가 몸의 氣를 주관하여 吸氣를 통해 신선한 氣를 心臟으로 보내면 혈액과 함께 氣血과 津液을 전신의 구석구석까지 散布하여 발현시키는 것입니다. 이런 원동력은 肺가 宗氣를 주관하여 心臟의 박동을 주도하고, 衛氣와 榮氣를 주관하여 혈액이 氣를 따라 운행할 수 있기 때문입니다.

肺는 衛氣를 통해 皮膚의 호흡을 조절함으로써 말초혈관 내외의 氣[滲透壓]를 고르게 조정하여 체액의 균형을 유지시키고, 津液을 氣道와 체표로 발산시켜 체온을 조절합니다. 이는 肺가 皮毛를 주관하고, 衛氣를 이용하여 腠理[汗孔]의 개폐와 立毛筋을 조정하여 땀의 분비를 조절합니다.

肅降 작용은 氣道의 筋[평활근과 호흡근]을 조절하여 호흡기능을 순조롭게 하는 것과 津液을 아래쪽으로 수송하여 腎[사구체 여과]을 통하여 尿로 변화시켜 膀胱에 저장하는 것입니다.

水道의 通調는 宣散과 肅降에 의한 체온조절을 말하고, 체온조절에 관여하는 上焦의 氣化 작용에 해당하며, 心臟의 推動 작용으로 일어납니다.

第5節 大腸의 기능

1. 大腸과 肺의 天氣

肺와 大腸이 氣를 주관하는 것을 어떻게 이해합니까?

肺가 五臟六腑에서 가장 위쪽에 있는 것은 天氣를 하늘로부터 직접 받기 위한 것이고, 大腸이 가장 아래에 있는 것은 肺가 받은 天氣를 땅으로 직접 보내기 위한 것입니다. 그리고 地味인 음식물과 함께 입[口]을 통하여 들어온 天氣는 氣血을 생산하고 남은 찌꺼기와 같이 大腸으로 들어옵니다.

大腸에 모인 음식물의 찌꺼기는 濁氣가 많아 독소가 생겨 大腸에 오래 머물면 有害하므로 陽明의 肅殺한 기운으로 청소하고, 최종에는 肺의 조종을 받아 大腸이 직접 땅으로 방출합니다. 肺와 大腸은 이런 일을 수행하기 위해 멀리 떨어져서 있으면서 몸의 氣를 요리할 수 있습니다.

2. 大腸과 '傳道의 官'

大腸의 傳道 직책을 어떻게 이해할 수 있습니까?

大腸과 상응하는 乾金[☰]은 地支納甲인 子·寅·辰·午·申·戌의 성질에 따라 강한 燥氣를 내포합니다. 그 이유는 乾金의 地支納甲이 震木의 地支納甲과 동일하여 봄에 陽氣가 솟아오르는 震木의 기운과 같기 때문에, 乾金의 燥氣도 강건하게 작용합니다.

大腸은 자신의 강력한 燥氣를 이용하여 혈액을 생산하고 남은 찌꺼기를 小腸으로부터 받아 津液을 흡수하고, 糟粕으로 남은 大便을 땅으로 방출하기 때문에 傳道의 직책을 받습니다. 그리고 大腸은 肺의 일꾼으로 자신의 闔門[陽明]을 이용하여 小腸에서 넘어온 殘渣가 大腸에서 傳道되는 동안 肛門을 닫아 일정시간 가두어 마지막으로 陽明의 燥熱한 기운으로 건조하여 津液을 생산합니다. 이때 생산된 진액은 자신의 주인인 肺를 위해 皮膚로 보내 피부를 윤택하게 만듭니다.

3. 大腸과 脾 · 胃

大腸과 土性의 脾胃와의 관계를 어떻게 이해합니까?

六經의 배속에서 肺는 手太陰으로 濕土가 되고, 大腸은 手陽明으로 燥金이 되므로 肺는 土性이 있고 大腸은 金性이 있습니다.

肺는 太陰이라는 옷을 입고 있어 脾와는 同系가 되고, 脾와 肺는 '土生金'의 원리로 脾土의 기운이 肺金으로 들어옵니다.

肺와 大腸의 관계는 肺가 주인이 되고, 大腸은 일꾼이 됩니다. 따라서 대장은 자신의 주인[肺]과 土로 同系가 되는 脾의 명령도 받아 消化에 동참합니다.

또한 大腸은 胃腸과 陽明으로 同系가 되므로 脾는 胃腸과 大腸을 함께 일꾼으로 사용할 수 있습니다. 그래서 大腸은 肺와 脾의 영향을 받아 자신의 임무를 수행하는데 肺氣와 脾濕에 따라 大便에 異常이 생깁니다.

4. 大腸의 防禦力

大腸의 防禦力을 어떻게 이해할 수 있습니까?

大腸은 乾金에 해당하는 戌月과 亥月의 강한 燥氣와 肅殺의 기운이 있어 유해한 독소를 제거하는 방어력이 생깁니다. 따라서 陽金에 속하는 大腸은 陽明 燥金의 肅殺하는 기운을 이용하여 小腸에서 넘어온 찌꺼기의 독소를 태워 없애고 糟粕을 만드는 방어력을 지닙니다. 여기서 음식물과 함께 들어온 邪氣[毒素]는 1차로 口腔에서 足陽明의 上齒床과 手陽明의 下齒床에서 나오는 唾液으로 제거하는데, 이 타액에는 陽明의 肅殺한 기운이 있습니다.

口腔에서 처리되지 못한 邪氣는 2차로 胃腸에서 陽明의 多血多氣한 기운과 肅殺한 기운을 이용하여 물리칩니다. 만약 이때 처리되지 못한 邪氣는 3차로 小腸에서 午火의 강력한 熱氣를 이용하여 물리칩니다. 이렇게 해서 음식물과 함께 들어온 風寒의 邪氣나 각종 毒素는 여러 번의 肅殺 과정을 통하여 제거되고, 마지막 4차 독소 제거 과정은 大腸에서 陽明의 多血多氣와 肅殺의 기운을 이용하여 이루어집니다. 만약 便秘가 계속되어 排便을 못 하면 독소가 혈액과 함께 전신을 돌면서 여러 가지 질병의 원인이 됩니다.

5. 人身의 衝門

人身의 衝門은 무엇입니까?

몸에서 음식물을 섭취하는 입[口]에서부터 대변이 방출되는 肛門까지 七衝門이 있습니다. 입에서부터 입술[脣]을 飛門, 齒牙를 戶門, 喉頭蓋를 吸門이라 합니다.

胃腸의 상부를 噴門, 위장의 하부를 幽門, 小腸과 大腸이 만나는 곳을 蘭門[盲腸 부위][4], 대장의 끝을 肛門 혹은 魄門이라 합니다. 따라서 인체에 있는 7개의 衝門은 음식물을 섭취하여 찌꺼기가 체외로 방출될 때까지 거치는 關門을 말하고, 衝門의 역할이 음식물로부터 氣血을 생산하고 잔해를 배출하는 과정에 깊이 관여합니다.

6. 大腸의 攔門과 魄門

> 大腸의 蘭門과 魄門은 무엇입니까?

大腸에는 蘭門과 魄門이 있는데, 蘭門은 소장에서 소화물의 청탁을 구별하여 맑은 것은 腎으로 보내고 汚濁한 것이 대장으로 들어올 때 개방하고 평소에는 닫아 대장이 陽明의 闔門 역할을 하는 곳입니다. 그래서 蘭門은 小腸과 大腸의 칸막이 역할을 하는 문이라 할 수 있고, 蘭門은 盲腸 부위이므로 맹장은 蘭門의 기능을 도와주는 임무가 있습니다. 만약 盲腸을 절제하면 난문의 부담이 증가되어 대장의 기능에 이상이 생길 것입니다.

大腸의 입구인 난문과 끝의 肛門 사이를 세 부분으로 나누어 上行結腸 · 橫行結腸 · 下行結腸으로 부릅니다. 그러니까 大腸이 시작되는 곳을 蘭門이라 하고, 잔해가 모이는 부분을 廣場이라 하며, 대변을 배출하는 항문을 魄門이라 합니다.

魄門은 肺가 간직한 魄의 門으로서 항상 肺氣의 조종으로 開閉가 가능합니다. 만약 肺氣가 허약하여 下陷되면 脫肛이나 대변의 不禁 등이 나타납니다.

7. 後陰의 기능

> 大腸에서 大便은 어떤 의미입니까?

排便과 地氣

後陰은 淸濁을 分別하지 않고, 肺의 조종에 따라 대변을 地로 방출하고 신선한

4) 胃腸의 三門에서 下部 출구인 蘭門과 여기서의 蘭門은 다름.

地氣를 받아들여 大腸으로 올려 보냅니다. 그리고 後陰이 肺의 조종으로 대변을 방출하는 것과 동시에 신선한 地氣가 後陰으로 들어가면 대장의 氣質이 교체되어 大便의 소통이 원활해집니다. 肺는 大腸을 시켜 後陰의 開閉를 조종하는 경우와 膀胱을 시켜 後陰의 개폐를 조종하는 경우가 있습니다.

大腸의 氣가 왕성하면 하강하여 後陰이 열리고, 大腸의 氣가 부족하면 하강하지 못하여 後陰이 닫혀 便秘가 됩니다. 膀胱에 熱이 많으면 後陰이 닫히고, 방광에 熱이 적으면 後陰이 열립니다.

① 後陰과 地氣

後陰은 大便을 방출하고, 地氣를 흡수하여 五臟에 공급하고 五臟의 陰氣를 배양합니다. 그리고 後陰이 地氣[陰氣]로 대변의 熱을 막아 筋骨과 肌肉을 보호합니다.

② 後陰과 天氣

後陰은 肺가 天氣를 大腸으로 하강시키도록 도와주고, 대장이 地氣를 肺로 상승시키도록 도와줍니다.

後陰에서 便秘가 지속되면 腹脹과 胸滿이 생기고, 泄瀉가 지속되면 氣力이 脫盡하고 전신이 厥冷해지므로 後陰에도 생명의 관건이 있습니다.

③ 後陰과 心 · 肺와 肝 · 腎

後陰은 肺의 조종을 받아 地氣를 心·肺로 상승시켜 氣를 따뜻하게 하고, 天氣를 肝·腎으로 하강시켜 血을 맑게 하여 생명의 원천인 精을 만듭니다.

④ 糟粕과 後陰

大腸이 小腸에서 傳導된 음식물의 糟粕을 陽明의 燥熱로 건조시키고, 肺에서 하강하는 天氣[淸氣]를 받아 糟粕을 氣質의 혼합체로 만들어 後陰으로 방출합니다.

8. 大腸과 大便

> 大腸에서 大便은 어떤 의미입니까?

脾胃가 주도하여 음식물을 소화시켜 氣血을 생산할 때 다른 臟은 脾胃를 도와주고, 脾胃로부터 각 臟은 필요로 하는 津液을 흡수합니다. 그리고 남은 찌꺼기는 大腸에서 大便이 되므로 대변은 五臟의 精氣가 관여하여 만들어진 糟粕입니다.

大腸의 濁氣가 逆上하여 肺를 공격하면, 肺가 肛門을 닫아 地氣가 들어오지 못하는 경우가 있습니다. 肺氣가 虛하면 天氣를 받아들일 힘이 부족하여 天氣를 대장에 전달하는 시간이 늦어 항문에 肺氣가 미치지 못하여 肛門이 닫혀 있으면 便閉가 됩니다.

① 大便의 色

五臟은 음식물에서 섭취한 津液과 精氣로 유지되는데, 만약 한 臟이 虛하면 필요로 하는 음식물의 精氣를 즉시 받지 못하고 實한 臟이 精氣를 흡수한 후에야 남은 精氣를 흡수합니다. 그러므로 虛한 臟은 精氣를 받기 위해 힘을 쓰는데 그 흔적이 大便에 남아 색으로 나타납니다.

② 大便의 色과 五臟

五臟의 세력에 優劣이 생기면 虛한 臟의 色이 大便의 色에 나타나는데, 青色이면 肝虛, 赤色이면 心虛, 白色이면 肺虛, 黑色이면 腎虛입니다. 그리고 五臟의 세력이 균등하면 大便이 脾의 正色인 黃色이 됩니다. 따라서 大便의 色으로 五臟의 虛實을 알 수 있습니다.

③ 後陰과 肺

肺가 주관하는 衛氣의 찌꺼기는 大腸으로 모이고, 衛氣는 체표를 순환하여 寒하므로, 대변은 소변보다 차[寒]며, 後陰은 肺의 조종을 받아 大便을 배출합니다.

④ 大腸의 熱

大腸이 熱하면 便血, 腸風, 痔疾, 痔漏 등이 되고, 熱이 大腸 經脈으로 올라가면

림프선 結核이 됩니다. 그리고 大便이 燥結하면 病이 진행되는 상태이고, 大便이 柔軟하면 病이 호전되는 상태를 나타냅니다.

第6節 肺와 五臟의 聲

1. 肺와 聲

肺가 소리[聲]를 주관하는 것에는 어떤 易理를 바탕으로 합니까?

肺는 陰金으로 兌金[☱]에 속하고, 두드려 소리가 잘 나는 것은 金이며 金空則鳴으로 金은 내부가 비어 있으면 소리가 납니다.

그리고 兌金은 가을의 기운을 나타낸 것으로 가을에는 서리가 내리고 구름이 흩어지며 하늘이 높고 공허하여 金空의 상태이므로 金은 發聲의 주체가 됩니다. 소리 중에서 만물을 놀라게 하는 가장 큰 소리는 雷聲이고, 뇌성은 하늘에서 들리므로 소리[聲]의 근본은 天에 있습니다. 따라서 金性에 속하는 肺는 내부가 텅 비어 공간이 크고, 五臟의 가장 높은 곳에서 鼻를 통하여 天氣를 흡입하므로 天과 상통하여 兌金[5]의 성질을 가진 肺가 소리를 주관합니다.

肺는 陰이므로 자기의 기운이 충실하면 안정되어 외부로 움직이지 않지만 허약하면 자신의 燥氣가 외부로 뛰쳐나가 다른 臟을 덮쳐 자신이 주관하는 소리에 변화를 가져옵니다. 따라서 肺가 건실하면 소리에 변화가 없고 허약하면 특정한 소리가 나타납니다. 예를 들면 肺氣가 虛하여 腎으로 들어가면 腎氣가 피해를 입어 끙끙거리는 呻吟이 자기도 모르게 나옵니다.

五臟	肝	心	脾	肺	腎
聲	呼	言	歌	哭	呻吟

5) 兌卦는 上爻가 뚫려 있어 공간을 확보한 鐘의 모양.

2. 肝의 呼聲

肝이 고함[呼]을 주관하는 이치는 무엇입니까?

肝은 五臟에서 최고로 험난한 곳인 脇部에 위치하여 태양의 빛을 적게 받으므로 그 색이 暗靑하고, 큰 소리가 아니면 소리가 밖으로 들리지 않으므로 肝이 高喊인 呼聲을 주관합니다.

肝은 筋을 주관하여 근육에 津液을 주입시켜 骨을 움직이는 힘을 주도합니다. 그래서 肝은 힘이 생기는 근원이므로 肝이 筋을 관리하여 힘을 많이 쓸 때는 그 소리가 반드시 크므로 肝이 呼聲을 주도합니다.

3. 心臟의 笑聲

心臟이 웃음[笑聲]을 주관하는 이치는 어디에 근거합니까?

心臟은 五臟의 君이고, 君主는 기쁨은 있으나 근심과 걱정은 용납할 수 없습니다. 임금이 우울하면 백성이 불안하고, 임금이 기쁘면 萬民이 평안해 집니다. 그러므로 心臟은 火氣를 주관하고, 火氣는 만물을 생성하여 평안하게 하며, 평안하면 기뻐하고, 기뻐하면 웃음이 생깁니다. 아이가 태어나면 온 가정이 기뻐하고, 곡식이 자라면 만민이 기뻐하는데, 기뻐하면 반드시 웃음이 있으므로 心臟은 火氣를 관리하므로 기쁨의 표현인 笑聲을 주관합니다. 그러나 심장이 말소리[言語]를 주관하는데 肺氣가 허약하여 심장으로 들어오면 웃음이 아닌 말[言]의 변화로 나타나서 말이 많아집니다.

4. 脾의 歌聲

脾가 노래[歌聲]를 주관하는 이치는 어디에 있습니까?

脾는 五臟의 중심인 土에 속하고, 水・火・金・木의 四臟도 모두 土에 의지하여

生長합니다. 사람도 土에 의지하고 살아가서 苦樂이 있기 마련인데, 즐거우면 기뻐하여 노래가 나오고, 고통스러워도 노래로서 慰安을 삼습니다.

사람이 집과 양식이 있으면 기뻐[樂]하고 집과 양식이 없으면 고통스럽고, 마음이 흡족하면 즐거워하고 마음에 들지 않으면 싫어합니다.

집과 양식은 土에 의지하여 만들어지므로 苦樂의 근본이 모두 土에 있기 때문에 苦樂을 표현하는 노래[歌聲]를 土에 속하는 脾가 주관합니다.

5. 肺의 哭聲

肺가 울음[哭聲]을 주관하는 이치는 어디에 있습니까?

肺는 五臟의 뚜껑으로 金에 속하고, 金은 자르는 성질과 차가운 성질이 있습니다. 金으로 베면[斬] 아프고, 통증이 심하면 죽는데, 아픔이 심하여 죽음에 이르면 울지 않는 자가 없으므로 金에 속하는 肺가 哭聲을 주관합니다.

환자가 울기를 좋아하면 肺氣가 허약해진 것이므로 肺를 補하면 됩니다.

6. 腎의 呻吟

腎이 呻吟을 주관하는 것은 어디에 근거합니까?

腎은 五臟에서 가장 아래에 위치하여 항상 肝·脾·心·肺의 무게에 항상 압박을 받아 무겁고 피로하여 끙끙거리는 呻吟 소리를 내므로 腎이 呻吟을 주관합니다. 한편 腎은 骨을 관리하고 다른 臟의 양식인 精을 보관하고 관리하기에 항상 괴롭고, 아래에서 많은 무게를 지탱해야 하므로 고통스러워 呻吟을 주관합니다.

第7節 肺의 聲 · 色 · 臭 · 味 · 液

1. 肺의 白色

얼굴과 피부에 白色이 나타나는 것을 알려 주십시오.

환자의 얼굴이나 피부에 흰색[白色]이 나타나는 것은 色을 관리하는 肝氣가 動하여 '木侮金'의 원리로 肺에 들어가 肺氣가 허약해진 것입니다. 그러므로 먼저 肺氣를 補하고, 後에 침입한 肝氣를 瀉합니다. 이런 경우 色을 주관하는 肝이 약하여 動하였지만 肺를 공격한 결과이므로 肝을 瀉하는 것입니다. 面色이 회복된 후 肝과 肺를 補하면 됩니다.

2. 肺의 臊臭

體臭에 臊臭가 나는 것을 설명하여 주십시오.

환자의 體臭에서 臊臭가 나는 것은 냄새[臭]를 관리하는 心氣가 動하여 '火克金'의 원리로 肺에 들어가 肺氣가 허약해진 것입니다. 그러므로 먼저 肺氣를 補하고, 後에 침입한 心氣를 瀉합니다. 이런 경우 냄새[臭]를 주관하는 心이 약하여 動하였지만 肺를 공격한 결과이므로 心을 瀉하는 것입니다. 體臭가 회복된 후 心과 肺를 補하면 됩니다.

3. 肺의 辛味

입맛에 변화가 생겨 매운[辛味] 음식을 좋아하거나 싫어하는 것을 설명하여 주십시오.

환자의 입맛에 변화가 생겨 매운[辛味] 음식을 좋아하거나 싫어하는 것은 입맛[口味]을 관리하는 脾氣가 動하여 '土生金'의 원리로 肺에 들어가 肺氣가 허약해진 것입니다. 그러므로 먼저 肺氣를 補하고, 後에 침입한 脾氣를 瀉합니다. 이런 경우 입맛을 주관하는 脾가 약하여 動하였지만 肺를 공격한 결과이므로 脾를 瀉하는 것입니다. 입맛이 회복된 후 心과 脾를 補하면 됩니다.

4. 肺의 鼻涕

體液에서 콧물[鼻涕]이 많이 나는 것을 설명하여 주십시오.

환자가 콧물을 지나치게 흘리는 것은 체액[液]을 관리하는 腎氣가 動하여 母로 들어가 肺氣가 허약해진 것입니다. 그러므로 먼저 肺氣를 補하고, 後에 침입한 腎氣를 瀉합니다. 이런 경우 체액[液]을 주관하는 腎이 약하여 動하였지만 肺를 공격한 결과이므로 腎을 瀉하는 것입니다. 땀이 그친 후 腎과 肺를 補하면 됩니다.

5. 肺氣의 虛弱

肺氣가 허약하면 聲·色·臭·味·液의 변화는 어떻게 나타납니까?

肺가 虛弱하면 氣가 가라앉기 쉬워 항상 매사에 푸념을 늘어놓고 슬퍼하며, 피부의 색깔이 희고 창백해 보입니다. 그리고 肺에 심장의 열기가 들어오면 몸에서 비릿한 腥臭가 나고, 肺氣의 순환이 어려워 몸이 차가워져 鼻涕가 잘 흐릅니다. 이런 경우에는 매운 음식을 섭취하여 몸을 따뜻하게 하면 좋아집니다.

第8節 肺의 情志와 機能系

1. 肺의 悲

肺가 悲를 주관하는 이유를 어떻게 이해합니까?

肺는 金으로 가을의 서늘한 기운을 간직하고, 가을은 더운 熱氣가 물러가고 건조한 기운이 많아지는 계절로 四正方卦에서 兌卦에 해당합니다. 兌卦[☱]는 위의

爻가 陰爻로 陰氣가 위에서 아래로 내려와 아래의 陽氣를 물리치는 모양입니다.

만물이 따뜻하면 즐거워 하며 활동이 늘고, 추우면 寒氣가 두려워 활동을 줄이는 것이 보통입니다. 悲의 글자는 마음[心] 위에 非가 있어 마음이 否定하는 모양을 나타내고 있습니다. 그래서 悲는 마음이 받아들이지 못하고 거부하여 불편하고 슬프다는 뜻이 있는데, 사람들은 따뜻하면 즐거워서 웃고, 추우면 두려워서 마음이 불편하여 슬퍼합니다.

春夏는 기후가 溫熱하여 만물이 生動하고, 秋冬은 凉寒하여 만물이 수렴하여 沈靜합니다. 차가운 기운이 많아지는 가을은 陽明의 肅殺하는 燥氣가 많아져서 슬픈 마음이 생기고, 肺는 가을 기운에 속하므로 肺가 悲를 주관합니다.

만약 心虛로 血虛하면 肺氣가 動하여 슬퍼하고, 腎虛로 精氣가 부족하면 '金生水'의 원리로 肺가 자식인 腎이 걱정되어 슬퍼합니다. 그리고 肝虛로 肺氣가 動하여 슬퍼하면 氣가 소모되고, 肺氣가 動하여 悲哀하는 마음이 일어나면 肝魂이 손상됩니다.

2. 肺의 魄

> 肺가 魄을 저장하는 것을 어떻게 이해할 수 있습니까?

魄은 肺의 정신 활동을 나타내는 것으로 마음의 紀綱이 됩니다. 肺와 상응하는 兌卦가 後天에서 서방의 七火 자리에 있고, 兌卦[☱]는 위의 爻가 陰爻로 寒의 기운이 하강하는 모양입니다.

서방의 兌金은 熱氣가 물러나면서 大氣는 건조하고 서늘한[凉氣] 기운이 내려와 만물은 熱氣를 내장하고 결실을 맺는 시기를 표현하고 있습니다. 따라서 兌金의 성질은 가을의 肅殺하는 기운이 있어 강건하므로 天氣를 흡입하여 강건한 陽氣를 가진 肺가 魄을 간직합니다. 그래서 肺는 魄을 저장하고 있어서 만약 肺가 허약하면 氣魄이 떨어져 하고자 하는 氣力이 부족하여 아무것도 못 하지만, 肺가 건실하면 氣魄이 넘쳐 활동적입니다.

3. 肺의 魄과 憂

肺의 魄과 憂를 어떻게 이해할 수 있습니까?

巽木[4]	離火[9] 神 : 心	坤土[2]
震木[3] 魂 : 肝	[5] 意 : 脾	兌金[7] 魄 : 肺
艮土[8]	坎水[1] 志 : 腎	乾金[6]

五臟神과 後天九宮數

1) 魄과 七魄

魄을 七魄으로 표현하고, 七魄은 九宮數의 兌卦 자리의 7數를 뜻합니다. 七魄의 兌金 자리는 가을의 燥氣가 왕성한 곳이므로 魄은 肺氣에 있음을 표명한 것입니다. 따라서 肺氣가 부족하면 魄이 안정되지 않아 覇氣가 약하고 氣魄이 없어집니다.

잠에서 깨어 肺의 호흡을 의식하면 肺氣는 百脈과 朝會[6]하고 衛氣가 전신을 순행하면 肺의 魄도 전신을 衛氣와 운행합니다. 그러다가 잠이 들어 衛氣가 肺로 돌아오면 魄도 함께 肺로 돌아와 호흡을 의식하지 못하고 깊이 잠듭니다. 만약 肺氣가 약하여 魄이 안정되지 못하면 눈의 흰자위가 흐릿하여 眼光이 없게 보입니다.

2) 魄과 憂

魄은 肺가 주관하는 氣에서 나오고, 肺氣가 건실하면 氣魄이 넘쳐 覇氣가 생기고, 肺氣가 약하면 기백이 부족하여 무기력해지므로 근심이 생깁니다. 그리고 肺氣가 충실하면 肺魄이 '金生水'의 원리로 腎志를 보필하여 매사에 마음이 안정되지만, 腎志가 불안하면 근심과 두려움이 일어납니다.

6) 아침에 일어나 肺가 흡입한 산소가 전신의 혈관으로 주입되는 것.

4. 肺와 鼻

> 肺와 鼻의 관계를 어떻게 이해할 수 있습니까?

얼굴에 있는 耳·目·口·鼻의 七竅는 모두 五臟의 소식통으로 몸의 깊숙한 곳에 있는 五臟에게 바깥의 소식을 전달하는 곳으로 이해할 수 있습니다.

즉 耳·目·口·鼻는 외부의 六氣가 내부의 五臟에게 전달되는 통로이고, 五臟의 六氣가 외부로 통하는 곳이므로 七竅와 해당 五臟의 기운이 상통한다고 합니다.

鼻가 天氣와 통하여 淸氣를 흡입하므로 玄門이라 하고, 입[口]은 地氣와 통하여 地味를 먹으므로 '牝戶'라 하며, 口鼻를 '玄牝의 문'이라고 합니다. 그리고 鼻를 생명의 氣인 神氣[天氣]가 출입하는 문이므로 '神廬'라 하였는데, 이는 神氣가 丹田으로 통하고 呼吸이 단전에 연결된다는 뜻입니다.

鼻는 얼굴의 七竅 중에서 가장 높은 곳에 위치하여 天氣를 호흡하기 좋도록 되어 있고, 肺도 五臟에서 가장 높은 곳에 위치하여 鼻와 상통합니다. 즉 肺와 상응하는 兌卦[☱]의 上爻가 뚫려 있는 모양이 鼻에 2개의 孔이 뚫려 있는 모양을 표명한 것입니다. 七竅 중에서 유일하게 五臟과 직접 연결된 것은 鼻 뿐이고, 鼻가 외부의 六氣를 흡입하여 肺로 주입하면 肺가 몸의 氣를 주도하므로 鼻가 肺의 竅가 됩니다.

또한, 鼻는 天氣와 직접 접하므로 風寒의 邪氣에 감촉되어 발생하는 병이 많고 鼻에서 氣道까지 공기가 통과하는 시간은 0.4초 정도입니다. 즉 외부의 찬 공기가 기관지 내부에 도달하는 짧은 시간에 찬 공기가 내부에 적응할 온도로 데워집니다.

鼻腔에는 점막과 털이 많아 여기서 방출되는 熱氣가 찬 공기를 덥게 만들어 喉頭에 도달하면 정상 온도가 됩니다. 그러나 肺의 陽氣가 부족하면 외부의 寒水[邪氣]가 肺의 熱火를 '水克火'로 이기면 鼻病이 발생합니다.

鼻는 肺氣가 나타나는 곳이므로 鼻의 형상이 좋으면 호흡기가 튼튼하고, 鼻病이 생기면 鼻中膈이 彎曲되어 만성이 되므로 鼻의 질환은 근본적으로 肺와 腎을 補해야 합니다. 그리고 냄새[臭]는 심장의 熱로 생겨 鼻가 맡으므로 心熱은 肺를 치료하고, 肺가 주관하는 소리[聲]는 귀[耳]가 들으므로 肺熱은 腎을 치료합니다. 따라서 心·肺가 虛하면 직접 心·肺를 補하지 않고 腎을 補하면 됩니다.

5. 肺와 皮毛

肺와 皮毛의 관계를 어떻게 이해할 수 있습니까?

皮膚에는 腠理가 있고, 腠理에는 毛가 있어서 皮毛를 통하여 외부의 淸氣를 받아들이고, 내부의 濁氣를 배출하는 皮膚 呼吸이 이루어집니다. 이는 마치 肺가 鼻를 통하여 하는 호흡과 흡사합니다.

피부를 '皮毛'라 하는 것은 皮와 毛를 합한 것으로 肺가 皮毛를 주관한다는 것은 실제 大腸이 皮를 주관하고 肺는 毛를 주관합니다.

大腸은 津液을 생산하여 피부로 보내어 피부를 윤택하게 만들고, 肺가 사용하고 남은 皮下의 濁氣는 皮毛를 통하여 배출합니다.

체내의 사용하고 남은 濁氣[熱氣]가 아래에서 상승하는 모양을 兌卦[☱]의 아래에 있는 2개 陽爻로 나타내고, 피부의 腠理로 배출되는 모양이 兌卦의 위에 있는 1개 陰爻로 표방하였습니다. 따라서 肺의 衛氣가 건실하면 燥氣가 腠理에 작용하여 외부의 寒氣를 막아 몸을 보호하여 傷寒病을 예방합니다. 만약 肺氣가 부족하면 腠理가 열려 自汗이나 盜汗이 생겨 氣血을 소모시키는 원인이 됩니다. 따라서 피부의 질환도 肺氣의 부족으로 생기므로 肺와 大腸을 치료합니다.

6. 肺와 背脊

肺와 背脊의 관계를 어떻게 이해할 수 있습니까?

脊骨은 모두 24개로 1년의 24節氣를 표명하고, 여기에는 三關이 있는데, 腦의 後部를 玉枕關, 夾脊을 轆轤關, 水火가 旣濟하는 곳을 尾閭關이라 합니다.

腎에서 생성된 精은 督脈을 따라 背脊의 三關으로 상승하여 腦髓를 만듭니다. 그리고 腦髓는 泥丸宮에 거주하는 몸의 元神인 玉皇上帝[眞我]를 편안하게 하여 정신을 안정시키고 耳目口鼻를 맑게 합니다.

24개의 脊骨에는 24절기의 氣가 유통하는데 척골 전체의 氣를 肺가 주관하지만 좌우의 腎에서 水火가 교류하는 腰椎는 별도로 腎이 관리합니다.

1년의 기후 변화는 12개월의 六氣 변화를 말하고, 胸椎가 12節로 이루어져 있는 것은 12개월의 六氣가 몸의 氣와 상통함을 나타낸 것입니다. 따라서 몸의 氣를 총괄하는 肺가 背脊의 12개 胸椎를 주도하고, 背部의 腧穴을 통하여 五臟이 天氣와 상통함을 보여준 것입니다.

背部의 病證

① 背熱症 : 肺의 熱로 인하여 발병
② 背寒症 : 肺의 寒痰으로 인하여 발병
③ 背痛症 : 膀胱經의 風濕으로 인하여 발병
④ 背强症 : 膀胱經의 寒邪로 인하여 발병

第5章 腎 · 膀胱

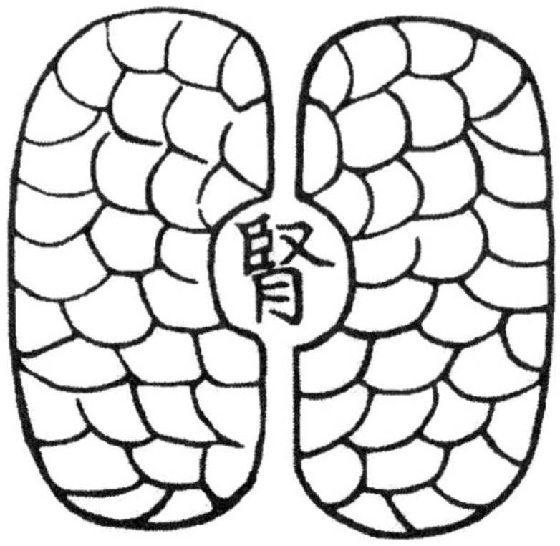

腎

第1節 腎 · 膀胱의 五行

1. 水의 易理

> 水를 이해하는데 도움이 되는 易理는 어떤 것이 있습니까?

陰水와 陽水는 坎卦의 先天八卦와 後天八卦에서, 方位와 4季節의 寒熱溫凉으로 이해할 수 있습니다. 선천팔괘는 八卦가 생성될 때의 本性이 되고, 후천팔괘는 八卦가 생성된 後의 性質이 됩니다. 따라서 卦의 본성과 성질은 九宮數의 五行과 계절[方位]의 寒熱[六氣]이나 24 節候의 氣候[寒·熱·溫·凉] 등으로 이해하면 됩니다.

1) 坎水의 先天八卦 : 水[陰 · 陽]의 생성[本性]

兌金	乾金	巽木
離火		坎水
震木	坤土	艮土

先天八卦

▶

	남방	
		서방 凉氣
	북방	

水의 本性

① 坎水 : 서방 가을의 凉氣[燥氣]에서 생성

② 陰 · 陽水[坎卦]의 本性 : 冷氣[凉氣 ; 燥氣]를 간직

2) 坎水의 후천팔괘 : 水[陰·陽]의 성질

巽木	離火	坤土
震木		兌金
艮土	坎水	乾金

後天八卦

▶

	남방	
동방		서방
	북방 寒水	

水의 性質

① 坎水 : 북방 겨울의 寒氣에서 활동

② 陰 · 陽水[坎卦]의 성질 : 寒氣[水氣]가 왕성

3) 坎水의 전체적인 이해

[節侯, 方位, 六氣, 先天八卦, 九宮數理, 後天八卦]

① 상단 : 절후, 방위

② 중간 : 六氣의 성질, 卦는 선천팔괘

③ 하단 : 數와 五行은 九宮數의 五行, 후천팔괘

입하. 동남 溫熱[兌] 4金. 巽木	하지. 남방 熱暑[乾] 9金. 離火	입추. 서남 濕熱[巽] 2火. 坤土
춘분. 동방 風溫[離] 3木. 震木	太極 濕 : 四季 5土. 중앙	추분. 서방 燥凉[坎] 7火. 兌金
입춘. 동북 溫寒[震] 8木. 艮土	동지. 북방 寒盛[坤] 1水. 坎水	입동. 서북 凉寒[艮] 6水.乾金

水와 先·後天八卦

- 절후 : 大雪, 冬至, 小寒의 氣質
- 방위 : 북방[겨울]의 寒氣[水氣]를 좋아함
- 육기 : 冬節의 寒氣[水氣]가 왕성한 성질
- 선천 : 가을의 冷氣[凉氣 ; 燥氣]에서 생성
- 후천 : 겨울의 寒氣에서 활동
- 수리 : 內部에 7火를 간직하고, 1水에서 활동

4) 水의 天干, 地支 변화 五行

水 : 天干, 地支 五行은 運氣學의 기초 이론

天干	地支	天干化合五行	地支對沖五行	三合五行
壬·癸	亥·子	丙辛化水	辰戌太陽寒水	申子辰合水

① 天干 : 壬水[陽水]. 癸水[陰水]

② 地支 : 亥水[陰水]. 子水[陽水]

③ 天干相合 : 丙辛이 化合하여 水가 됨

④ 地支相合 : 辰戌이 相合하여 太陽寒水

⑤ 地支三合 : 申子辰이 三合하여 水가 됨

2. 水와 腎 · 膀胱의 五行 歸類

水와 腎 · 膀胱의 五行 歸類는 무엇입니까?

아래의 도표와 같습니다.

卦	五行	臟	腑	氣	部位	五官	五體	五華	五精	五志	五役
坎	水	腎	膀胱	寒	腰部	耳	骨	髮	精志	恐驚	液

聲	色	臭	味	液	季節	五變	五方	五穀	五果	五菜	五畜
呻吟	黑	腐	鹹	唾	冬	藏	北	豆	栗	藿	豚

3. 水氣의 盛衰와 腎 · 膀胱

水氣의 盛衰와 腎 · 膀胱의 기운은 어떤 관계가 있습니까?

水의 12養生法 : 癸水[腎], 壬水[膀胱]

12養生	胞	胎	養	生	浴	帶	冠	旺	衰	病	死	葬
腎臟 [癸水]	午	巳	辰	卯	寅	丑	子	亥	戌	酉	申	未
膀胱 [壬水]	巳	午	未	申	酉	戌	亥	子	丑	寅	卯	辰

水의 盛衰는 12胞胎法[養生法]의 胞에서 受精하여 生에서 출생되고, 旺에서 왕성하였다가 土[葬]로 들어갑니다. 이에 따라 陰水는 午火에서 胞하여 역행[↺]으로 卯[生]에서 생성되어, 亥[旺]에서 왕성하고, 未土[葬]로 들어갑니다. 그리고 陽水는 巳火에서 胞하여 순행[↻]으로 申[生]에서 생성되어, 子[旺]에서 왕성하였다가 辰土[葬]로 들어갑니다.

陰水에 속하는 腎의 기운은 小腸[午火]의 기운을 바탕으로 胞를 이루어 肝[卯木 ; 生]에 의지하여 생성되고, 자신의 水氣로 왕성해집니다. 그 후 腎의 기운은 점점 쇠퇴하여 脾[未土 ; 葬]로 들어갑니다.

陽水에 속하는 膀胱의 기운은 心臟[巳火]의 기운을 바탕으로 胞를 이루어 大腸[申金 ; 生]에 의지하여 생성되고, 膀胱[子水 ; 旺]은 자신의 水氣로 왕성해집니다. 그 후 膀胱의 기운은 점점 쇠퇴하여 胃腸[辰土 ; 葬]으로 들어갑니다.

臟·腑	胞	生	旺	葬
腎[◡]	午火[小腸]	卯木[肝]	亥水[腎]	未土[脾]
膀胱[◡]	巳火[心]	申金[大腸]	子水[膀胱]	辰土[胃腸]

4. 水의 寒氣와 腎 · 膀胱

水의 寒氣와 腎 · 膀胱의 기운은 어떤 관계가 있습니까?

腎과 膀胱은 겨울[冬]과 북방의 水에 속하고, 겨울은 가을의 冷氣[凉氣 ; 金氣 ; 燥氣]가 변하여 寒氣가 왕성한 시기입니다. 따라서 腎과 膀胱은 겨울의 寒氣가 많은 성질이 있습니다.

겨울은 寒氣가 왕성하여 추위가 심해지면 만물의 활동이 줄어드는 시기이므로 腎과 膀胱도 겨울철의 기운과 상응하여 이때 寒氣를 內藏합니다. 그래서 겨울은 山河에 물의 양이 줄어들어 草木의 津液[精氣]이 내장되는 시기이므로 腎과 膀胱도 겨울철의 기운과 상응하여 이때 精氣를 내장하고 기능도 활발해집니다.

겨울에 沈靜하는 성질의 寒氣[水氣]는 夏至에 생긴 一陰으로부터 秋分의 冷氣[凉氣]가 왕성하여 생긴 것이므로 근본은 夏至에 생긴 一陰에 있습니다. 따라서 腎과 膀胱의 寒氣[水氣]는 心臟의 眞陰[1]이 肺를 거쳐 下降한 것이므로 근본을 心臟의 眞陰에 둡니다. 그러므로 腎과 膀胱은 心臟과 肺의 기운을 받아야만 자신의 기운을 유지할 수 있습니다.

---

1) 離卦[☲]가 간직한 中爻가 眞陰을 표시하고, 陽氣를 가지고 腎으로 하강하여 腎陽을 생성. 火降의 작용.

5. 腎·膀胱의 水性과 鹹味

腎과 膀胱의 水性과 鹹味의 관계를 알려 주세요.

水性에 속하는 腎과 膀胱은 坎水의 생성 원리에 따라 水氣를 내포하고 많은 寒氣를 주관합니다. 坎水가 위치한 북방에서 왕성한 水氣가 寒氣를 만들고, 땅에서는 寒氣가 鹹味를 만드는데, 鹹味를 섭취하면 腎과 膀胱의 기운이 생성됩니다. 鹹味는 물질을 부드럽게 만들거나 축축하게 하는 성질이 있습니다. 따라서 鹹味는 흩어지는 기운으로 단단한 寒氣를 腎과 膀胱이 지나치게 굳어지거나 沈靜하지 못하게 조절합니다. 그러므로 짠맛[鹹味]은 腎과 膀胱의 기능을 보강시켜, 腎과 膀胱이 관리하는 각종 부위의 기능을 활성화시킵니다. 그러나 鹹味를 지나치게 섭취하면 腎氣가 손상되어 뼈가 약해지고 骨多孔症과 脫毛가 생깁니다.

6. 腎과 膀胱의 배열

腎과 膀胱의 配列에는 어떤 의미가 있습니까?

臟腑의 배열을 보면 肺·大腸과 心·小腸은 멀리 떨어져 있고, 脾·胃와 肝·膽은 가까이 붙어 있습니다. 그러나 腎·膀胱은 臟腑의 가장 아래에서 조금 떨어져 있지만 輸尿管으로 연결되어 다른 臟腑에 비해 협력 관계가 돈독하여 하는 일도 명확합니다.

腎은 五臟의 가장 아래에서 婦人으로 牝臟이 되고, 膀胱은 腎의 곁에서 남편으로 牡臟이 되어 夫婦 관계를 이룹니다. 그렇지만 腎과 膀胱은 같은 水氣로 몸의 水를 서로 협력하여 요리하므로 陰陽 구별 없이 坎卦의 성질을 갖고 가까이서 각자의 임무를 수행합니다.

7. 腎과 膀胱의 협력

腎과 膀胱은 떨어져 서로 어떤 협력을 합니까?

腎은 五臟의 가장 낮은 곳에 있어 地帶가 깊고 멀어서 다른 臟과의 왕래가 쉽지 못하므로 五臟의 진귀한 보물인 精을 위임받아 관리합니다. 그래서 腎은 精을 지키기 위해 단단한 骨을 주관하여 骨髓 깊이 精을 보관합니다. 그리고 腎은 땅에 속하여 小腸에서 넘어온 津液과 汚濁한 血液을 깨끗하게 정화하여 君火의 기운으로 精을 만들어 心臟으로 水昇시킵니다. 이때 膀胱은 腎을 위하여 腎이 혈액을 청소하고 남은 찌꺼기를 받아들여 한도에 이르기까지 저장합니다.

한편으로 膀胱은 太陽의 거대한 陽氣로 다시 氣化시켜 大腸과 小腸으로 보내고, 찌꺼기는 肺의 도움을 받아 小便으로 방출합니다. 따라서 腎과 膀胱은 조금 떨어져 있지만 장부의 아래에서 자신에게 주어진 임무를 서로 협력하여 수행합니다.

第2節 腎의 易理

1. 腎과 陰水[地數 ; 六]

陰水와 地數 六을 통하여 腎을 이해하는데 도움이 되는 易理는 어떤 것이 있습니까?

입하	2 · 7 하지	長夏 입추
3 · 8 춘분	5 · 10	4 · 9 추분
입춘	[1 · 6] 동지 寒氣	입동

節氣 · 河圖九宮數

4 입하	9 하지	2 長夏
3 춘분	5	7 추분
8 입춘	1 동지	[6] 입동 冷寒

節氣 · 洛書九宮數

六의 陰水는 河圖[先天]에서 冬至 절기의 북방에 있고, 洛書[後天]에서 立冬 절기의 서북방에 있습니다. 그러므로 陰水는 冬至 절기의 왕성한 寒氣를 體로 하고, 立冬 절기의 凉寒을 用으로 하므로 陰水는 써늘한 冷氣를 간직합니다.

河圖의 天數와 地數 생성에서 六은 地에서 成하므로 陰水에 속하고, 天干의 癸水와 地支의 亥水가 陰水에 속합니다. 陰水인 '六'의 모양에서 위의 '丶'는 하늘에서 비가 내리는 모양이고, 중간의 '一'은 땅을 상징하며, 아래의 '八'은 빗물이 땅에 떨어져 좌우로 흐르는 모양을 표현한 것입니다.

좌우로 흐른 물은 지하로 스며들어 지하수가 되거나, 土가 물을 막아 저장되므로 陰水는 아래로 모입니다. 그리고 물[水]은 地表로 모여 땅으로 스며들면 坎水(☵)의 中爻 陽氣가 水土同胞하여 만물이 생동할 수 있는 힘을 土에 제공합니다. 그리고 陰水[六水]는 河圖[先天]에서 北方의 寒氣를 바탕으로 생성되고, 洛書[後天]에서 서북방의 凉寒한 기질이 있습니다. 따라서 腎은 북방의 寒氣로 몸의 물을 받아들이고, 서북방의 凉寒한 기질로 精을 보관합니다.

2. 腎 · 膀胱과 겨울의 寒氣

腎 · 膀胱과 寒氣의 관계를 설명하여 주시겠습니까?

腎·膀胱은 겨울과 상응하고, 겨울을 상징하는 坎卦[☵]는 중간에 한 개의 陽이 있고, 上下에 두 개의 陰이 있어 중간의 陽氣가 상하의 陰으로 펴져나가는 모양입니다. 坎卦가 있는 북방은 冬至가 있어 밤의 길이가 제일 길고 日照量이 가장 적어 寒氣가 많은 곳입니다. 그래서 坎卦는 겨울의 기후처럼 大地가 추위[寒氣]로 가득 차서 만물의 활동이 줄어들어 沈靜함을 상징합니다. 그래서 겨울의 기운인 寒氣와 水氣는 초목의 津液을 뿌리로 하강시키고, 물[水]은 結氷되고 땅은 凍土가 되어 태양빛[陽氣]도 겨울의 寒氣를 녹일 수 없습니다. 따라서 겨울의 坎卦와 상응하는 腎·膀胱은 寒氣와 水氣를 간직하고, 몸의 물[水]을 받아들여 精을 만들고, 骨을 단단하게 하여 골격을 유지시킵니다.

겨울에 해당하는 亥·子·丑 석 달을 '閉藏'이라고 하는데, 이때 만물은 沈靜하여 陽氣를 보존하는 시기이므로 일찍 자고 태양이 떠오른 후에 일어나야 합니다. 만약 이 시기에 지나치게 활동을 많이 하여 陽氣를 보존하지 못하면 腎·膀胱이 虛弱해집니다.

3. 腎·膀胱과 坎水[坎卦]

腎·膀胱은 어떤 易理로 설명할 수 있습니까?

腎은 陰水에 속하고, 膀胱은 陽水에 속합니다. 八卦의 생성에서 水·火의 작용으로 변화가 이루어지므로 水와 火는 陰陽의 구별이 없습니다. 따라서 腎과 膀胱은 모두 坎卦와 상응하므로 감괘의 天干納甲 戊土와 地支納甲 寅·辰·午·申·戌·子의 易理로 腎·膀胱과 다른 臟腑의 관계를 설명합니다.

1) 腎·膀胱과 坎卦

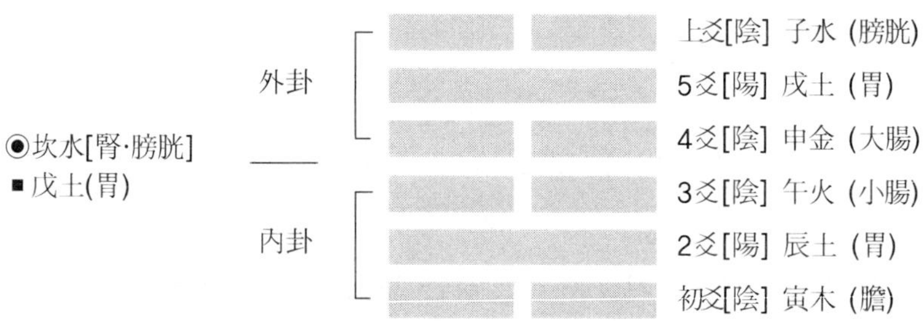

2) 坎卦의 天干納甲 : 戊土[陽土 ; 胃腸]

3) 坎卦의 地支納甲 : 寅·辰·午·申·戌·子와 腎·膀胱의 관계

初爻	2爻	3爻	4爻	5爻	上爻
陰爻	陽爻	陰爻	陰爻	陽爻	陰爻
寅木	辰土	午火	申金	戌土	子水
膽陰	胃陽	小腸陰	大腸陰	胃陽	腎·膀胱

4. 腎 · 膀胱 氣의 形成

腎은 어떤 易理로 臟腑의 기운과 相通합니까?

腎 · 膀胱 氣의 形成

① 坎卦의 天干納甲 : 戊土[陽土 ; 胃腸]

坎水의 天干納甲 戊土와 腎·膀胱의 관계
天干納甲이 卦象에 미치는 작용은 전체적이다. 坎卦에서 天干納甲 戊土는 坎水를 통솔하여 조절하는 역할을 한다. 따라서 腎·膀胱이 처리하는 水分은 모두 胃腸에 매여 있게 된다.

坎卦와 상응하는 腎 · 膀胱은 '土克水'[2)]의 원리로 胃腸의 영향을 가장 많이 받습니다. 腎 · 膀胱은 항상 胃腸이 섭취하는 水分을 처리하는 역할을 수행합니다. 만약 많은 물을 섭취하여 胃土가 처리하지 못하면 腎 · 膀胱에 부담을 주어 虛가 되기 쉽고, 물이 부족하면 腎 · 膀胱이 메말라 버립니다.

② 坎卦의 地支納甲 : 寅 · 辰 · 午 · 申 · 戌 · 子

初爻[陰]	寅木 : 膽의陰氣	腎·膀胱은 水生木 : 膽에게 기운을 전함
2爻[陽]	辰土 : 胃의陽氣	腎·膀胱은 土克水 : 胃의 조절을 받음
3爻[陰]	午火 : 小腸의陰氣	腎·膀胱은 水克火 : 小腸을 조절함
4爻[陰]	申金 : 大腸의陰氣	腎·膀胱은 金生水 : 大腸의 기운을 받음
5爻[陽]	戌土 : 胃의陽氣	腎·膀胱은 土克水 : 胃의 조절을 받음
上爻[陰]	子水 : 腎·膀胱	腎·膀胱과 동일

坎卦의 地支納甲에서 腎 · 膀胱은 膽[初爻—寅木 : 陰氣]과 '水生木'의 원리로 상통하여 腎이 膽에게 水氣를 제공합니다. 胃腸[2 · 5爻—辰土 : 戌土]과는 '土克水'의

2) 坎卦의 天干納甲 戊土의 胃腸이 腎을 克함.

원리로 상통하여 腎·膀胱은 胃腸의 陽氣를 받습니다. 그리고 小腸[3爻—午火]과는 '水克火'의 원리로 상통하여 腎·膀胱은 小腸의 熱氣를 조절해 주고, 大腸[4爻—申金]과는 '金生水'의 원리로 상통하여 腎·膀胱은 大腸의 陰氣를 받습니다. 따라서 腎은 胃腸·膽·小腸·大腸의 기운과 상통하여 정상 기능을 발휘합니다.

5. 腎·膀胱의 氣質

腎·膀胱의 氣質에는 어떤 易理가 있습니까?

입하[溫熱] 巽木[陰木] [동남] 4金 선천 : 兌金	하지[熱火] 離火[陰陽] [남방] 9金 선천 : 乾金	長夏[濕熱] 坤土[陰土] [서남] 2火 선천 : 巽木
춘분[風溫] 震木[陽木] [동방] 3木 先天 : 離火	太極 5 · 10 土	추분[燥凉] 兌金[陰金] [서방] 7火 선천 : 坎水
입춘[寒溫] 艮土[陽土] [동북] 8木 선천 : 震木	동지[寒水] 坎水[陰陽] [북방] 1水 선천 : 坤土	입동[凉寒] 乾金[陽金] [서북] 6水 선천 : 艮土

① 1번째 줄 : 節氣의 六氣 성질
② 2번째 줄 : 後天八卦. [ ]는 후천팔괘와 五行
③ 3번째 줄 : [ ]는 方位. 九宮數의 五行
④ 4번째 줄 : 先天八卦

腎·膀胱과 상응하는 坎水[☵]는 寒氣를 상징하고, 先天은 秋分 절기에 해당하는 서방의 燥凉한 곳에서 생성되었으나, 後天에서는 燥氣가 싫어 冬至 절기에 해당하는 北方의 추운[寒] 곳에서 활동을 합니다.

後天에서 坎卦가 있는 북방은 先天八卦의 坤卦와 九宮數의 一水가 있는 곳이므로 坎水는 坤土의 성질과 一水의 기운을 내포하고, 겨울의 寒氣와 추운 기운을 간직합니다. 따라서 坎水와 상응하는 腎·膀胱은 선천적으로 서방의 燥氣를 간직하므로 燥氣를 싫어하고, 冬至에 생기는 陽氣를 내장하여 表寒裏熱의 성질을 갖고 寒氣를 좋아하는 기질이 있습니다. 그래서 腎·膀胱은 寒氣와 水氣를 이용하여 몸의 水液을 주관합니다.

6. 腎과 膽의 易理

腎과 膽의 生理 活動은 어떤 易理를 바탕으로 합니까?

腎의 坎卦 初爻의 地支納甲 : 寅木-膽木

성질	初爻의 寅木이 陰爻이므로 膽의 陰氣
관계	腎의 水氣와 膽의 木氣 : 水生木
생리	腎의 水氣가 膽의 陰氣를 생성 膽의 陰氣가 腎으로 유입

腎과 膽은 '水生木'의 원리로 相生을 이루고, 腎과 상응하는 坎水의 地支納甲에서 膽에 해당하는 寅木이 初爻[陰爻]에 있는데, 이는 膽의 陰氣와 腎의 기운이 상통함을 표명합니다.

腎에는 膽의 相火가 肝을 대신하여 腎이 보관한 精의 濫發을 방지하기 위해 항상 감시하여 腎의 안정을 지켜줍니다. 腎은 膽에게 자신이 가진 命門의 君火를 膽에 보내어 心臟의 君火를 보호하여 대신 활동하는 膽의 相火 기운을 도와줍니다.

다른 한편으로 腎은 肝이 膽汁[膽의 陰氣]을 생산할 수 있게 腎精과 命門의 陽氣를 肝에 제공하여 肝의 활동을 도와주는데, 膽이 허약하면 遺精이나 夢精이 나타나기 쉽습니다.

7. 腎과 胃의 易理

腎과 胃腸의 生理 활동은 어떤 易理를 바탕으로 합니까?

腎의 坎卦 2·5爻의 地支納甲 : 辰·戌土－胃土

성질	2.5爻의 辰·戌이 陽爻이므로 胃의 陽氣
관계	腎의 水氣와 胃腸의 土氣 : 土克水
생리	胃腸의 陽氣가 腎의 水氣를 조절 腎의 陽氣가 胃腸으로 유입

腎과 胃腸은 五行의 '土克水'의 원리로 조화를 이루고, 腎과 상응하는 坎水의 地支納甲에서 胃腸에 해당하는 辰·戌의 陽土가 2爻[陽爻]와 5爻[陽爻]에 있는데, 이는 胃의 燥氣와 腎의 기운이 상통함을 표명합니다.

胃腸은 음식물에서 輕清한 기운을 생산하여 먼저 心肺로 보내고, 腎精의 원료가 되는 津液을 만들어 小腸으로 내려 보냅니다. 한편으로 胃는 자신이 가진 陽明의 燥熱한 기운을 腎으로 보내어 腎이 水分을 증발시키는 힘을 제공하는데, 이것이 土克水의 원리로 胃土가 腎의 水를 조절하는 것입니다.

腎은 胃를 위해 命門의 火를 中焦로 보내어 消磨 작용을 도와 胃에 보답합니다. 胃가 음식물로부터 津液을 생산하여 혈액성분을 충실하게 해야 하는데, 胃가 허약하여 津液의 생산이 부족하면 腎精의 생산도 줄어들어 腎虛 증상이 나타나기 쉽습니다.

8. 腎과 小腸의 易理

腎과 小腸의 生理 活動은 어떤 易理를 바탕으로 합니까?

腎의 坎卦 3爻의 地支納甲 : 午火－小腸의 火

성질	3爻의 午火가 陰爻이므로 小腸의 陰氣
관계	腎의 水氣와 小腸의 火氣 : 水克火
생리	腎의 水氣가 小腸의 陰氣를 조절 小腸의 陰氣가 腎으로 유입

腎과 小腸은 五行의 '水克火'의 원리로 조화를 이루고, 腎과 상응하는 坎水의 地支納甲에서 小腸에 해당하는 午火가 3爻[陰爻]에 있는데, 이는 小腸의 陰氣[津液]와 腎의 기운이 상통함을 표명합니다.

小腸은 胃腸에서 넘어온 消化物을 자신의 熱氣를 이용하여 음식물에서 血液을 생산하고, 맑은 물질은 腎으로 보내어 小便이 되고, 重濁한 물질은 大腸으로 보내어 大便이 되게 합니다. 小腸에서 淸濁을 구분하여 맑은 津液을 腎으로 보내는데 이것이 小腸의 津液이 腎으로 들어가는 것입니다.

腎은 小腸을 위해 命門의 火를 下焦로 보내어 小腸이 胃腸에서 넘어온 소화물을 분해 흡수하여 좋은 津液을 생산하고, 淸濁을 분리할 수 있게 길을 열어주는 것이 '水克火'로 腎의 水氣가 小腸의 火氣를 조절하는 원리입니다.

9. 腎과 大腸의 易理

腎과 大腸의 生理 활동은 어떤 易理를 바탕으로 합니까?

腎의 坎卦 4爻의 地支納甲 : 申金-大腸의 金

성질	4爻의 申金이 陰爻이므로 大腸의 陰氣
관계	腎의 水氣와 大腸의 金氣 : 金生水
생리	大腸의 陰氣가 腎의 水氣를 생성 腎의 水氣가 大腸으로 유입

腎과 大腸은 五行의 '金生水'의 원리로 相生을 이루고, 腎과 상응하는 坎水의 地支納甲에서 大腸에 해당하는 申金이 4爻[陰爻]에 있는데, 이는 大腸의 陰氣[진액]와 腎의 기운이 상통함을 표명합니다.

大腸은 小腸에서 넘어온 잔해를 자신의 燥熱과 闌門의 기능으로 水分을 흡수하여 津液으로 만들어 腎으로 수송시키고, 찌꺼기는 大便으로 변화시켜 肺氣의 도움을 받아 방출합니다.

腎은 진액을 보내준 大腸을 위해 命門의 火를 下焦로 보내어 大腸이 津液을 생산할 수 있게 도와줍니다. 大腸에서 腎으로 들어간 津液은 命門의 火를 얻어 皮膚로 들어가 피부를 윤택하게 합니다. 이로써 大腸이 外部의 津液을 주관하는 것입니다.

第3節 膀胱의 易理

1. 膀胱과 陽水[天數 : 一]

> 膀胱을 이해하는데 도움이 되는 易理는 어떤 것이 있습니까?

	2 · 7	
3 · 8	5 · 10	4 · 9
	[1 · 6]	

河圖九宮數

4	9	2
3	5	7
8	[1]	6

洛書九宮數

一의 陽水는 河圖[先天]에서 冬至 절기의 북방에 있고, 洛書[後天]에서도 동지 절기의 북방에 있습니다. 그러므로 陽水는 동지 절기의 寒氣를 體와 用으로 삼고, 동지에 생기는 一陽의 기운을 받아 陽氣로 表寒內熱의 성질을 간직합니다.

河圖의 天數와 地數 生成에서 一은 天에서 生하므로 陽水이고, 天干의 壬水와 地支의 子水가 陽水에 속합니다.

一字[陽水]의 '一'은 하늘이 끝이 없음을 나타내고, 天에서 내리는 물이 차가우므로 하늘이 본래 寒한 것을 나타냅니다. 陽水는 움직이는 물이므로 능히 불을 끌 수 있으므로 水가 火를 이깁니다. 따라서 陽水[一水]는 先天[北方]과 後天[北方]의 많은 寒氣와 冬至에 始生하는 陽氣가 있습니다. 그렇기 때문에 膀胱은 강렬한 寒水를 이용하여 腎에서 생산된 小便을 貯藏하고, 膀胱을 보필하는 足太陽은 寒水를 주관하여 膀胱에게 巨陽의 힘을 제공합니다.

2. 膀胱과 膽의 易理

膀胱과 膽의 生理 활동은 어떤 易理를 바탕으로 합니까?

膀胱의 坎卦 初爻의 地支納甲 : 寅木－膽

성질	初爻의 寅木이 陰爻이므로 膽의 陰氣
관계	膀胱의 水氣와 膽의 木氣 : 水生木
생리	膀胱의 寒氣가 膽의 陰氣를 생성 膽의 陰氣가 膀胱으로 유입

膀胱과 膽은 五行의 '水生木'의 원리로 상생을 이루고, 膀胱과 상응하는 坎水의 地支納甲에서 膽에 해당하는 寅木이 初爻[陰爻]에 있는데, 이는 膽의 陰氣와 膀胱의 기운이 상통함을 표명합니다.

膀胱은 太陽의 陽氣를 膽으로 보내어 膽의 相火가 腎이 보관한 精을 감시할 힘을 배양시켜 줍니다. 다른 한편으로 膀胱은 津液을 생산하여 筋을 윤택하게 하고, 膽의 榮華가 나타나는 爪甲을 堅固하게 만들어 줍니다.

膽은 膀胱의 보살핌에 보답하여 膀胱經으로 들어오는 風寒의 邪氣를 자신의 相火로 물리칩니다.

3. 膀胱과 胃의 易理

膀胱과 胃腸의 生理 활동은 어떤 易理를 바탕으로 합니까?

膀胱의 坎卦 2 · 5爻의 地支納甲 : 辰土 · 戌土－胃腸

성질	2·5爻의 辰·戌土가 陽爻이므로 胃腸의 陽氣
관계	膀胱의 水氣와 胃腸의 土氣 : 土克水
생리	胃腸의 陽氣가 膀胱의 寒氣를 조절 膀胱의 寒氣가 胃腸으로 유입

膀胱과 胃腸은 五行의 '土克水'의 원리로 조화를 이루고, 방광과 상응하는 坎水의 地支納甲에서 胃腸에 해당하는 辰·戌의 陽土가 2爻[陽爻]와 5爻[陽爻]에 있는데, 이는 胃의 燥氣와 膀胱의 기운이 상통함을 표명합니다.

胃腸은 음식물을 소화시키고, 평소에는 土氣를 이용하여 水氣를 조절하고, 陽明의 燥氣로 膀胱에 모이는 물을 건조하여 津液으로 변화시킵니다.

한편으로 膀胱은 寒氣로 胃에 있는 陽明의 燥熱이 極盛하지 못하게 도와주어 胃腸의 고마움에 보답합니다. 따라서 膀胱과 胃腸이 '土克水'의 원리로 조화를 이루면 消化와 방광이 생산하는 津液이 순조로워집니다.

4. 膀胱과 小腸의 易理

膀胱과 小腸의 生理 활동은 어떤 易理를 바탕으로 합니까?

膀胱의 坎卦 3爻의 地支納甲 : 午火-小腸

성질	3爻의 午火가 陰爻이므로 小腸의 陰氣
관계	膀胱의 水氣와 小腸의 火氣 : 水克火
생리	膀胱의 寒氣가 小腸의 陰氣를 조절 小腸의 陰氣가 膀胱으로 유입

膀胱과 小腸은 五行의 '水克火'의 원리로 조화를 이루고, 膀胱과 상응하는 坎水의 地支納甲에서 小腸에 해당하는 午火가 3爻[陰爻]에 있는데, 이는 小腸의 陰氣[津液]와 膀胱의 기운이 상통함을 표명합니다.

小腸은 手太陽으로 同系인 膀胱을 위하여 자신이 가진 午火의 기운으로 膀胱의 寒水가 지나치지 않게 조절하여 줍니다. 한편으로 小腸은 陽火를 이용하여 膀胱으로 들어오는 寒邪를 '水克火'의 원리로 막습니다.

膀胱은 小腸의 火氣가 極盛하지 못하게 자신의 寒水 기운을 小腸으로 들여보내 보답합니다. 따라서 膀胱과 小腸은 서로 협력하여 巨陽의 陽氣를 활용하여 체내에 들어온 물을 처리합니다. 그래서 太陽이 寒水를 받아들여 津液으로 변화시킵니다.

5. 膀胱과 大腸의 易理

膀胱과 大腸의 生理 활동은 어떤 易理를 바탕으로 합니까?

膀胱의 坎卦 4爻의 地支納甲 : 申金-大腸

성질	4爻의 申金이 陰爻이므로 大腸의 陰氣
관계	膀胱의 水氣와 大腸의 金氣 : 金生水
생리	大腸의 陰氣가 膀胱의 寒氣를 생성 膀胱의 寒氣가 大腸으로 유입

膀胱과 大腸은 '金生水'의 원리로 相生을 이루고, 膀胱과 상응하는 坎水의 地支納甲에서 大腸에 해당하는 申金이 4爻[陰爻]에 있는데, 이는 大腸의 陰氣[진액]와 膀胱의 기운이 상통함을 표명합니다.

大腸은 陽金의 燥熱한 기운으로 小腸에서 넘어온 잔해를 乾燥시켜 수분을 흡수하여 膀胱으로 보냅니다. 膀胱은 氣血을 생산하고 남은 물[水]을 腎으로부터 받아 大腸에서 받은 燥氣와 자신의 陽氣로 물을 氣化시켜 津液을 만들어 大腸과 小腸에 보냅니다.

大腸은 자신이 만든 津液과 膀胱으로부터 받은 津液을 皮毛로 수송시켜 皮膚를 윤택하게 합니다. 小腸은 자신이 만든 津液으로 血液을 만들고 膀胱으로부터 받은 津液으로 腸間膜을 부드럽게 만듭니다.

따라서 膀胱과 大腸은 서로 협력하여 섭취한 음식물에서 끝까지 必用한 것은 진액으로 흡수하고, 有害한 것은 일시 모아 두었다가 肺氣를 이용하여 濁氣와 함께 땅으로 방출합니다.

第4節 腎의 기능

1. 腎의 水昇火降

腎에서 水昇火降은 어떤 易理를 바탕으로 합니까?

1) 夏至의 熱氣와 天地 交合

夏至에 一陰이 생기는 시기는 태양이 지구와 가장 가까이 왔다가 멀어지기 시작하는 때입니다. 태양과의 길이가 점차 길어지면 凉氣가 많아지고 熱氣가 줄어드는 것을 火氣가 下降한다고 합니다. 이런 火降의 모양을 표현한 것이 離卦[☲]입니다. 즉, 離卦의 중간에 있는 陰이 아래로 내려오는 역할을 합니다. 그렇지만 夏至를 지나 小暑와 大暑에 熱氣가 왕성한 것은 熱氣를 간직한 땅이 하늘의 精을 받기 위해 힘을 사용하기 때문입니다. 이런 현상은 天地가 交合할 때 地가 用力하여 나타납니다.

2) 冬至의 寒氣와 天地 交合

冬至에 一陽이 생기는 時期는 태양이 지구와 가장 멀어졌다가 가까이 오기 시작하는 때입니다. 태양과의 길이가 짧아지면 溫氣가 많아지고 寒氣가 줄어드는 것을 水氣가 상승한다고 합니다. 이런 水昇의 모양을 표현한 것이 坎卦[☵]입니다. 즉, 坎卦의 중간에 있는 陽이 위로 올라가는 역할을 합니다. 그렇지만 冬至를 지나 小寒과 大寒에 寒氣가 왕성한 것은 寒氣를 간직한 하늘이 땅에게 精을 주기 위해 힘을 사용하기 때문입니다. 이런 현상은 天地가 交合할 때 天이 用力하여 나타납니다.

3) 眞陰과 眞陽

離卦[☲]의 中爻에서 陰氣가 생기는 것은 夏至에 一陰이 생기는 것과 같기 때문에 眞陰이라 하고, 坎卦[☵]의 中爻에서 陽氣가 생기는 것은 冬至에 一陽이 생기는 것과 같기 때문에 眞陽이라 합니다. 따라서 眞陰은 낮의 길이가 짧아지기 시작하여 태양의 熱氣가 줄어드는 極點에서 陰氣가 생기는 것이므로 陰의 근원이 되고, 眞陽은 낮의 길이가 길어지기 시작하여 태양의 熱氣가 길어지는 극점에서 陽氣가 생기는 것이므로 陽의 근원이 됨을 표명한 것입니다.

4) 心臟의 眞陰[☲]과 腎의 眞陽[☵]

心臟과 腎은 '水克火'의 원리로 腎이 心臟을 조절하는 관계에 있습니다. 心臟은 南方의 午月에 배속하고, 腎은 북방의 子月에 배속합니다. 心臟은 離卦[☲]와 상응하여 남방의 熱을 주관하지만 離卦의 中爻가 陰으로 眞陰이 心臟에서 생겨 腎으로 하강합니다. 그리고 腎은 坎卦[☵]와 상응하여 북방의 寒을 주관하지만 坎卦의 中爻가 陽으로 眞陽이 腎에서 생겨 心臟으로 상승합니다.

5) 心과 腎의 水昇火降

心臟의 眞陰은 夏至에 一陰이 생기는 것과 상응하고, 腎의 眞陽은 冬至에 一陽이 생기는 것과 상응합니다. 天地의 氣가 相交하는 것처럼 心臟의 眞陰과 腎의 眞陽이 교류하는 것을 心 · 腎의 '水昇火降'이라 합니다.

眞陰이 하강하는 것은 心臟의 陰氣가 하강하는 것이고, 眞陽이 상승하는 것은 腎의 火氣가 상승하는 것입니다. 이것은 心氣가 하강하고 腎氣가 상승하여 水昇火降이 이루어진 것입니다.

心臟이 위에 있고 腎이 아래에 있어 火水未濟의 모양이지만, 기능은 心臟의 陰氣가 하강하고 腎의 陽氣가 상승하여 水昇火降의 水火旣濟로 나타납니다.

2. 腎과 '作强의 官'

> 腎의 作强, 客臟의 직책과 技巧를 어떻게 이해합니까?

腎은 五臟의 가장 아래에서 四臟의 무게를 지탱하기 위해 五臟에서 가장 强한 힘으로 견뎌야 합니다. 그리고 腎은 骨을 주관하여 臟腑가 안심하고 살아갈 공간이 필요하므로 튼튼한 骨格을 유지해야 합니다.

그러기 위해서 腎은 몸에서 가장 强한 힘을 필요로 하여 '作强의 직책'을 가집니다. 그리고 腎은 五臟의 가장 아래에 있으면서 자기의 직분을 지키고, 어둡고 腐臭가 나는 더러운 곳에서도 굴복하지 않으므로 '剛臟'이라 합니다.

1) 腎과 吝臟

腎을 '吝臟'이라 표현하는데, 인색한 이유는 첫째, 腎은 다른 臟腑의 금은보화인 精을 간직하면서 밖으로 漏出하지 않고 인색하므로 吝臟이라 합니다. 그리고 둘째 인색한 이유는 五臟의 진귀한 보물인 精을 腎이 위임받아 관리하기 때문입니다. 만약 각 臟의 동의 없이 자의로 精을 방출하면 中正의 관리인 膽으로부터 즉각 간섭이 내려져 영향이 心臟에 미치고, 相傅의 관리인 肺에 책임을 물으면 순식간에 五臟으로 파급되어 전신의 臟腑가 病變을 일으킵니다.

2) 腎과 技巧

腎은 五臟의 진귀한 보물인 精을 다른 臟의 동의 없이 射精하면 膽으로부터 간섭을 받습니다. 따라서 腎은 항상 다른 臟의 유혹을 물리쳐서 精을 지키고 射精을 원하는 臟을 설득하기 위해서 技巧를 부립니다. 그리고 腎은 作强의 관리로 힘을 강하게 하는 곳이므로 肝이 꾀하는 계략에 세밀한 기교로써 힘을 첨가하여 肝과 腎이 협력하여 邪氣의 침입을 방위하는 중심 역할을 수행합니다.

3. 腎과 水液

腎의 水液 代謝를 어떻게 이해할 수 있습니까?

腎은 坎水와 상응하여 五臟의 가장 아래에서 섭취한 음식물로 氣血과 津液을 생산하고 남은 물을 받아들입니다. 腎으로 들어온 물은 腎의 眞陽[坎卦 中爻]을 이용하여 수분 濾過와 재흡수 과정을 거쳐 小便을 생산하고, 體液 대사의 전반에 대해 관여합니다. 따라서 腎은 체내의 모든 水液 대사와 각종 津液 순환을 坎水의 작용으로 주도하는데 腎이 간직한 眞陽의 작용으로 이루어집니다. 즉 몸에 있는 九水를 腎이 주관하여 처리합니다.

1) 無形과 有形의 水氣

'天一生水'하는 이치와 같이 肺가 흡입한 天氣 중의 水氣가 하강하여 腎으로 스며드는 것은 無形의 水氣가 됩니다. 이 무형의 水氣는 陽氣를 배양시키고, 배양된 陽氣는 眞陽이 되어 命門의 火를 생성합니다.

三焦가 각 臟腑 간에 溝瀆을 열어 음식물에서 생긴 汚濁한 물[水]은 腎을 거쳐 하수구[수뇨관]로 흘러 보내 膀胱으로 모이게 하는 것은 有形의 水氣가 됩니다. 이 有形의 水氣는 陰血을 조화시키고, 조화된 陰血은 骨格을 풍부하게 만들어 臟腑와 몸을 편안하게 합니다.

2) 人身의 九水

① 水의 源 : 腎 ▸ 精液의 庫

인색한 臟인 腎은 精의 창고로, 精液을 보관하여 水의 근원이 되는 것이 첫 번째 水가 됩니다.

② 水의 府 : 膀胱 ▸ 津液의 府

膀胱은 太陽의 寒水를 주관하는 津液의 근원으로 水의 倉庫가 되고, 방광에 모인 水가 두 번째 水가 됩니다. 膀胱의 진액을 小腸으로 보내면 臟腑의 진액이 되고, 大腸으로 보내면 皮膚의 진액이 됩니다.

③ 水의 泉 : 脾 ▸ 津液의 淵

脾는 太陰의 濕土를 주관하여 진액의 못[淵]이 되고, 水液의 源泉이 되는 것이 세 번째 水가 됩니다.

④ 水의 合 : 肝 ▸ 血液의 庫

肝은 藏血 및 散血하여 혈액의 창고가 되고, 水液의 원천이 되는 네 번째 水가 됩니다.

⑤ 水의 匯 : 腦 ▸ 髓의 海

腦는 髓의 海가 되고, 精明의 府로 腦髓의 水가 다섯 번째 水가 됩니다.

⑥ 水를 生 : 大腸 ▸ 廣場

大腸은 肺에 속하고 陽明의 燥熱을 주관하여 건조한데, 廣場은 地에 속하여 水를 생산하는 여섯 번째 水가 됩니다.

⑦ 水의 海 : 胃腸 ▸ 水穀의 海

胃腸은 水穀의 海로 燥熱을 주관하지만, 水穀이 모여 穀海가 되는 일곱 번째 水가 됩니다.

⑧ 水의 流 : 膽 ▸ 金精[膽汁]을 貯藏

膽은 中正의 관리로 公明正大 하지만 忿怒하면 上熱하여 火를 일으키고, 반대로 분노하지 않고 中正을 지키면 水가 생기는 여덟 번째 水가 됩니다.

⑨ 火中의 水 : 命門 ▸ 表火裏水

腎의 命門은 火를 주관하지만, 腎이 사용하면 表火裏水하여 水의 支流가 생기는 아홉 번째 水가 됩니다. 즉 坎卦의 中爻가 動하여 上下에 있는 陰爻에서 나오는 水를 말합니다.

4. 腎과 精

腎과 精의 관계를 어떻게 이해할 수 있습니까?

1) 先天의 精과 後天의 精

先天[胎兒]의 精은 부모의 精으로부터 孕胎하면서 생겨 母血에서 영양을 받아 완성됩니다. 그리고 後天[出生後]의 精은 출생하여 母乳와 음식물로부터 만들어집니다. 後天에서는 脾[坤土 ; ☷]의 주도하에 땅[坤土]에서 생산된 음식물을 胃腸[艮土 ; ☶]이 섭취하면 각 臟이 협력하여 氣血과 津液과 精을 생산합니다. 따라서 先天의 精은 腎이 주관하고, 後天의 精은 脾가 주관합니다.

2) 精의 보관

이렇게 만들어진 精을 五臟이 각자 보관하기에는 많은 불편이 있습니다. 그래서 五臟은 자신이 필요로 하는 精을 몸속 깊은 곳에서 五臟의 무게를 지탱하면서 그 기질이 근본적으로 强忍하고 억세어서 모든 邪氣에 굴복하지 않아 强臟의 이름을 가진 腎에 위탁하여 보관시킵니다. 그 이유는 腎이 있는 곳은 五臟의 가장 아래이므로 노출되지 않아 邪氣가 쉽게 침입하지 못하여 몸의 보물인 精을 보관하기에는 최적이기 때문입니다. 따라서 五臟에서 가장 堅固한 腎이 자신이 관리하는 骨을 이용하여 五臟의 糧食인 精을 대신 보관하고 있다가 필요할 때 공급해 줍니다. 그러므로 腎이 하는 일 중에서 가장 중요한 것은 생명 활동의 근원인 五臟의 精을 관리하고 보관하는 것입니다.

3) 腎의 냉동실과 坎卦

호흡과 음식물을 통하여 생성된 진귀한 보물인 精을 오랫동안 변하지 않게 하기 위해서는 차가운 곳에 보관해야 하므로 북방의 寒氣를 관장하는 坎卦의 기질이 있는 腎이 적합합니다. 그리고 腎의 坎卦는 겨울의 北方 子月[冬節]에 속하고, 冬節은 밤이 길고 낮이 짧아서 寒氣가 많아 냉동 창고와 같은 환경이므로 熱氣를 함축한 精을 보관하기에는 腎[坎卦]이 최적입니다.

腎은 五臟 중에서 가장 깊은 곳에 있어서 적의 침입이 쉽지 않고, 북방의 寒水를 주관하므로 엄동설한과 같아 냉동실의 효과로 精을 오래 보관할 수 있어 腎이 精을 주관합니다.

4) 精의 이해

骨髓와 腦髓에서의 髓와 생식계의 性腺液은 腎이 보관하는 精에 해당하고, 이 精은 인체의 生長과 發育 그리고 生殖과 생명 활동을 유지하는 물질적 기초로 볼 수 있습니다. 精은 시상하부, 뇌하수체, 부신계통, 성선, 갑상선, 송과체, 상피소체 등의 內分泌系 전반의 기능에 관여한다고 볼 수 있습니다.

5. 腎氣와 生長과 老化

> 腎氣와 生長과 老化를 어떻게 이해할 수 있습니까?

1) 腎氣와 生長

腎은 '先天의 本'이고, 腎氣는 부모의 선천적인 精氣를 받은 것이며, 태아의 발육과 성장을 촉진하는 기초가 됩니다. 출생 후에 腎氣는 脾가 중심이 되어 음식물로부터 생성된 精氣의 보충을 받아 점점 충실하여서 생장과 발육을 촉진시킵니다. 그리고 腎이 저장하는 精은 老化와 함께 저하되어 耳鳴과 청력감퇴, 생식능력저하, 배뇨이상, 배변이상, 白髮, 모발탈락 등이 발생하여 생명력이 떨어집니다. 따라서 한의학의 原典인 『內經』의 처음 문단에 남녀의 腎氣 발달을 먼저 얘기한 깊은 뜻을 되새겨야 할 것입니다.

2) 여자의 腎氣

① 7세 : 腎氣가 盛해지고, 齒가 새로 나고, 頭髮이 길어짐
② 14세 : 任脈이 통하고, 太衝脈이 盛하여 月經이 시작됨
③ 21세 : 사랑니[智齒]가 생김
④ 28세 : 腎氣가 충실하여 신체가 건장해짐
⑤ 35세 : 腎氣가 쇠퇴하기 시작하여 얼굴에 주름이 생기고, 頭髮이 빠지기 시작함
⑥ 42세 : 腎氣가 쇠퇴하여 白髮이 생김
⑦ 49세 : 任脈과 太衝脈이 약화되어 월경이 멈춤

3) 남자의 腎氣

① 8세 : 腎氣가 盛해지고, 齒가 새로 나고, 頭髮이 길어짐
② 16세 : 腎氣가 盛하여 生殖力이 생김
③ 24세 : 腎氣가 왕성하여 신체가 건장해지고, 사랑니[智齒]가 생김
④ 32세 : 腎氣가 충실하여 신체가 건장해짐

⑤ 40세 : 腎氣가 쇠퇴하기 시작하여 얼굴에 주름이 생기고, 頭髮이 빠지기 시작함
⑥ 48세 : 腎氣가 쇠퇴하여 白髮이 생김
⑦ 56세 : 肝氣가 쇠퇴하여 筋肉이 약해지고 몸이 쇠약하기 시작함
⑧ 64세 : 五臟과 筋骨이 쇠약하여 齒와 頭髮이 빠짐

4) 精의 保全과 老化

腎이 저장하는 精은 곡식과 채소에서 얻는 것이므로 평소에 五穀과 菜食을 위주로 한 규칙적인 식생활을 통하여 精을 충실하게 만들어야 합니다. 그리고 精을 잘 보관하기 위해서는 적당한 運動을 하여 활동의 중추인 骨을 튼튼하게 해야 합니다.

腎은 强臟으로 病이 잘 걸리지 않지만, 지나친 精의 남발로 膽의 相火가 일어나면 '火克金'의 원리로 肺氣가 상하고 腠理가 약해져 自汗, 盜汗, 骨蒸, 遺精, 白淫, 白濁 등이 나타나는데 이는 精의 손실에 대한 膽의 罰입니다.

6. 左腎과 右命門

左腎과 右命門을 어떻게 이해할 수 있습니까?

左腎 右命門은 왼쪽의 콩팥이 腎이고, 오른쪽의 콩팥이 命門이라는 말이 아닙니다. 先天의 受精卵에서 父精은 右命門의 氣로 형성되고, 母血은 左腎의 氣로 형성됩니다. 그리고 左腎에서의 腎은 坎卦(☵)의 上下 爻가 陰氣이므로 腎의 陰血을 뜻하고, 右氣 左血에서 陰血이 좌측에 속하므로 左腎이라 합니다. 右命門에서 命門은 坎卦의 中爻가 陽氣이므로 腎의 陽氣를 뜻하고, 右氣 左血에서 陽氣가 우측에 속하므로 右命門이라 합니다. 따라서 左腎 右命門은 腎에서의 水火旣濟로 陰血의 水氣와 陽氣의 火氣가 서로 좌우에서 교류함을 표명한 것이고, 腎과 命門의 위치가 따로 있다는 것은 아닙니다. 그러므로 左腎 右命門은 腎에서 상승하는 榮氣[水氣]는 左腎에서 출발하고, 衛氣[火氣]는 右腎에서 출발하는 데 근거한 것으로 이해하면 됩니다.

1) 命門

命門은 생명의 근본이란 뜻이고, 命門의 火는 相火라 하여 心臟의 君火를 도와주는 데 있습니다. 사람의 臟腑 기능과 성장발육, 생식 작용은 모두 腎水와 命門火의 調和 작용으로 이루어집니다. 脾胃가 水穀의 海이고, 命門이 精血의 海가 되어 五臟의 陰氣와 陽氣가 모두 命門에서 나오므로 命門이 臟腑의 근본이 됩니다. 그리고 命門은 心包와 三焦와 더불어 無形의 臟腑로서 命門이 곧 12正經의 心包經에 해당합니다. 또한 命門은 元氣의 근본이고 水火의 본거지가 되므로 元氣가 부족하다는 것은 命門의 火가 부족한 것입니다. 그러므로 환자를 진찰할 때 命門 脈을 보아 예후를 알 수 있습니다[心包, 命門, 三焦 心系 참고].

2) 命門 精血의 出口

男子의 命門系는 丹田에서 屈曲 하행하여 양쪽 腎系와 연결하고, 尾閭로 하행하여 廣場의 우측에 부착하여 前陰과 後陰 사이를 지나 膀胱 下口의 尿道와 나란히 출구를 이루어 精氣의 배설 道路가 됩니다. 女子의 命門系도 마찬가지로 膀胱의 下口에서 子宮으로 들어가 生殖기능을 영위합니다.

7. 腎의 陰陽과 納氣

腎陰과 腎陽을 어떻게 이해할 수 있습니까?

1) 腎의 陰陽

腎陰은 腎血로 생명 활동의 기본적 물질인 腎精을 포함하고, 腎陰은 精을 기초로 하고 전신의 陰液과 陰氣의 기본이 되며, 근원은 心臟에서 하강한 眞陰에 있습니다. 腎陽과 腎陰이 조화되면 면역 감시 기능이 유지되고, 腎의 陰陽이 失調되면 臟腑의 陰陽 실조로 면역력이 떨어집니다.

腎의 坎卦[☵] 외부는 陰爻로 水, 내부는 陽爻로 火를 나타내어 물[水]은 생명력인 火를 內藏하는 모양입니다. 그래서 水를 주관하는 腎이 內藏한 火를 命門의 火라 하고, 腎精을 근원으로 하여 생기는 생명 활동인 命門火를 腎氣 혹은 腎陽이라 합니다.

2) 腎의 納氣

腎氣는 肝과 함께 호흡기능 중의 吸氣를 주관하고 天氣를 받아들여 命門의 氣를 유지합니다. 腎氣와 동일하지만 온몸을 따뜻하게 만들어 면역력을 항진시키는 작용을 강조하여 腎陽이라 합니다. 그리고 腎陽을 元陽, 眞陽, 命門火라 하고, 이런 腎氣는 귀[耳]와 前陰에 開竅하고, 毛髮에 榮華가 나타납니다.

8. 心腎과 子午線

心은 午月과 南方에 배속하고, 腎은 子月과 北方에 배속합니다. 心臟은 남방에서 熱을 주관하지만, 夏至에 一陰이 생기므로 심장에서 眞陰[心血]이 생겨 下降합니다. 그리고, 腎은 북방에서 寒을 주관하지만 冬至에 一陽이 생기므로 腎에서 眞陽[命門火氣]이 생겨 上升합니다. 따라서 心과 腎은 眞陰과 眞陽이 생기는 근원이고, 心의 火氣가 腎의 水氣와 교류하여 水昇火降의 생리 현상이 나타납니다.

모든 陽氣의 근원은 腎의 命門에 있어, 더운 기운이 올라갈 때 水氣를 끌고 올라가며, 모든 陰氣의 근원은 心에 있어 차가운 기운이 내려올 火氣를 끌고 내려갑니다.

心 · 腎과 南 · 北

子 · 午는 天地의 中分線이고, 남북의 冬至와 夏至에 해당하며, 天의 寒이 하강하고 地의 熱이 교류하는 근원을 나타냅니다. 이와 같이 몸의 子 · 午線인 心과 腎에서 寒熱의 기운이 교류하여 水昇火降의 생리 작용이 나타납니다. 따라서 上體의 熱病에 북방의 腎을 치료하고, 下體의 寒病에 남방의 心을 치료하는 南北[心腎]의 치료법이 있습니다. 그리고 右側의 氣病은 左側의 血을 치료하고, 좌측의 血病은 우측의 氣를 치료하는 東西[肝肺]의 치료법이 생긴 것입니다.

第5節 膀胱의 기능

1. 膀胱의 形象과 小便

膀胱의 形象과 小便을 어떻게 이해할 수 있습니까?

膀胱의 형상을 兌卦[☱]의 모양에 비유할 수 있습니다. 兌卦의 상징물인 못[淵]은 하늘에서 내린 물이 모이는 곳으로, 일시 저장하였다가 땅으로 放出합니다. 그러므로 小宇宙인 사람의 몸도 입으로 들어온 물이 전신을 적시고 아래로 내려와 膀胱에 모였다가 땅으로 排出됩니다. 그래서 膀胱은 속이 空虛하여 腎으로부터 水液을 받아 저장하므로 '津液의 府'가 되는데, 上口는 수뇨관과 연결되어 항상 뚫려 있어 腎에서 생긴 물[水]이 膀胱으로 넘쳐흐르게 되어 있습니다. 그리고 膀胱의 下口는 尿道와 연결되어 있지만 평소에는 닫혀 있고, 肺氣를 받아 氣海[下焦氣]의 작용으로 尿道 입구의 筋을 열어 小便을 배설합니다. 이는 肺의 金氣가 '金克木'의 원리로 괄약근의 木氣를 조절하는 작용입니다.

'天一生水'하여 물이 땅으로 떨어져 모이는 것처럼, 섭취한 물이 津液과 血液이 되어 전신을 윤택하게 하고 찌꺼기는 아래로 흘러 腎에 모입니다. 그러면 腎은 少陰君火의 힘으로 물[血液]을 훈증하여 心臟으로 보내고 남은 물이 넘쳐흘러 膀胱에 모여 小便이 됩니다.

小便의 色과 病

榮血이 冷하면 小便이 寒하여 맑은 것이[淸] 甚하면 陰痿가 되고, 冷氣가 頭面으로 올라가면 耳聾이나 目盲이 됩니다. 그리고 小便이 맑고 數하면 病이 진행되는 상태이고, 소변이 黃赤하면 陰極似陽으로 寒이 熱로 변한 것이므로 病이 위험하고, 소변이 微黃으로 정상이면 病이 호전되는 상태입니다.

2. 膀胱과 '州都의 官'

膀胱이 州都의 직책을 가진 것을 어떻게 이해합니까?

膀胱은 水液을 주관하는 腎의 役軍[일꾼]으로 섭취한 水液이 小腸을 통과하여 腎을 거쳐 모이는 곳으로 수액을 일시적으로 貯藏합니다. 膀胱으로 모이는 수액은 몸의 곳곳을 촉촉히 윤택하게 한 후 마지막으로 방광에 들어옵니다. 그래서 膀胱은 각처의 사람들이 모이는 지방도시와 같아 지방장관격인 州都의 직책을 받은 것입니다. 따라서 膀胱은 지방장관으로 몸의 아래에 위치하여 불필요한 體液을 貯溜하여 肺氣를 받아 체외로 배출하는 州都의 임무를 수행합니다. 그리고 膀胱의 氣가 충실해야 小便의 貯溜가 정상을 유지합니다. 그러므로 臨床에서 膀胱의 기운은 募穴인 任脈의 中極으로 모이므로 中極의 壓診으로 膀胱의 氣를 확인할 수 있습니다.

3. 膀胱의 民火

膀胱이 民火임을 어떻게 이해할 수 있습니까?

膀胱은 太陽의 開門에 속하여 방광으로 모이는 水液을 받아들여 그대로 방출하지 않고 太陽[巨陽]의 힘으로 다시 熏蒸합니다. 그리고 膀胱[腎의 役軍]은 腎으로부터 地中의 火[坎卦의 中爻]와 같은 命門의 火를 받아 足太陽의 巨陽을 이용하여 民火를 만듭니다. 膀胱은 民火를 자신이 생산한 津液과 함께 '水生木'의 원리로 筋에 제공하여 筋을 부드럽게 만듭니다. 따라서 膀胱은 民火의 가운이 건실해야 小便을 저장하여 津液을 만들 수 있습니다. 그리고 膀胱이 '津液의 府'이지만 津液을 受盛하여 小便이 되는 데는 방광 속의 胞가 맡으므로 膀胱을 胞의 집[室]이라 합니다. 그래서 民火는 胞室의 작용을 주도합니다.

4. 膀胱과 三焦

膀胱과 三焦의 작용을 어떻게 이해할 수 있습니까?

膀胱은 腎과 함께 水의 성질이 있어서 坎卦와 상응하고, 三焦는 命門과 함께 無形의 火로 離卦와 상응합니다. 그러나 三焦의 근원은 命門에 있고, 命門의 근원은 腎에 있어 三焦도 坎卦의 성질이 있어 水를 관리할 수 있습니다. 그러므로 三焦는 決瀆의 직책을 받아 상·중·하에서 각각 직무를 수행합니다. 그 중에서 下焦는 排泄에 관여하여 大腸과 膀胱의 임무를 도와줍니다. 大腸에게는 三焦의 강력한 相火를 공급하여 大便을 건조시켜 津液을 만들게 하고, 膀胱에게도 역시 相火를 제공하여 小便을 잘 저장할 수 있게 만듭니다. 따라서 下焦의 相火는 대변과 소변을 방출할 때 肺氣가 前陰과 後陰을 통하여 外部로 빠져나가게 작용합니다.

5. 膀胱과 肺氣

膀胱과 肺氣의 관계를 어떻게 이해할 수 있습니까?

膀胱은 '津液의 府'로 臟腑의 水를 전담하여 臟腑에서 생기는 汚濁한 水를 모아 저장합니다. 그리고 膀胱의 經脈은 肺와 연결되어 肺의 조종을 받아 저장된 水를 體外로 放出시킵니다. 肺는 臟腑의 가장 위에서 건조한 天氣를 받고, 膀胱은 가장 아래에서 重濁한 地氣를 받습니다.

肺와 膀胱은 數理에서 肺金은 9數로 가장 上位에 있고, 膀胱水는 1數로 가장 下位에 있음을 표현하였습니다. 또 물[水]은 '天一生水'하여 地로 모이고, 불[火]은 '地二生火'하여 天에 도달하는 이치도 있습니다. 따라서 肺와 膀胱은 불가분의 관계로 肺가 관리하는 皮毛를 膀胱이 진액을 만들어 大腸을 통하여 皮膚에 보냅니다. 그래서 氣虛로 肺氣가 下陷하여 小便이 不利하면 補氣나 益氣의 방법으로 치료하는데, 이를 '下病에 上治'한다고 합니다.

6. 膀胱과 臟腑

> 膀胱과 臟腑의 관계를 어떻게 이해할 수 있습니까?

膀胱은 肺와 합작하여 水를 저장하고 津液을 생산하여 臟腑에 공급하고, 臟腑에서 나오는 汚水를 肺의 조종으로 외부로 배출하여 臟腑의 청결을 도모합니다. 그리고 膀胱은 충분한 津液을 저장하여 氣力을 확보하고, 매일 申時에 動하여 大腸과 小腸에 진액을 공급하면 그 대가로 신선한 氣를 大腸으로부터 받습니다.

膀胱은 내부적으로 신선한 氣를 이용하여 자신의 주인인 腎으로 보내어 腎에 모인 重濁한 氣血을 깨끗하게 만듭니다. 그리고 膀胱은 외부적으로 背部에 있는 膀胱經에 巨陽의 힘을 보내어 무거운 짐을 지고 먼 길을 걷거나 힘을 사용하는 모든 활동을 영위합니다.

足太陽膀胱經은 背部에 두 개의 經路를 배분하고 여기에 臟腑와 연결되는 腧穴을 배정하였습니다. 그래서 膀胱은 肺를 위하여 皮膚에 진액을 공급하고, 肝을 위하여 운동으로 筋을 조절하고, 心臟을 위하여 배뇨를 통해 血液을 맑게 하고, 腎을 위하여 骨을 견고하게 하여 精을 보관하게 도와주는 험난한 일을 수행합니다.

7. 膀胱의 干支와 數理

> 膀胱의 干支와 數理에는 어떤 기능과 易理가 있습니까?

膀胱의 天干은 壬水이고, 地支는 子水이며, 數理는 一水가 됩니다. 태아의 생성에서 膀胱은 마지막 달인 10월에 생겨 미천한 民火에 해당합니다. 그러나 一水는 '一乾天'이고 '天一生水'하므로 天氣를 많이 받아 排尿를 합니다.

그리고 天干의 '壬'자는 '土'위에 '丿'자가 기울게 씌어 있어 天水가 조금씩 膀胱에 들어가는 것을 표현한 것입니다. 만약 바로 덮여 있으면 물이 들어가지 못하겠지요. '土'자는 '十'의 아래에 '一'로 막은 모양인데 지하로 물이 누출되지 못하게 한 것으로 膀胱에는 上竅[3]만 있고 아래에는 無竅[4]임을 표시한 것입니다. 또, 地支의

---

3) 누운 자세에서 尿道 쪽은 상부, 수뇨관 쪽은 하부로 이해.

子는 坎卦를 상징하여 膀胱의 내부에는 陽이 있고, 외부에는 물[水]이 있어 방광이 물을 저장할 수 있음을 나타낸 것입니다.

第6節 腎과 五臟의 液

1. 腎과 液

腎이 水液을 주관하는 것에는 어떤 易理를 바탕으로 합니까?

腎은 坎卦[☵]에 속하고, 五行으로 水에 속하여 본성이 아래로 내려가서 만물에 스며듭니다. 그리고 물[水]이 땅속으로 스며들면 나무[木]는 흙 속의 물에서 津液을 생산하고, 火氣는 땅속으로 잠복하여 地中은 溫氣를 보존하며, 土는 도처에서 水를 저장하고, 땅속의 金은 녹이 습니다.

腎은 坎卦와 상응하고 天干 納甲의 戊土가 작용하여야 坎水를 조절합니다. 이는 '土克水'의 원리로 土가 水를 조절할 수 있기 때문입니다.

그리고 땅[土]은 물[水]을 담는 그릇이므로 天에서 내린 물의 일부는 地表水가 되어 지표의 낮은 곳으로 흘러 바다로 모여 海水가 되고, 일부는 땅속으로 스며들어 地下水가 됩니다. 따라서 腎은 五臟에서 가장 아래에 위치하여 섭취한 물[水]이 전신을 돌고 최종에는 아래로 모여 몸의 地에 해당하는 腎에 들어가므로 腎이 水液을 주관합니다.

腎은 陰이므로 평소에는 안정되어 움직이지 않지만 허약하면 자신의 寒氣가 움직여 다른 臟을 덮치면 자신이 주관하는 液에 변화를 가져옵니다. 따라서 腎이 健實하면 液에 변화가 없고 虛弱하면 특정한 液이 나옵니다. 예를 들면 腎氣가 虛하여 心臟으로 들어가면 心氣가 피해를 입어 汗出이 됩니다.

五臟	肝	心	脾	肺	腎
液	淚	汗	涎物	鼻涕	唾液

4) 수뇨관과 방광의 연결부위는 외부와 통하는 구멍이 아님.

2. 肝의 淚液

肝이 눈물[淚]을 주관하는 이치는 어디에 근거합니까?

눈[目]은 肝에 속하고, 肝은 木에 속하며, 木은 봄에 속하여 봄에는 陰氣가 衰盡하고 陽氣가 始動하여 光明하므로 광명을 보는 눈[目]이 肝에 속합니다. 그리고 肝은 木에 속하고, 草木의 津液이 봄에 생하여 그 끝으로 상승합니다. 그래서 상승한 津液이 왕성하면 초목의 끝으로 넘칩니다. 이와 같이 腎에서 상승한 津液이 肝에서 왕성하면 눈으로 상승하여 넘쳐 나오는 것이 눈물이 됩니다. 따라서 肝이 눈물[淚]을 주관합니다.

3. 心의 汗液

心臟이 땀[汗]을 주관하는 이치는 어디에 근거합니까?

天이 만물의 父母가 되고, 天은 비[雨]로써 만물에 혜택을 줍니다. 그리고 天地의 氣가 서로 교류하여 위에 머물면 구름이 되고, 구름이 많이 모이면 비가 됩니다. 또, 天地의 氣가 相交하여 아래에 머물면 안개와 이슬[霧露]이 되고, 이슬이 뭉치면 서리[霜]가 됩니다.

小宇宙인 사람의 몸에서도 心臟은 天에 속하고, 腎은 地에 속하여 心腎의 氣와 서로 교류하여 水火가 相交하면 汗이 됩니다.

心臟은 혈액을 통하여 君火의 혜택을 전신에 베풀므로 심장이 주관하지 않은 곳이 없고, 心臟은 땀으로 전신을 윤택하게 하므로 심장이 汗을 주관합니다. 만약 여름에 땀을 흘리지 않으면 지난 겨울에 침입한 風寒의 邪氣가 잠복하였다가 다시 秋冬에 침입한 風寒의 邪氣와 합세하여 겨울에 中風을 일으키는 원인이 됩니다.

傷寒에 發汗하지 않으면 병이 풀리지 않고, 發汗을 많이 하면 亡陽이 됩니다. 땀을 많이 흘리면 心臟이 수행하는 君火의 德을 너무 많이 베풀어 몸을 守備하지 못하여 亡陽이 되면 사망하기도 합니다.

4. 脾의 涎液

脾가 涎物[胃酸]를 주관하는 것은 어디에 근거합니까?

샘물이 땅에서 나오므로 물이 맑고, 물이 맑으면 冷한데, 이는 地表가 寒하기 때문입니다. 辰·戌·丑·未의 土는 사계절의 중심에서 춘·하·추·동의 四氣를 주관하여 土의 泉水가 계절에 관계없이 솟아나지만 겨울에는 寒波로 샘물이 마르게 됩니다. 脾는 土에 속하고, 土에서 淸水가 나오는 것처럼 脾가 足太陰으로 土濕을 주관하므로 涎物[胃液][5]을 주관합니다.

겨울과 상응하는 腎이 寒하면 소변이 맑고, 涎物이 없지만, 다른 臟에 변화가 있으면 涎物이 생깁니다. 肺寒하면 피부에 소름이 돋으면서 吐涎하고, 心熱하면 頭痛 發熱하면서 吐涎하며, 肝熱하면 頭眩 目昏하면서 吐涎하고, 脾濕하면 身重 目黃하면서 吐涎합니다.

蟲이 胃腸에서 생기면 吐涎하고, 風이 胃腸에서 動하면 '木克土'하여 嘔逆이 계속 나오며, 熱이 胃腸에서 생겨 '土克水'하면 겨울철의 가뭄에 해당되어 헛구역이 나면서 涎物은 없습니다. 이와 같이 水는 사계절의 寒熱 燥濕에 따라 변하므로 涎物은 熱이 脾로 들어가면 脾의 濕이 熱을 피하여 胃腸으로 달아나서 입으로 나오는 것이므로 脾가 涎을 주관합니다.

5. 肺의 涕液

肺가 콧물[鼻涕]을 주관하는 것은 어디에 근거합니까?

肺는 金에 속하고, 그 色은 흰색이며, 氣는 燥하여 본성이 液을 주관하지 않는 것이 원칙입니다. 그러나 건실한 것이 허약하면 본성을 잃는데, 肺가 허약하면 본성인 燥氣를 잃어버려 手太陰이 갖고 있던 濕이 물로 변하여 肺가 주관하는 코[鼻]

5) 涎物은 끈끈한 액체가 목에서 올라와 넘쳐 나오는 것이지만 脾液이므로 胃液이 역류하여 나오는 것으로 이해.

로 물이 나와 콧물[鼻涕]이 생깁니다. 따라서 肺에서 濕이 생기면 濕이 변하여 水가 되므로 肺가 건실하면 燥氣가 풍부하여 乾塞하고, 肺가 허약하면 燥氣가 濕으로 변하여 콧물이 나오므로 肺가 鼻涕를 주관합니다.

6. 腎의 唾液

腎이 唾液을 주관하는 이치는 어디에 근거합니까?

腎은 左右에 2개가 있어 左腎은 水를 주관하고, 右腎은 火를 주관하여 兩腎에서 水火의 작용이 일어납니다. 腎의 水火가 서로 교류하면 津液을 생산하고, 진액이 상승하여 입으로 모인 것이 唾液입니다. 그 이유는 腎經이 舌根으로 통하여 腎液이 설근으로 상승합니다. 또, 腎經은 설근에서 상하로 나뉘어 하나는 上顎으로 들어가서 足陽明의 燥熱을 식히고, 다른 하나는 下顎으로 들어가서 手陽明의 燥熱을 식힙니다.

唾液을 '玉液'이라 하고, 입[口]을 '華池'라 하며, 입에는 兩腎의 水火가 수시로 상승하므로 唾液이 항상 입에 가득 찹니다. 따라서 못[池]은 땅에서 만들어지고, 물은 못[池]에서 나오므로 침[唾]을 '地漿'이라 하고, 침이 나오는 입은 못[池]에 속합니다. 그리고 침은 물[水]에 속하고, 唾液의 근원은 五臟의 가장 아래에서 물을 모으는 腎에 있으므로 腎이 唾液을 주관합니다.

第7節 腎의 聲·色·臭·味·液

1. 腎과 呻吟

呻吟하는 것을 설명하여 주십시오.

환자가 呻吟하는 것은 소리[聲]를 관리하는 肺氣가 動하여 '金生水'의 원리에 따라 腎으로 들어가 腎氣가 허약해진 것입니다. 그러므로 먼저 腎氣를 補하고, 후에 침입한 肺氣를 瀉합니다. 이런 경우 소리[聲]를 주관하는 肺가 약하여 動하였지만 腎을 공격한 결과이므로 肺를 瀉하는 것입니다. 신음이 없어진 뒤 肺와 腎을 補하면 됩니다.

2. 腎과 黑色

얼굴, 피부에 黑色이 나타나는 것을 설명해 주십시오.

환자의 얼굴이나 피부에 검은색[黑色]이 나타나는 것은 色을 관리하는 肝氣가 動하여 母에 들어가 腎氣가 허약해진 것입니다. 그러므로 먼저 腎氣를 補하고, 後에 침입한 肝氣를 瀉합니다. 이런 경우 色을 주관하는 肝이 약하여 動하였지만 腎을 공격한 결과이므로 肝을 瀉하는 것입니다. 面色이 회복된 후 肝과 腎을 補하면 됩니다.

3. 腎과 腐臭

體臭에 腐臭가 나는 것을 설명하여 주십시오.

환자의 體臭에서 腐臭가 나는 것은 냄새[臭]를 관리하는 心氣가 動하여 '火侮水'의 원리로 腎에 들어가 腎氣가 허약해진 것입니다. 그러므로 먼저 腎氣를 補하고, 후에 침입한 心氣를 瀉합니다. 이런 경우 냄새[臭]를 주관하는 心이 弱하여 動하였지만 腎을 공격한 결과이므로 心을 瀉하는 것입니다. 體臭가 회복된 후 心과 腎을 補하면 됩니다.

4. 腎과 鹹味

짠맛을 좋아하거나 싫어하는 것을 설명해 주십시오.

환자의 입맛에 변화가 생겨 짠맛을 좋아하거나 싫어하는 것은 입맛[味]을 관리하는 脾氣가 動하여 '土克水'의 원리로 腎에 들어가 腎氣가 허약해진 것입니다. 그러므로 먼저 腎氣를 補하고, 후에 침입한 脾氣를 瀉합니다. 이런 경우 입맛[味]을 주관하는 脾가 弱하여 動하였지만 腎을 공격한 결과이므로 脾를 瀉하는 것입니다. 입맛이 회복된 후 脾와 腎을 補하면 됩니다.

5. 腎氣의 虛弱

腎氣가 허약하면 聲 · 色 · 臭 · 味 · 液의 변화는 어떻게 나타납니까?

腎이 허약하면 腎氣가 부족해져 일어나거나 움직일 때 끙끙거리며 呻吟하고, 귀[耳] 주위 피부색이 검게 그을린 듯합니다. 그리고 腎의 陽氣가 虛冷하여 침[唾液]을 자주 뱉습니다. 또, 잠을 자다 가위에 눌리는 꿈을 잘 꾸고, 몸에서 썩는 냄새[腐臭]가 나며, 짠 맛을 싫어하거나 너무 좋아하기도 합니다.

腎精이 부족하면 骨이 弱하여 체력과 기력이 떨어져 無氣力하고, 志가 弱하여 무엇을 해도 오래가지 못하고, 여기저기 손을 대지만 결국 끝까지 계속할 수 없습니다. 이럴 때는 腎精을 북돋아 腎氣를 길러야 합니다.

脾가 주관하는 맛[味]은 心의 苗인 혀[舌]가 감지하고, 心이 주관하는 냄새[臭]는 肺의 竅인 코[鼻]가 맡고, 肺가 주관하는 소리[聲]는 腎의 竅인 귀[耳]가 듣고, 肝이 주관하는 색깔[色]은 腎에 속하는 눈[眼]의 黑睛[瞳子]이 봅니다.

五臟이 허약하면 각 臟을 補해도 되지만 臟氣가 모두 腎으로 귀속되므로 腎을 補하면 됩니다. 그리고 腎은 깊은 곳에 있으므로 四氣의 침입이 어렵지만 精을 保

全하지 못해 발병하면 치료가 어려우므로 평소 大營煎[여자]과 六味地黃湯[남자]을 기본으로 하여 腎精을 보충하면 좋습니다.

第8節 腎의 藏神과 機能系

1. 腎의 恐

腎이 恐을 주관하는 이유를 어떻게 이해합니까?

腎은 水와 冬節에 속하여 겨울의 沈靜하는 기운과 寒氣를 간직하고, 坎卦와 상응합니다. 그리고 坎卦(☵)는 상하가 모두 陰爻로 외부에는 寒氣가 極盛하지만 내부에는 熱氣를 간직한 모양입니다.

또, 坎卦는 北方의 겨울과 상응하여 1년 중에 밤이 가장 길고 寒氣가 極盛하여 야간에는 더욱 어둡고 추워 두려움을 느끼는 것을 함축하고 있습니다. 그래서 두려움[恐]은 寒氣가 너무 심하여 온몸이 떨리면서 무서운 공포감을 느낍니다. 이는 겨울에 寒氣가 극심하여 전신이 떨릴 때 느끼는 두려움과 같습니다. 그래서 恐은 따뜻한 溫氣와 熱氣가 부족할 때 생기는 심리적 반응으로 볼 수 있습니다.

腎은 五臟의 가장 아래에 있어 빛이 없고 캄캄하므로 항상 두려워하고, 전신의 물[水]을 받아 처리하므로 항상 寒氣가 많이 생깁니다. 그래서 坎卦와 상응하는 腎은 자신이 君火를 갖고 있지만 항상 寒氣를 느껴 공포심이 일어나므로 腎이 恐을 주관합니다.

몸의 생명력은 命門의 火에서 나오고, 火는 항상 寒氣를 두려워하는데, 腎氣가 허약하면 腎陽이 부족하여 寒氣가 많아져 두려움이 생기므로 腎이 恐을 주관합니다. 실제 恐은 마음에서부터 일어나는 두려움으로 등골[背部]이 오싹하는 寒氣가 생깁니다. 그래서 腎精이 부족하여 腎氣가 허약한 사람은 志가 약해 혼자 있거나 어둡고 추운 곳에서 두려움이 잘 일어나 공포심이 일어납니다.

2. 腎의 志

腎이 志를 저장하는 것을 어떻게 이해할 수 있습니까?

志는 腎의 정신 활동을 나타내는 것으로 마음의 근본이 됩니다. 腎과 상응하는 坎卦는 九宮에서 北方의 1水가 위치하는 곳에 있으므로 다른 八卦의 기운을 아래에서 감내하기 위해서 굳은 의지로 지탱합니다. 그리고 북방의 坎卦와 상응하는 겨울은 寒氣가 극성하여 만물이 활동을 최대한 줄이고 溫氣가 생겨날 때까지 沈靜하면서 기다리는 힘이 요구되는 시기입니다. 그래서 겨울은 태양과의 길이가 길어져 溫氣가 생길 때까지 굳은 결심과 인내력으로 지탱할 陽氣가 필요합니다. 따라서 겨울의 坎卦(☵)와 상응하는 腎은 몸의 水를 받아 寒氣가 많지만, 君火[坎卦의 中爻]의 熱氣로 이겨내는 의지[志]가 필요하여 志를 간직합니다.

그리고 志는 腎이 저장한 精에서 나오는 정신 활동이고, 腎은 九宮數의 '一'이 위치한 북방 坎水의 기운을 가진 곳이므로 志는 '一'과 같이 마음의 바탕으로도 이해할 수 있습니다. 또, 志는 腎이 보관한 精氣에서 나오므로 志의 굳건함으로 精을 알 수 있습니다. 여기서 志의 기질은 坎卦와 같이 밖으로는 寒氣가 많아 냉엄하고, 내부로는 熱氣를 간직하여 온화한 성질을 內包하는 外剛內柔한 마음의 근본이 되고, 다른 한편으로 志는 外柔內剛한 기질도 갖습니다.

3. 腎과 耳

腎과 耳의 관계를 어떻게 이해할 수 있습니까?

耳는 足少陰經의 腎에 배속되고, 귀[耳]의 聽明은 반드시 腦髓에서 腎氣를 받아야만 듣습니다. 坎卦[☵]의 외부의 陰爻는 兩耳가 뚫려 있는 모양이고, 내부의 陽爻는 腎氣가 밖의 소식을 알기 위한 것입니다. 그리고 腎水[腎精]가 耳竅와 통하므로 능히 소리를 듣는 근원은, 소리를 관리하는 肺金의 기운이 腎水를 생하는 데 있습니다. 즉, 肺가 몸의 氣를 주관하여 耳를 관통하므로 소리가 들립니다.

腎精이 腦髓에 충만하여야 귀[耳]가 통하므로 耳는 宗脈이 모이는 곳이므로 耳

가 腎의 外竅가 됩니다. 그러므로 精氣가 왕성하면 腎氣가 건실하여 귀[耳]가 五音을 잘 들을 수 있습니다. 만약 勞倦傷이나 色傷으로 氣血이 虛損할 때, 風邪를 받으면 肺와 腎이 傷하여 精氣가 탈락되면 耳鳴과 難聽이 생깁니다.

4. 腎과 骨

腎과 骨의 관계를 어떻게 이해할 수 있습니까?

骨은 筋으로 연결되어 몸을 지탱하는 骨格을 이루고, 내부에 髓[6]를 간직하고 있습니다. 그리고 骨은 骨髓를 간직하고 骨格을 유지하여 腦와 臟腑, 血液과 筋肉을 보호하기 위해서는 단단한 성질을 유지하여 많은 무게를 견딜 힘이 있어야 합니다.

또, 骨은 몸의 보물인 精을 骨髓로 저장하였다가 다른 臟이 필요할 때 공급해야 하므로 튼튼한 창고의 역할도 합니다.

그리고 腎은 五臟의 가장 아래에서 精을 관리하고 다른 臟의 많은 무게와 시달림에도 아무런 불평 없이 견뎌내고 骨과 같이 强忍한 힘을 가졌다고 하여 '剛臟'이라 합니다.

剛臟의 腎과 상응하는 坎卦[☵] 외부가 陰爻[寒氣]로 단단하고, 내부는 陽氣가 내장된 모양으로 堅固하고 强忍함을 나타냅니다. 따라서 강건하고 굳건한 腎이 단단하고 강직한 骨을 주관합니다.

5. 腎과 前陰

腎과 前陰의 관계를 어떻게 이해할 수 있습니까?

男子는 陽極反陰하여 위쪽의 乳房은 함몰되고 아래의 前陰은 돌출하여 外腎이 생기고, 女子는 陰極反陽하여 아래의 前陰은 함몰되고 위쪽의 乳房은 돌출한 것입니다. 남녀 모두 前陰은 小便과 精이 배출되는 통로이므로 腎과 연결됩니다. 따라

6) 물질의 중심에 있어 기름처럼 응고된 것.

서 腎이 주도하는 腎氣로 생산된 精과 小便이 모두 前陰을 통과하므로 '水生木'의 원리로 腎은 津液을 肝에 제공하여 宗筋이 평소 腎氣가 빠져나가지 못하게 지킵니다.

前陰의 病

心臟의 熱이 腎으로 가면 小便이 赤澁하고 外腎에 莖痛이 생기며, 심장의 血虛로 虛火가 動하면 外腎이 勃起하여 木腎이 됩니다.

心臟의 熱이 부족하여 寒濕이 腎으로 들어가면 精液이 漏泄되고, 小便으로 정액이 섞여 나오는 白濁이 됩니다. 白濁이 심하면 無時로 정액이 漏泄되는 白淫이 되고, 심장이 虛하고 命門의 氣가 脫하면 陰痿가 됩니다.

6. 腎과 腰

> 腎과 腰의 관계를 어떻게 이해할 수 있습니까?

腰는 5개의 腰椎로 이루어져 있어 五土의 土氣가 바탕이 됨을 표명하고, 五數[土數]는 땅[土]에서 水火와 金木이 의지하므로 五行의 근본은 土에 있습니다. 따라서 腰椎는 土氣가 바탕이 되므로 땅에서 생긴 음식물[地精]을 섭취하여 생긴 精이 모이는 장소로 腎氣가 유통하는 中心이 됩니다. 그리고 腰椎는 위쪽으로 五臟이 거처하는 胸廓의 대들보인 胸椎와 연결되어 아래로는 六腑를 담고 있는 骨盤腔의 薦骨과 尾骨로 연결됩니다. 그러므로 허리[腰]는 전후 좌우로 자유롭게 움직일 수 있어 腎氣가 순조롭게 유통될 수 있습니다.

또 한편으로 骨盤에 연결된 下肢의 활동을 허리가 도와주어 腰는 몸을 지탱하는 근본이 되고, 腰에는 督脈 · 帶脈 · 足太陽膀胱經이 통과하고 腎이 주관하므로 腎의 징후가 나타나는 중요한 곳이기도 합니다.

허리는 六腑가 거주하면서 활동하는 腹部를 형성하는 중추적인 곳으로, 腎精이 충실하면 命門의 火가 건전하여 腰가 튼튼하고, 허리가 군건하면 六腑의 활동도 왕성하므로 허리는 腹部를 지탱하는 역할을 합니다.

腰는 '腎의 外候'가 나타나는 곳이고, 모든 經脈이 腎을 관통하므로 腎이 보관한

精을 五臟六腑에 공급할 수 있게 허리가 도와줍니다. 따라서 腎氣가 왕성하면 면역력이 증가하여 外感과 內傷이 생기지 않기에 腰는 몸을 위하여 腎氣를 보호하고 배양하는 역할도 수행하여 항상 腎을 위해 노력합니다.

7. 腎과 毛髮

腎과 毛髮의 관계를 어떻게 이해할 수 있습니까?

腎의 氣가 모이는 곳은 骨이고, 榮華가 나타나는 곳은 毛髮입니다. 그래서 血氣가 왕성하면 毛髮이 윤택하고, 血氣가 부족하면 毛髮이 衰落하고, 血熱하면 黃髮이 되고, 血氣가 衰敗하면 白髮이 됩니다. 그래서 毛髮은 血液의 기운이 넘쳐 밖으로 나온 것이기에 肝이 모발을 주관하고, 腎氣의 盛衰에 따라 毛髮이 변하므로 腎氣의 榮華가 毛髮에 있다고 합니다.

몸의 髮에는 頭髮·腋髮·谷髮[陰毛]·鬢髮이 있습니다. 이 중에서 頭髮을 제외한 腋髮·谷髮과 鬢髮은 모두 天癸[7]가 이른 후에 생깁니다. 그러므로 이 세 가지의 髮은 腎氣가 왕성해야 보전되기에 腎氣의 虛實을 알 수 있는 소식통이 됩니다. 이 중에서 陰毛인 谷髮은 前陰에 생기므로 여기서 精氣의 盛衰를 점검하고, 前陰의 내부에 鬱滯된 기운을 발산하며, 前陰으로 들어오는 風寒을 막는 중요한 역할을 합니다. 따라서 毛髮은 혈액을 藏하고 散하는 肝이 주관하지만, 연령에 따른 腎氣의 변화에 따라 髮의 형태가 변하기에 腎의 榮華를 髮을 통해 알 수 있는 것입니다.

7) 天癸는 天水로서 하늘로부터 받는 精을 말함. 여자는 7세부터, 남자는 8세부터 天癸가 열림.

참고문헌

郭東烈. 醫易啓悟. 成輔社. 1997.
金敬琢 譯. 新完譯 周易. 明文堂. 1984.
金弘起・姜鎭春. 傷寒學. 一中社. 1992.
金弘起・申玟圭. 醫易問答 2 六經・經脈. 集文堂. 2006
宋点植. 醫學輯要. 文耕出版社. 1991.
申玟圭・金弘起. 醫易問答. 集文堂. 2006
梁丘子 撰. 黃庭內經玉經註. 中國 道藏經. 魏·晉
魏佰陽. 周易參同契. 中國 後漢.
李梴. 醫學入門. 崇文社. 1974.
張仲景. 傷寒雜病論. 人民衛生出版社. 2000.
韓東錫. 宇宙變化의 原理. 杏林出版社. 1982.
許浚 編著. 東醫寶鑑. 南山堂. 1990.
洪元植 校合編纂. 精校 黃帝內經. 東洋醫學研究院. 1985.
滑壽. 難經本義. 玄同學堂 出版局. 2005.

찾아보기

ㄱ

ㅈ

저자 소개 **김홍기(金弘起)**

현 경희대학교 한의과대학 외래교수(2013)
전 동신대학교 한의과대학 겸임교수(2006)
경희대학교 한의학과학기술연구원 부원장(1997)
상지대학교 한의과대학 외래교수(1994)
대전대학교 한의과대학 교수(1984)
경희대학교 대학원 박사(1982)

저서 『외감과학』, 『상한학』, 『내경운기학정해』, 『의역문답』, 『의역문답 2』

신민규(申玟圭)

경희대학교 한의과대학 교수(2013)
경희대학교 한의과대학 학장(2006)
교육부 2단계 BK21「한의과학사업단」단장(2006)
경희대학교 한의과대학 생리학교실 주임교수(2000)
대한동의생리병리학회지 편집위원장(2013)
정부출연 한국한의학연구원장(1997)
대한한의학회 이사장(1994)
경희대학교 대학원 박사(1982)

저서 『동의생리학』, 『동의학영문용어사전』, 『최신생리학』, 『동의기혈생리학』,
『의역문답』, 『의역문답 2』

의역문답 3 生理篇 값 30,000원

2013년 9월 5일 1판 1쇄

저 자	김홍기 · 신민규
발 행 인	임 동 규
발 행 처	**집 문 당**
주 소	110-360 서울특별시 종로구 돈화문로 82
등 록	1971. 3. 23. 제300-2012-69호
영 업 부	(02)743-3192～3 팩스(02)742-4657
전자우편	sale@jipmoon.co.kr
편 집 부	(02)743-3096～7 팩스(02)743-0227
전자우편	edit@jipmoon.co.kr
홈페이지	www.jipmoon.co.kr

ISBN 978-89-303-1621-7

이 도서의 국립중앙도서관 출판시도서목록(CIP)은 e-CIP홈페이지(http://www.nl.go.kr/ecip)와 국가자료공동목록시스템(http://www.nl.go.kr/kolisnet)에서 이용하실 수 있습니다.(CIP제어번호: CIP2013016159)